U0795592

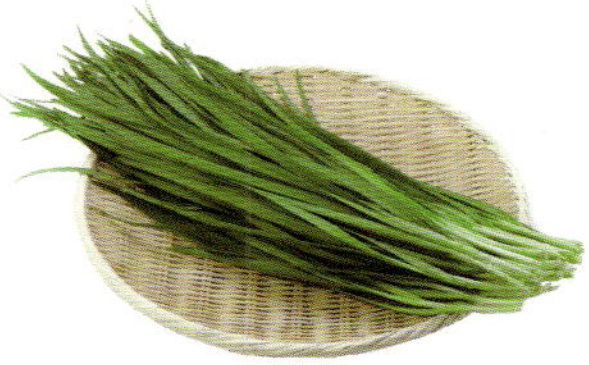

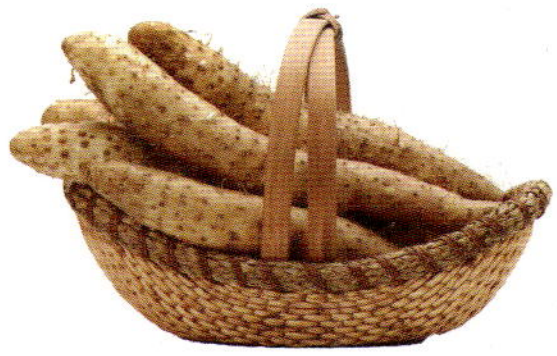

◎视频互动祛病书◎

降糖怎么吃

胡维勤 编著

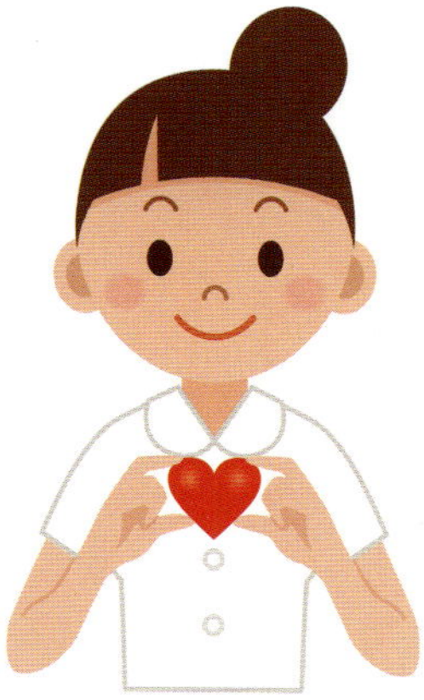

ARCTIME 时代出版
时代出版传媒股份有限公司
安徽科学技术出版社

图书在版编目（CIP）数据

降糖怎么吃 /胡维勤编著. --合肥:安徽科学技术出版社,2015.4
（视频互动祛病书）
ISBN 978-7-5337-6466-1

Ⅰ.①降… Ⅱ.①胡… Ⅲ.①糖尿病－食物疗法－食谱 Ⅳ.①R247.1②TS972.161

中国版本图书馆CIP数据核字(2014)第236133号

降糖怎么吃 胡维勤 编著

出版人：黄和平 策划编辑：丁凌云 吴 玲 责任编辑：吴 玲
特约编辑：黄 佳 封面设计：谢颖设计工作室
出版发行：时代出版传媒股份有限公司 http://www.press-mart.com
安徽科学技术出版社 http://www.ahstp.net
（合肥市政务文化新区翡翠路1118号出版传媒广场，邮编：230071）
电话:(0551)63533330
印 制：深圳市雅佳图印刷有限公司 电话：(0755)82426000
（如发现印装质量问题，影响阅读，请与印刷厂商联系调换）

开本：723×1020 1/16 印张：13 字数：250千
版次：2015年4月第1版 2015年4月第1次印刷

ISBN 978-7-5337-6466-1 定价：28.50元

版权所有，侵权必究

序言 Preface

随着我们的生活水平逐步升高，糖尿病在我国已经成为继心血管疾病和癌症之后的第三大致死疾病，而我国也已经成为全球糖尿病患者最多的国家，且糖尿病患病率呈倍数增长。而更让人担忧的是，我国糖尿病患者的知晓率和治疗率非常低，仅为30%左右。

关于糖尿病，在我国最早的中医书籍《黄帝内经》中就已经有了相关的记载。在以后的中医药书籍中，也有不少关于糖尿病的记载，并且留下了大量的关于糖尿病及其并发症的治疗药膳方，寓医于食的理论也贯穿其中。

在我们的日常生活中，让糖尿病患者最为迷茫和困扰的就是饮食问题。糖尿病患者有很多的忌口，很多东西不能吃，很多东西不能多吃，所以，很多糖尿病患者在饮食方面非常迷茫，也有的糖尿病患者由于这些迷茫和困扰导致营养不良，不但不利于病情的恢复，反而使病情更加恶化。

说到底，糖尿病就是一种生活方式病，饮食习惯的好坏对于糖尿病的发病和治疗起着至关重要的作用。选对食材，并且制订合理的饮食方案是治疗糖尿病的关键。如果掌握了正确的饮食原则和方法，糖尿病患者也可以选择丰富、美味的食物，达到“随心所欲而不逾矩”的愿望。因此，我们推出这本《降糖怎么吃》，帮助广大糖尿病患者找到适合自己的食材，不仅吃对，而且吃好，在补充营养的同时还能够辅助降低血糖。

本书精心选取了适合糖尿病患者食用的常见食材和中药材，详细介绍了各种食（药）材的“降糖关键营养素”，以及对糖尿病及其并发症的益处；而在“食用建议”中介绍了对应食材的宜忌人群；在“搭配宜忌”中则告诉读者哪种食用搭配有利，哪种食用搭配不好，让读者吃得明白、吃得放心。针对每一种食材，我们还分别推荐了两款二维码降糖食谱，并详解其原料及制作过程，只要扫一扫二维码，就能跟着视频轻松学做美味菜肴，保证您一看就懂、一学就会。另外，由于糖尿病患者的饮食需要控制热量，所以，在每道菜的旁边我们还附有科学计算出的能量值，供您参考。

此外，本书还为读者朋友详细介绍了食物交换份法和设计食谱的4个步骤，方便您自己设计科学合理的一日三餐。我们还为您介绍了糖尿病常见并发症的饮食宜忌和常用食疗方等，并且针对读者朋友关于糖尿病的常见疑问做了详细的解答。需要说明的是，为了计算方便，书中有关热量的单位统一用千卡表示，读者朋友如有需要，可按1千卡=4.184千焦进行换算。

糖尿病并不可怕。虽然到目前为止，糖尿病还不能完全治愈，但是，可以肯定的是，我们可以通过科学合理的饮食进行调节，将糖尿病对身体及生活的影响降到最低。希望本书能对糖尿病患者和家属有一定的帮助。同时，在编撰的过程中，难免出现错误和漏洞，欢迎广大读者提出宝贵的意见，也衷心祝愿所有的糖尿病患者能够早日康复。

胡维勤

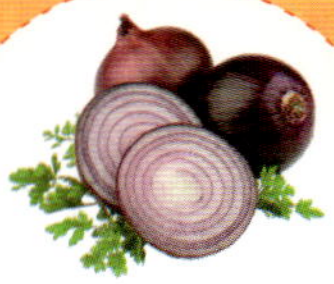
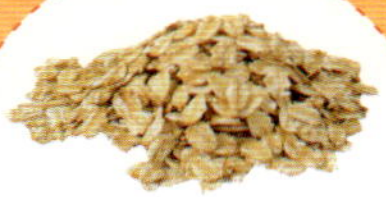
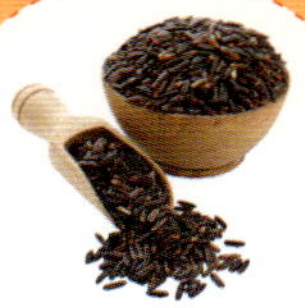

Contents 目录

Part 1 了解糖尿病才能安全降血糖

Part 2 降糖吃什么？怎么吃？

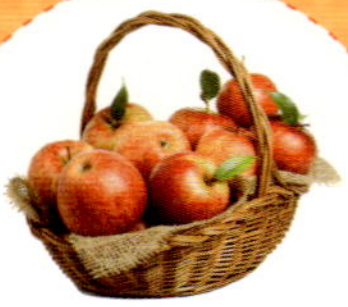
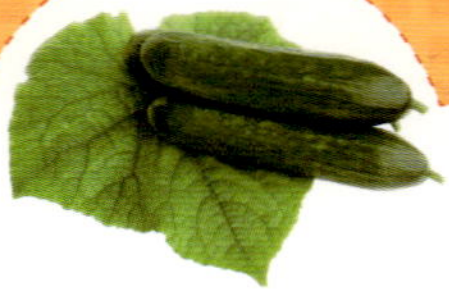
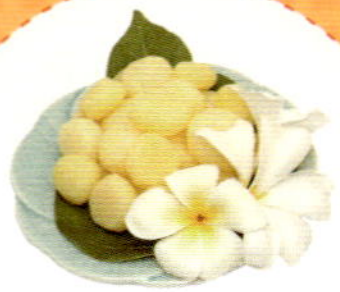

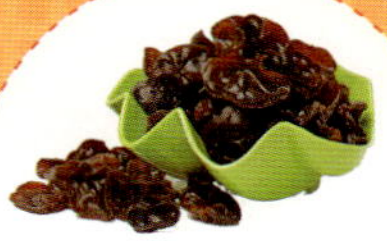
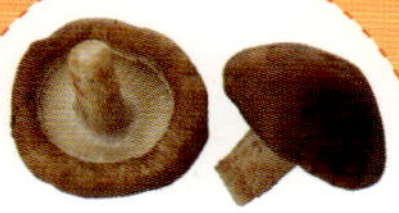
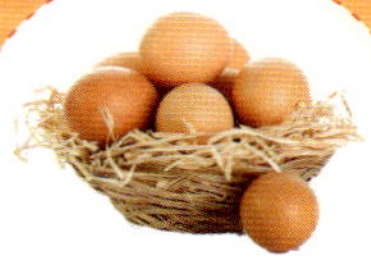

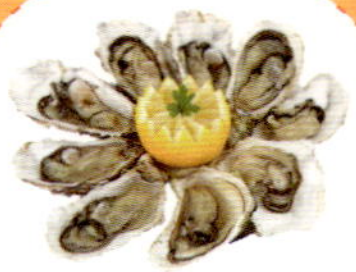
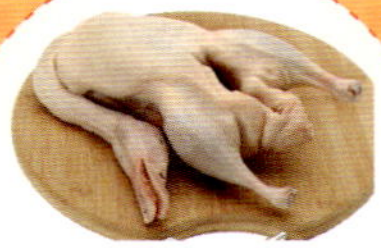
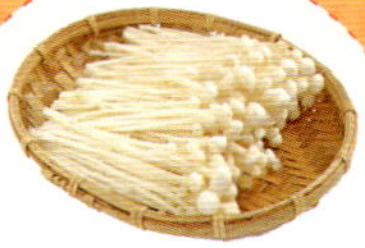

Part 3 能安全降血糖的药茶、药膳汤

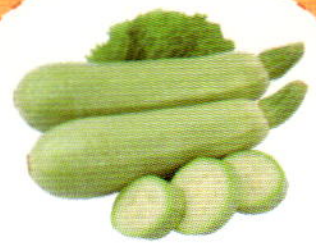
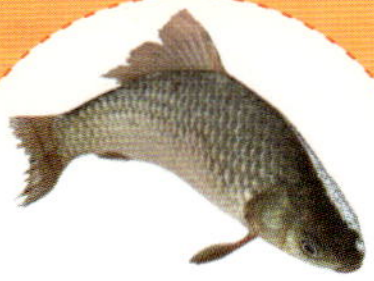
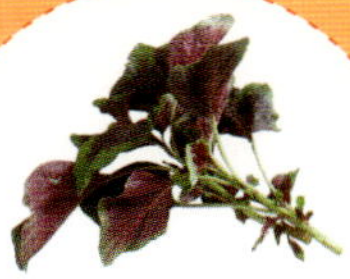

Part 4 常见糖尿病并发症的饮食推荐

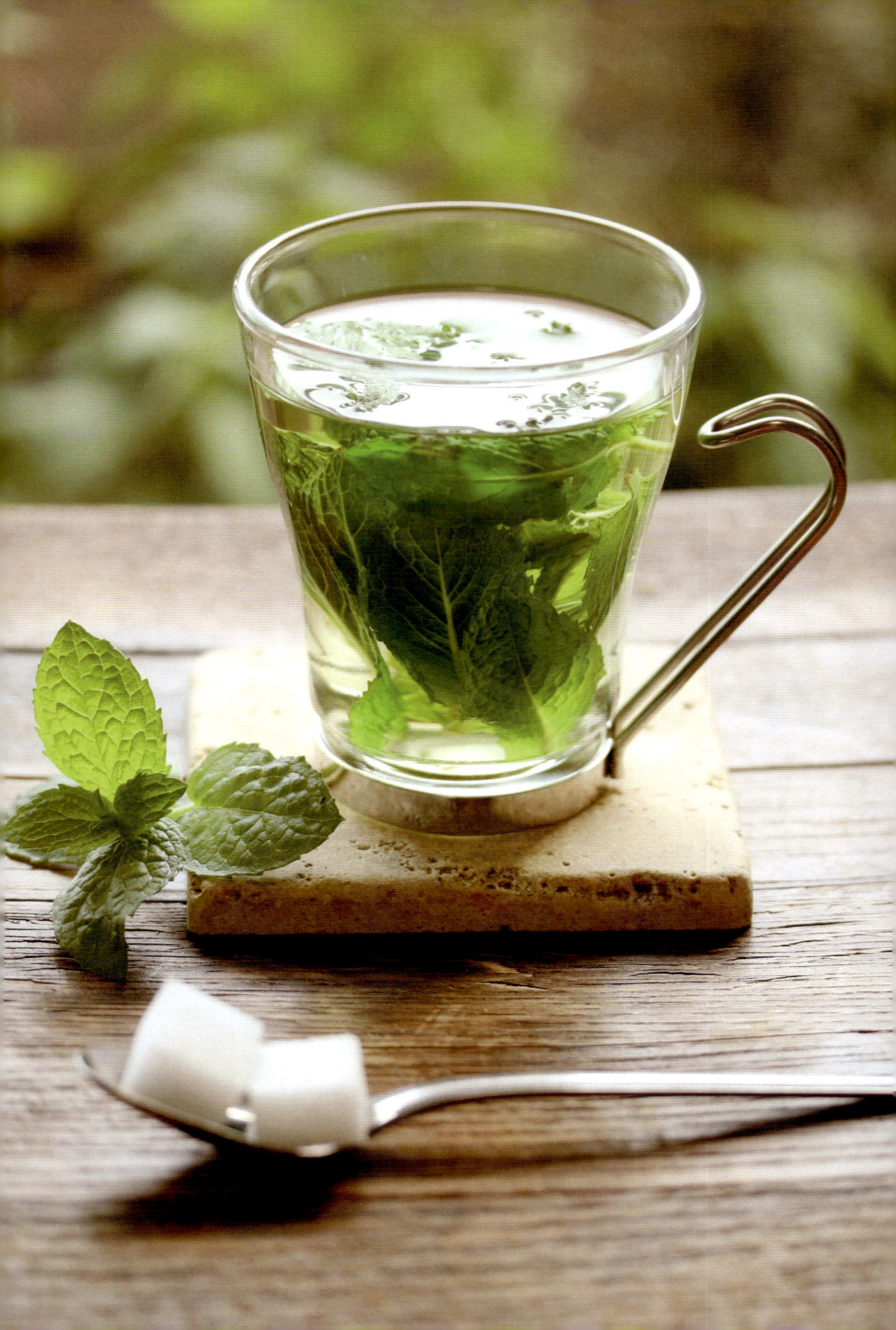

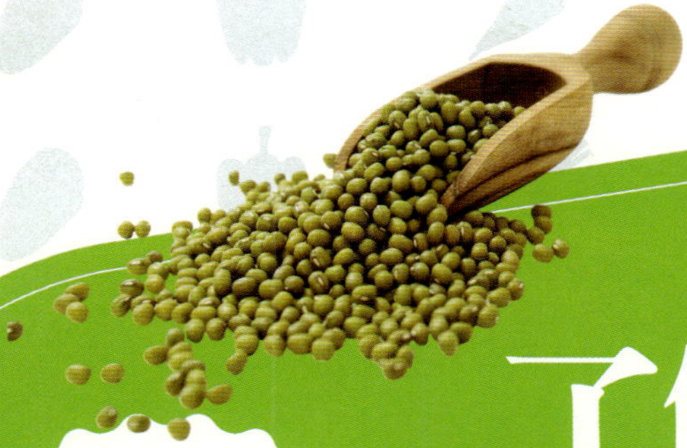

Part 1 了解糖尿病 才能安全降血糖

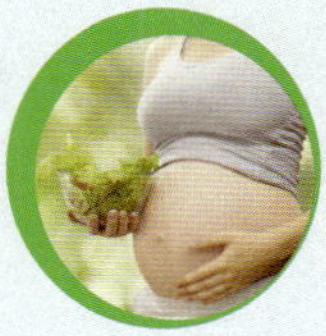

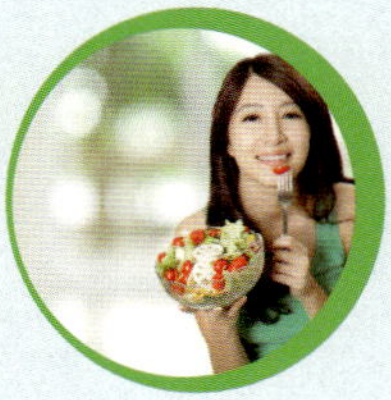

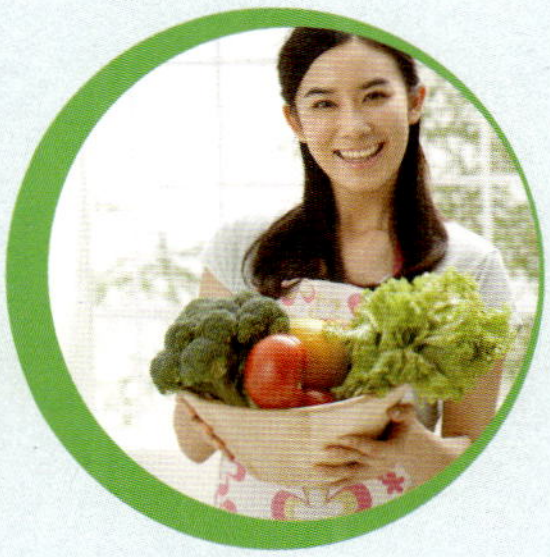

人体在摄入食物以后，由于胰岛素的调节功能，随着血糖的升高，胰岛素的分泌量也会增多，从而使血糖下降并维持在正常范围。而糖尿病患者由于胰岛功能减退，胰岛素分泌不足，不能起到有效的降血糖作用，从而使血糖得不到很好的调节和控制。

现代医学界经研究证明，糖尿病患者完全可以像普通人一样享用各种食物。然而怎样能在我们享受美食的情况下又控制好血糖呢？掌握正确科学的饮食方法是各类型糖尿病的治疗基础，是糖尿病最根本的治疗方法之一。糖尿病患者可以通过各类食物之间的搭配，在数量合理的前提下，降低血糖。本章第一部分介绍了糖尿病的概念、诊断依据、如何检查以及糖尿病患者的异常症状。第二部分介绍了糖尿病患者的饮食原则，并列举一个食谱，帮助糖尿病患者在日常生活中自己进行饮食调控，轻轻松松吃出健康。

认识糖尿病

在日常生活中，我们经常听说糖尿病，身边也不乏患有这类疾病的人群。但究竟什么是糖尿病、糖尿病分为哪几个类型、它的诊断标准是什么、哪些人群是糖尿病的好发人群以及糖尿病对我们究竟有哪些危害，我们都不是十分的了解，本节就为您一一介绍。

糖尿病的概念

1.什么是糖尿病?

糖尿病是因胰岛素分泌缺陷或/和胰岛素作用缺陷引发的糖、蛋白质、脂肪、水和电解质等一系列代谢紊乱综合征。

2.发病因素

①遗传因素：5%的糖尿病患者属于遗传。家族中有糖尿病患者，后代患病的概率升高。

②后天因素：主要是肥胖引发。由于过多摄取高脂肪、高热量食物，平时又缺乏运动，生活无规律，导致肥胖，引起血黏度、甘油三酯和胆固醇升高，致使脂代谢紊乱，引起糖耐量异常，从而患上糖尿病。

③其他因素：包括由内分泌疾病、化学物质、药物和激素引起的糖尿病，发病机制较复杂。

3.糖尿病症状

（1）典型症状

糖尿病的典型症状为“三多一少”，即多食、多饮、多尿和消瘦。

多食：因糖分丢失，热量不足以维持身体的基本需求，导致食量大增。

多饮：排尿量增加，体内水分缺失，易引起口渴，从而饮水量和饮水次数都增多，以补充水分。

多尿：血糖越高，尿糖越多，排尿量随之增多。

消瘦：即体重减轻。由于胰岛素分泌不足，糖分不能被充分利用，需要分解脂肪和蛋白质来补充热量，体质脂肪和碳水化合物大量被消耗，导致患者体重减轻、身形消瘦。

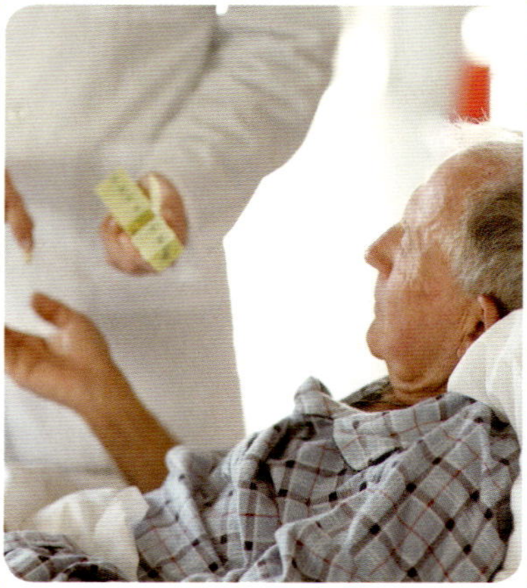

（2）并发症症状

糖尿病并发症主要导致患者心血管、肾脏、眼部和神经的损害。主要临床表现有食欲减退、疲乏无力、血压高、恶心、呕吐、腹痛、多尿加重、头晕、嗜睡、视物模糊、呼吸困难、昏迷等。

4.糖尿病的分型

（1）1型糖尿病

1型糖尿病是由于胰岛细胞大量被破坏，胰岛素生成明显减少或不能生成，因而血糖持续升高。这类患者需靠注射胰岛素维持生命，所以曾称胰岛素依赖性糖尿病；发病人数占糖尿病患者总数的5%~10%，多发生于青少年。

（2）2型糖尿病

2型糖尿病也叫成人发病型糖尿病，多在35岁之后发病，但现在年轻人患糖尿病的也越来越多，占糖尿病患者的90%以上。2型糖尿病患者体内产生胰岛素的能力只是部分丧失，有的患者体内胰岛素甚至产生过多，但胰岛素的作用效果很差，使患者体内的胰岛素相对缺乏。

（3）妊娠型糖尿病

是指女性妊娠期间患上的糖尿病。临床数据显示有2%～3%的女性在怀孕期间会患上糖尿病，大部分患者（约70%）在分娩后糖尿病症状会自行消失，小部分患者分娩后仍有糖尿病或糖耐量异常。因此产后体重是预测这类患者日后是否发生显性糖尿病的重要因素。

（4）其他类型糖尿病

其他类型糖尿病包括胰腺β细胞的遗传性缺陷、内分泌疾病和化学物质或药物引起的糖尿病等。这类糖尿病虽然病因复杂，但患者还不到糖尿病患者总数的1%。

诊断糖尿病的主要依据：血糖

糖尿病的诊断必须以静脉抽血检查出的血糖浓度为准。血糖是诊断糖尿病的依据，包括空腹和餐后2小时血糖。按照世界卫生组织（WHO）的标准，空腹血糖≥7.0毫摩尔/升和/或餐后2小时血糖≥11.1毫摩尔/升，即可诊断为糖尿病。需要注意两点：一是不能忽视餐后血糖，因为它对糖尿病的早期诊断意义更大；二是尿糖阳性仅作为糖尿病的诊断线索，不能根据尿糖阳性或阴性确诊或排除糖尿病。

世界卫生组织（WHO）糖尿病诊断标准

条件	餐后两小时血糖（毫摩尔/升）	空腹血糖（毫摩尔/升）	糖化血红蛋白（%）
正常	<7.8	<6.1	<6.0
空腹血糖障碍	<7.8	6.1~7.0	6.0~6.4
糖耐量受损	≥7.8	<7.0	6.0~6.4
糖尿病	≥11.1	≥7.0	≥6.5

需要检查是否患糖尿病的人群

肥胖、运动不足、生活不规律是糖尿病的三大致病要素，同时，糖尿病与遗传、情绪等因素也有密切的关系。糖尿病的易感人群是指目前血糖正常，但患糖尿病可能性较大的人群，包括以下10类：

①家族中有糖尿病患者，尤其是父母亲是糖尿病患者的人群；

②血糖不正常或糖耐量减低者；

③过度肥胖，尤其是腹部肥胖者；

④年龄在40岁以上者；

⑤缺少体育活动者，亚健康人群；

⑥患有高血压、冠心病者或血脂、血尿酸不正常者；

⑦有胰腺疾患或胆石症者；

⑧吸烟、嗜酒者；

⑨怀孕期间曾有血糖升高者；

⑩分娩过4千克以上婴儿的女性。

留意身体发出的异常信号

如果出现以下情况，有可能是糖尿病的警告信号：

①无明显原因，餐前出现乏力、多汗、颤抖和饥饿感等低血糖症状；

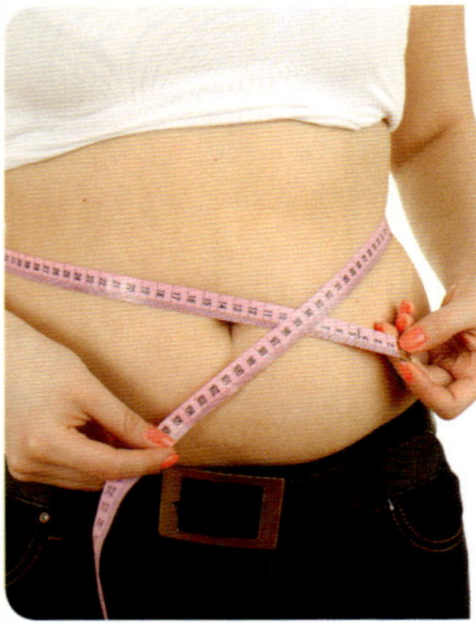

②感冒后经常长疖疮或血压高，尿液白色，有甜酸气味；

③中年男性感到皮肤瘙痒；

④视力出现障碍，如视物模糊、眼前飞蚊症、青光眼、白内障、视网膜病；

⑤小便次数增多，遗尿或排尿无力，长期反复发作的尿频、尿急、尿痛等；

⑥50岁以上有高血压病、冠心病、脑血管病、高脂血症、高尿酸血症、痛风等；

⑦肥胖或超重，腹型肥胖（啤酒肚、将军肚）；

⑧某些患自身免疫性疾病长期使用糖皮质激素类药物者；

⑨经常感到疲乏、劳累、腰膝酸软者；

⑩经常或者反复发生感染，比如泌尿系感染等；

⑪有糖尿病家族史者（父母、兄弟、姐妹患有糖尿病）或有妊娠糖尿病史的女性；

⑫男性阳痿、性功能减退，女性月经紊乱者；
⑬有内分泌疾病，特别是甲状腺功能亢进的内分泌疾病者；
⑭反复发作的慢性胰腺炎、肝炎、肝硬化者，有胰腺手术、外伤病史者。

糖尿病对健康的危害

糖是人体能量供应的主要物质，是为大脑、心脏等重要脏器提供热量的主要来源。只有人体的血糖水平保持在一定范围之内，才能保证各脏器功能正常运行，一旦糖代谢发生紊乱，就会造成机体三大物质代谢紊乱，甚至危及生命。

①脂肪代谢紊乱　血糖浓度高到超过肾糖阈时，部分葡萄糖不能被肾小管吸收，会通过尿液的排出而流失，机体就开始动用脂肪供给热量。但由于机体胰岛素的缺乏或对胰岛素不敏感，又引起了脂肪代谢紊乱，脂肪组织大量分解，随之产生的酮体在体内脂肪分解后堆积，可使血酮体升高，造成酮血症，甚至造成酮症酸中毒及昏迷。

②使患者抵抗力下降，容易患其他疾病　人体抵抗疾病的抗体是由蛋白质合成的。糖代谢紊乱时，肌肉和肝脏的蛋白质合成减少，分解增加，呈负氮平衡状态，所以抗体形成减少，抵抗力下降。糖尿病患者容易患结核病、皮肤坏疽、毛囊炎、泌尿系统感染及真菌性阴道炎等。

③使电解质紊乱，可能危及生命　糖尿病患者存在的长期高血糖状态可增加渗透压，使大量水，钠、钾、镁等电解质从尿中排出，引起患者体内水及电解质代谢紊乱。当血糖过高时，还可引起高渗性昏迷、酮症酸中毒昏迷、乳酸性酸中毒昏迷等，如果不及时抢救，常常会导致死亡。

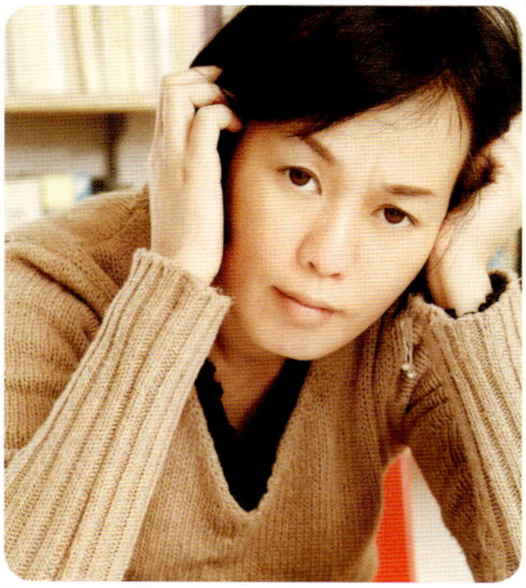

④引发血管、神经并发症　糖尿病患者长期高血糖状态还可导致毛细血管基底膜糖蛋白合成增加，基底膜增厚，血管内皮细胞增生，周围细胞蜕变，管壁薄弱，通透性增加，加上脱水、血液黏性增加和血流缓慢等，可引起糖尿病视网膜病变、糖尿病肾病、糖尿病神经病变和糖尿病心脏病等并发症。

⑤使病情加重，影响正常生活　长期高血糖状态对胰岛细胞不断刺激，加重了胰岛细胞的负担，使胰岛功能衰竭，病情进一步加重，进入恶性循环。

糖尿病的预防

糖尿病是现代疾病的第二杀手，其对人体的危害仅次于癌症，从2000年至今十多年间，中国内地糖尿病患病率翻了将近两倍，患者已超过9400万。全面降低糖尿病患者并发心血管疾病风险，尽早干预、长期治疗应成为目前中国糖尿病防治的重点。众所周知，糖尿病分1型糖尿病、2型糖尿病、特异型糖尿病及妊娠糖尿病。2型糖尿病多是中年后发病，占糖尿病患者的绝大多数，其进展缓慢，无症状期可长达数十年，最终发生血管病变，导致糖尿病心脏病、白内障、脑动脉硬化等病，出现一系列的并发症。但是，隐性糖尿病在平时也并非无迹可寻，如果能提高警惕，及时就医，早期做出诊断，经过正确、适当的治疗，完全可以大大推迟并发症的发生。糖尿病的预防，应构筑三道“防线”，在医学上称之为三级预防。如果“防线”布设、构筑得及时、合理和牢固，大部分糖尿病是有可能预防或控制的。

1.一级预防：合理饮食、规律生活可以最大限度地降低糖尿病的发病率

糖尿病是一种非传染性疾病，其发生虽有一定的遗传因素，但起关键作用的还是后天的生活和环境因素。现已知道，热量过度摄入、肥胖、缺少运动是发病的重要因素。低糖、低盐、低脂肪、高纤维素、高维生素，是预防糖尿病的最佳饮食配伍。对体重进行定期监测，将体重长期维持在正常水平是至关重要的。适量运动也是预防的重要手段，运动可以消耗多余的热量，提高人体抵抗力。要戒烟和少饮酒，并杜绝一切不良生活习惯。双亲中患有糖尿病、肥胖多食、血糖偏高、缺乏运动的高危人群，尤其要注意预防。

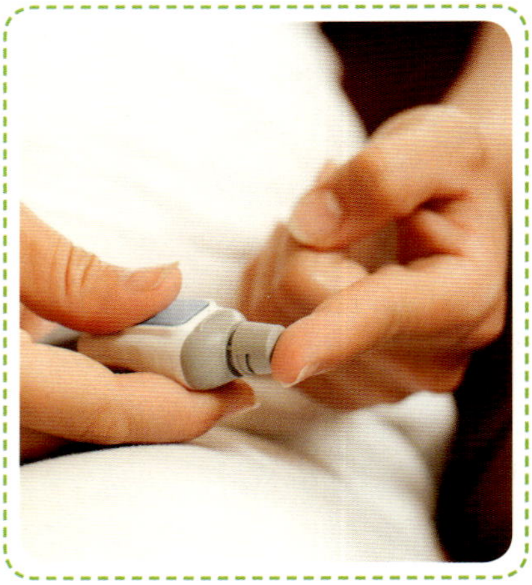

2.二级预防：定期检测血糖，以尽早发现无症状性糖尿病

应该将血糖测定列为中老年人常规的体检项目，即使是健康者，仍要定期测定。凡有糖尿病的蛛丝马迹，如皮肤感觉异常、性功能减退、视力不佳、多尿、白内障等，更要及时去测定血糖，以尽早诊断，争取早期治疗的宝贵时间。要综合调动饮食、运动、药物等手段，将血糖长期平稳地控制在正常或接近正常的水平。空腹血糖宜在每升6.11毫摩尔以下，餐后2小时血糖宜在每升9.44毫摩尔以下，反映慢性血糖水平的指标——糖化血红蛋白应在7.0%以下。还要定期测定血脂、血压，做心电图，这些都是血糖控制的间接指标。

3.三级预防：是预防或延缓糖尿病慢性并发症的发生和发展，减少伤残和死亡率

糖尿病患者很容易并发其他慢性病，且易因并发症而危及生命。因此，要对糖尿病慢性并发症加强监测，做到早期发现。早期诊断和早期治疗糖尿病，常可预防并发症的发生，使患者能长期过接近正常人的生活。

糖尿病目前是一种终生性疾病，尚无根治办法。因此应积极行动起来，规律生活、合理饮食，这是最重要、也是最牢固的一条防线。糖尿病患者只要长期有效控制，也是可以防止和延缓糖尿病慢性并发症的发生或发展的。

糖尿病患者的饮食注意

糖尿病作为一种慢性病，其治疗的过程是长久而繁杂的。糖尿病的治疗重在日常的保养及饮食的注重。那么糖尿病患者在饮食方面有什么需要注意的呢？哪些营养元素具有辅助降糖的作用呢？怎样才能合理安排糖尿病患者的日常食谱呢？本节我们就来和大家一起学习。

糖尿病患者的饮食黄金原则

正常人在饮食以后，随着血糖的升高，胰岛素的分泌量也会增多，从而使血糖下降并维持在正常范围。而糖尿病患者由于胰岛功能减退，胰岛素分泌不足，不能起到有效的降血糖作用。对于糖尿病患者而言，正确合理的饮食疗法可使血糖控制于理想范围，使患者减少发生血糖波动，因此糖尿病患者在饮食方面应适当控制，避免过度饮食。饮食治疗是糖尿病的基础疗法，是一切治疗方法的前提，适用于各型糖尿病患者。下面介绍几条关于糖尿病患者的饮食建议：

1.控制总热量

控制总热量是糖尿病患者饮食治疗的首要原则。人体每日需要的总热量实际上应该是每天摄入的总食量。如果食量过多，这些过剩的热量会转化成糖类、脂肪等物质储存起来导致肥胖，肥胖者必须减少热量摄入，消瘦者可适当增加热量。对于用胰岛素治疗者，应注意酌情在上午9~10点，下午3~4点或睡前加餐，防止发生低血糖；体力劳动或活动多时也应注意适当增加主食或加餐。

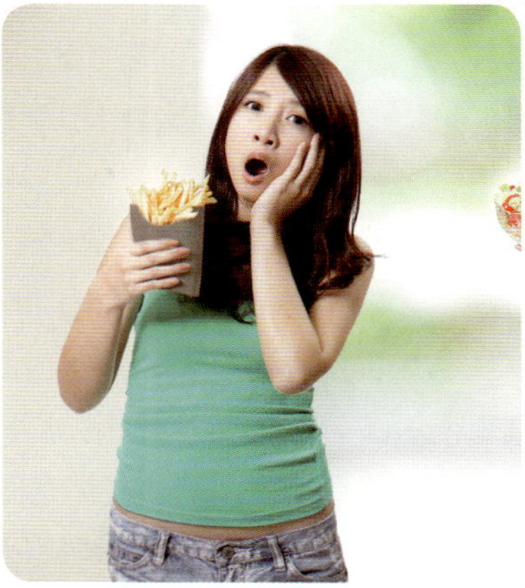

糖尿病患者每天所需总热量可按每千克标准体重25~30千卡计算，其中主食量应占总热量的50%~60%，每日200~300克；而蛋白质应控制在总热量的20%以下，大约每千克体重1克蛋白质，如果已有蛋白尿或慢性肾功能不全，需要减少蛋白质的摄入；其余的热量由脂肪供应，这样每日所需要的食物总量是相对固定的。肥胖者每日总热量要减去250~500千卡，长此可以逐渐减少体重。

2.少食多餐

糖尿病患者一天应不少于3餐，每顿进食量不宜太多。定时定量、少食多餐是对糖尿病患者尤其老年糖尿病患者非常适用的原则。糖尿病患者常以餐后血糖升高为主，若通过增加药物控制餐后血糖，反而容易引起低血糖，所以少量多餐可以减少降糖药物的用量，防止血糖的波动。患者可以在三次正餐之间加餐2～3次，若血糖控制稳定，还可以在两餐间进食少量水果，但水果的量不应太多。

3.稳定多样，饮食均衡

糖尿病患者每餐都应含有碳水化合物、脂肪和蛋白质，以有利于减缓葡萄糖的吸收。摄取营养平衡的饮食，包括蛋白质、糖类、脂肪、维生素、无机盐、微量元素和膳食纤维等各种必需的营养素，注意食物品种的多样化，充分发挥食物间营养物质的互补作用。

4.科学地安排好主食与副食

糖尿病患者应该科学地安排好主食与副食，虽然主食是血糖的主要来源，应予以控制，但是副食中的蛋白质、脂肪有一部分也可转化为血糖。因此，除合理控制主食外，副食也应合理搭配。减少食用各种甜品和饮品，如汽水、果汁等；适量进食蔬菜、水果、干豆类及燕麦等含高水溶性纤维素的食物。水果含有丰富的维生素、纤维素及抗氧化物，但是含果糖较多，每天不宜摄入过多，1~2个为宜；豆腐和菇类营养丰富，可作为主材或配菜；食用油应以植物油为宜，比如花生油、芥花籽油等，避免采用动物脂肪如猪油、牛油等；减少进食煎炸及高脂肪的食物；烹调肉类或家禽时，宜先将脂肪和皮层去掉，以减少脂肪的摄取。

5.糖尿病患者不宜饮酒

酒精能够产生热量，但是酒精代谢并不需要胰岛素，因此少量饮酒是允许的。但是在执行糖尿病饮食控制中，非饮酒者60%可见血糖控制改善，而饮酒者只能达到40%。糖尿病患者还是不饮酒为宜，长期饮酒对肝脏不利，易引起高脂血症和脂肪肝。另外，有的患者服用降糖药后饮酒易出现心慌、气短，甚至低血糖。

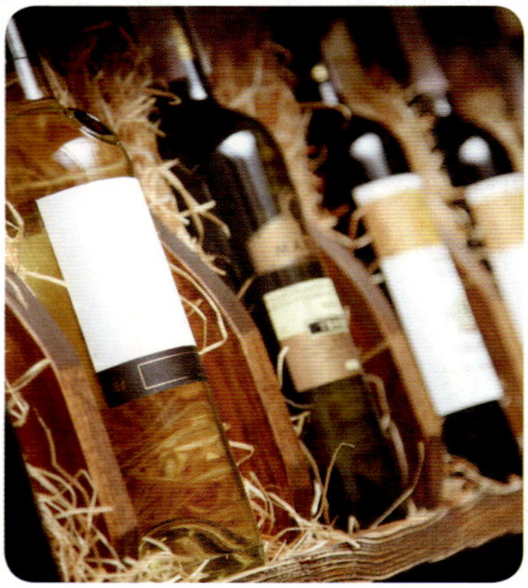

6.饮食治疗因人而异

饮食疗法应根据病情随时调整、灵活掌握。

①老年糖尿病患者长期形成的饮食种类及习惯不同，同时多合并多系统疾病如冠心病、慢性肾病等，因此应按照每个老年患者的具体情况来制订不同的饮食治疗措施；

②某些患者有高尿酸血症，应注意低嘌呤饮食；

③根据当天的活动量适当地调整饮食，防止低血糖发生，如当天有增加体力活动的安排，可适量增加主食量。

④对于血脂明显异常的患者，应注意低脂饮食；

⑤在饮食治疗时应观察体重变化，合理的饮食计划应让肥胖患者的体重稳步下降，即每月体重下降0.5～1.0千克为宜，避免患者体重的大起大落。

能降血糖的特效营养素

1.维生素A

功效：维生素A可以保护细胞膜脂质过氧化，避免自由基对细胞的破坏，减少胰腺细胞被破坏。同时，研究发现进行饮食控制的糖尿病患者普遍存在维生素A缺乏的问题，尤其在一些糖尿病并发症患者中，高达六成多人维生素A摄入不足。所以糖尿病患者应该及时补充维生素A，这对糖尿病并发症的发生和发展有一定预防作用。

食物来源：动物肝脏、小鱼干、鱼肝油、鳗鱼、白萝卜、南瓜、芦笋、西瓜、甜瓜、芒果、鸡蛋、杏仁、牛奶等。

2.维生素C

功效：科学研究发现，维生素C能促进胰岛素分泌，并且提高组织对胰岛素的敏感性，起到增强药效的作用；同时，维生素C的抗氧化作用能有效消除自由基，保护微血管和神经细胞，对预防和改善糖尿病并发足病、肾病和眼病等具有重要作用。

食物来源：包菜、花菜、青椒、西红柿、番石榴、猕猴桃、橙子、草莓等蔬果类食物。

3.维生素B_1

功效：维生素B_1是糖类和脂肪代谢中重要的辅酶，可以帮助葡萄糖转化为能量；有助于帮助糖尿病患者更好利用体内的糖类，降低血糖值。同时，维生素A还有助于维持神经传导、心血管、消化系统和皮肤的正常功能。

食物来源：牛肉、牡蛎、糙米、南瓜子、豆类等。

4.维生素B_2

功效：维生素B_2是维持人体正常生长的必需元素，它能提高机体对蛋白质的利用率，促进生长发育，参与细胞的生长代谢，同时，维生素B_2还可以帮助糖类分解与代谢。当体内的维生素B_2缺乏时，糖类分解与代谢的能力会较差，进而影响血糖值的控制。

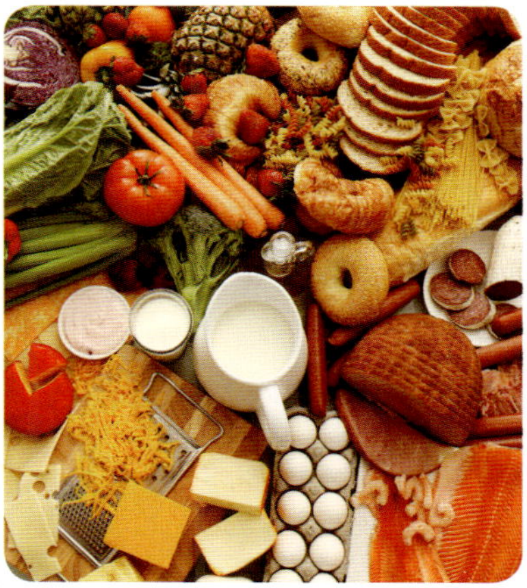

食物来源：鱼、牡蛎、猪肉、鸡蛋、香菇、黑木耳、绿色蔬菜、豆类、花生、芝麻、板栗、牛奶、酵母等。

5.维生素B_6

功效：维生素B_6除参与体内神经递质、糖原、神经鞘磷脂、血红蛋白、类固醇、叶酸盐等的代谢外，还可以显著降低人体内同型半胱氨酸的水平，对预防和改善糖尿病患者各种并发症均有益处。

食物来源：鸡肉、鲑鱼、香蕉、牛奶、豆类、花生等。

6.烟酸（尼克酸、维生素B_3）

功效：烟酸具有减轻胃肠功能障碍，预防和缓解偏头痛，促进血液循环、使血压下降、缓解腹泻等作用。对糖尿病患者来说，烟酸可以降低血胆固醇水平、扩张血管，能有效调节血脂，对于糖尿病并发的高脂血症有一定防治作用。

食物来源：莴笋、芦笋、鸭肉、兔肉、谷物食品等。

7.维生素E

功效：维生素E可改善脂质代谢，提高抗氧化作用，稳定细胞膜和细胞内脂类成分，降低红细胞脆性，改善血液循环。当体内缺乏维生素E时，易导致甘油三酯、胆固醇在肝脏和血浆中的含量增加，致使血管变硬、管腔变窄，引发动脉硬化。建议糖尿病患者适当摄取维生素E，以减少心血管疾病的发生。

食物来源：小麦、绿色蔬菜、胡萝卜、橄榄油、坚果、蛋黄等。

8.膳食纤维

功效：膳食纤维可以延缓食物中葡萄糖的吸收，能抑制餐后血糖值的上升，减少胰岛素的需求量，有助于预防糖尿病。同时，其中的水溶性膳食纤维可加速胆固醇的排泄，帮助糖尿病患者降低血液中胆固醇、甘油三酯的含量，具有防治高血压、心脑血管疾病的作用。

食物来源：玉米、小麦、胡萝卜、新鲜蔬菜、豆类等食物。

9.铬

功效：铬有参与糖类的代谢、促进胰岛素分泌、协助运输蛋白质、影响脂肪代谢的作用。据研究，铬与尼克酸和氨基酸如甘氨酸、半胱氨酸、谷氨酸等构成葡萄糖耐量因子，它是胰岛素的辅助因子，可增加胰岛素的效能，促进机体对葡萄糖的利用。临床观察表明，人体缺铬易引发糖尿病，补充铬元素有利于降低血糖，并预防其并发症的发生。

食物来源：牛肉、鸡肉、牡蛎、鸡蛋、香蕉、苹果皮、土豆和乳制品等。

10.钙

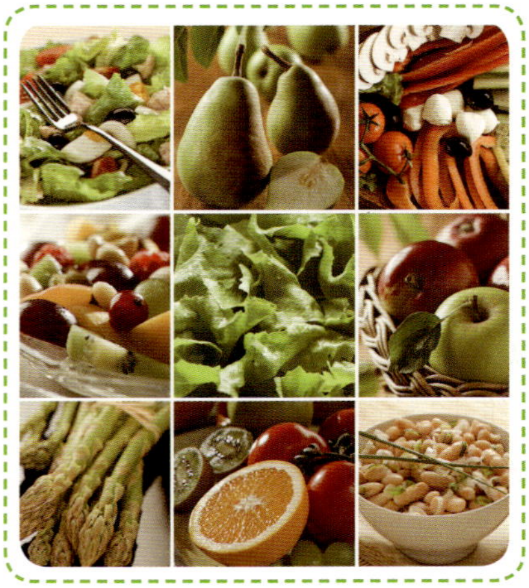

功效：钙在人体中具有传达“分泌胰岛素”的信息功能，当人体血糖升高时，钙就需要传达信息给胰岛B细胞，使其分泌胰岛素。因此，若身体缺乏钙，胰岛素的分泌就会失常，血糖值就容易上升。同时，糖尿病患者的高血糖状态导致渗透性利尿，使大量的钙从尿中排出，引起血钙降低，使骨组织中的游离钙进入血液，出现骨质疏松。

食物来源：牛奶、虾米、大豆、西蓝花等。

11.锌

功效：锌是胰岛素的组成成分，协助葡萄糖在细胞膜上转运。当人体内缺锌时，胰岛素制造量降低甚至无法制造，进而影响血糖值，引发糖尿病。而人体缺锌，也会出现免疫力下降、食欲不振、生长迟缓、夜盲、男性前列腺肥大、动脉硬化等病症。所以糖尿病患者补充锌元素既可以维持血糖水平，也能预防并发症的发生。

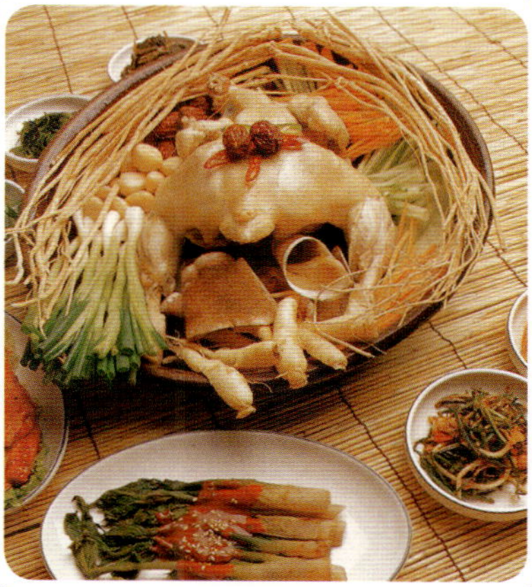

食物来源：海带、紫菜、虾、牡蛎、牛肉、乳制品、豆类、花生、蘑菇、南瓜子等。

12.锰

功效：锰元素是一种酶激活剂，能刺激胰岛细胞分泌与释放胰岛素。人体内长期缺锰可使胰岛素合成降低，葡萄糖利用率下降，胰岛细胞内锰超氧化物歧化酶活性降低，导致糖代谢障碍，引发糖尿病。

食物来源：鱼、虾、谷物、豆类、坚果等。

13.镁

功效：镁元素参与能量代谢、蛋白质和核酸的合成，影响钾离子和钙离子的转运，调控信号的传递。镁是胰岛素的第二信使，缺镁会阻断胰岛素各种效应的发挥，干扰细胞代谢的正常进行。同时，补镁可改善糖耐量，减少胰岛素的用量。而糖尿病患者体内大量的镁随尿液排出，造成“镁丢失”，所以患者在控制血糖的同时应补充镁。

食物来源：小麦胚芽、燕麦、糙米、空心菜、牛奶、豆类、坚果类等。

14.硒

功效：硒具有保护组织、细胞膜以及抗癌的作用，能消除已形成的过氧化物，并且具有与胰岛素相同的调节糖代谢的生理活性，可以促进葡萄糖的运转，增加细胞对糖的摄取，发挥降糖功效。同时，硒在临床上还被广泛用于预防和改善多种并发症，例如冠状动脉硬化、白内障、高血压、心肌梗死和心绞痛等。但硒摄取过少或过多都对糖尿病的病情不利，要特别注意。

食物来源：海鲜、瘦肉、南瓜、葱、大蒜、谷物等。

15.ω－3脂肪酸

功效：ω－3脂肪酸中的DHA可以增加胰岛素的敏感性，提高血糖的运转和代谢，从而稳定人体内血糖水平，预防糖尿病的发生。同时，ω－3脂肪酸能够降低血液黏稠度和减少纤维蛋白原的数量，大大减少了血栓形成的概率，预防糖尿病并发的高脂血症高血压病和心血管病。

食物来源：金枪鱼、沙丁鱼、鲑鱼、橄榄油、亚麻籽油等。

四个步骤设计“糖友”食谱

对糖尿病患者来说，控制饮食是关键，而控制饮食的关键，是设计好每日的健康饮食。本节以“李先生，50岁，身高170厘米，体重80千克，从事单位行政工作，患病5年，坚持单纯的饮食治疗，且无并发症”为例，来安排其一天的饮食。

步骤一 计算每日所需热量

（1）计算标准体重

标准体重（千克）=身高（厘米）－105=170−105=65千克

（2）判断胖瘦

身体质量指数（BMI）=体重（千克）/[身高（米）]^2=80 ÷ 1.70^2=27.7

查询BMI的评定标准表得知李先生属于肥胖3级。

BMI的评定标准表

等级	BMI值	等级	BMI值
肥胖1级	＞40	正常	19~24.9
肥胖2级	30~40	体重偏轻	＜19
肥胖3级	25~29.9	消瘦	＜18

（3）判断劳动强度

根据体力劳动强度分级参考表，得出李先生属轻体力劳动。

体力劳动强度分级参考表

轻体力劳动	坐姿：打字、缝纫等手工作业或腿的轻度活动；立姿：上臂用力为主的装配工作者、教师、售货员等
中体力劳动	如锯木头，驾驶卡车、拖拉机或建筑设备等，锻造，操作风动工具，粉刷，间断搬运中等重物，除草，摘水果和蔬菜等，学生的日常活动也属于中体力劳动
重体力劳动	如体育运动、搬重物、锤锻、锯刨或凿硬木、割草、挖掘等

（4）计算每日所需总热量

首先查出每日每千克体重需要的热量，患者李先生身体肥胖，从事的是轻体力劳动，对应的热量供给值是20~25千卡，则每日所需总热量=标准体重（千克）× 每日每千克体重需要的热量（千卡）=65 ×（20~25）=1300~1625千卡

成人糖尿病热量供给标准表（单位：千卡/天 · 千克体重）

劳动强度	身体消瘦	体重正常	身体肥胖
卧床休息	20~25	15~20	15
轻体力劳动	35	30	20~25
中体力劳动	40	35	30
重体力劳动	40~45	40	35

步骤二 每餐分配热量

（1）确定三餐能量

不同的饮食习惯，三餐能量分配比例也不一样。可以将早、午、晚三餐按照1/5、2/5、2/5的比例进行分配，也可按照1/3、1/3、1/3分配。对于有加餐习惯的患者，可以选择以下时间段进行加餐，如9～10点、15～16点、21～22点。加餐的食物也应有所选择，因避免摄入含糖量高的食物，如糖果、甜菜和甘蔗等。加餐既有利于减轻胰岛负担，又有利于预防低血糖发生。

上一步中我们计算出患者李先生每日需要的总热量为1300~1625千卡，若按照早、午、晚三餐1/5、2/5、2/5的比例分配三餐，则：

早餐的能量=1300~1625千卡×1/5=260~325千卡

午餐的能量=1300~1625千卡×2/5=520~650千卡

晚餐的能量=1300~1625千卡×2/5=520~650千卡

（2）确定主食量

主食是一类富含碳水化合物的食物，比如我们所吃的米饭、面条、面包和馒头等，它是食物中热量的主要来源。碳水化合物的量易影响血糖的控制，建议糖尿病患者每日碳水化合物热量供应比大于50%，下面是能量与主食量对应的关系表，患者可依据不同情况进行选择。

能量与主食对应关系表

能量需求	每日主食量	能量需求	每日主食量
1200千卡	约150克	1800千卡	约300克
1300千卡	约175克	1900千卡	约325克
1400千卡	约200克	2000千卡	约350克
1500千卡	约225克	2100千卡	约375克
1600千卡	约250克	2200千卡	约400克
1700千卡	约275克		

3.确定副食量

食物热量的来源除了主食还应有副食，如肉类、奶类、豆类及豆制品、蔬菜类和水果类等，糖尿病患者的副食摄入量可参考下表：

副食推荐用量表

副食名称	推荐用量
奶或奶制品	250克
蛋类	中等大小，1个（以1周3~5个为宜）
肉类	瘦肉为例，100~150克
蔬菜类	500克
水果类	200克（需根据病情决定是否食用）
油脂类	2汤匙（约20克）
豆类及其制品	50～100克

步骤三 食物交换份

（1）认识食物交换份法

食物交换份法是将食物分为谷薯、蔬果、肉蛋和油脂几大类，每交换份含有类似的热量、糖类、蛋白质和脂肪，根据不同喜好可以选择热量相等但重量不同的食物进行替换。一般每份食物产生的热量为90千卡，粗略地把25克粮食、500克蔬菜、200克水果、50克肉蛋鱼豆制品、160克牛奶、10克烹调油作为一份。每日所需食物份数=每日所需热量÷90千卡。根据食物交换份法，可使糖尿病患者饮食多样，营养均衡。

食物交换四大类的营养价值表

组别	类别	每份质量（克）	热量（千卡）	蛋白质（克）	脂肪（克）	糖类（克）	主要营养素
谷薯组	谷薯类	25	90	2.0		20.0	糖类、膳食纤维
蔬果组	蔬菜类	500	90	5.0		17.0	矿物质
	水果类	200	90	1.0		21.0	维生素
肉蛋组	大豆类	25	90	9.0	4.0	4.0	膳食纤维
	奶制品	160	90	5.0	6.0		蛋白质
	肉蛋类	50	90	9.0	6.0		脂肪
油脂组	坚果类	15	90	4.0	7.0	2.0	脂肪
	油脂类	10	90		10.0		脂肪

等值谷薯类食物交换表（含热量约90千卡）

食品	每交换份质量（克）	食品	每交换份质量（克）
大米、小米、糯米、薏米	25	生面条、魔芋生面条	35
面粉、米粉、高粱米、玉米渣	25	烧饼、烙饼、馒头	35
玉米面、混合面、燕麦片、莜麦面、荞麦面、苦荞面	25	咸面包、窝窝头	35
各种挂面、龙须面、通心粉	25	土豆	100
绿豆、红豆、芸豆、干豌豆	25	湿粉条	150
干粉条、干莲子	25	鲜玉米（一个，中等大小，带棒心）	200
油条、油饼、苏打饼干	25		

等值肉蛋类食物交换表（含热量约90千卡）

食品	每交换份质量（克）	食品	每交换份质量（克）
鸡蛋粉	15	鹌鹑蛋（6个带壳）	60
熟火腿、香肠	20	草、鲤、甲、比目、带鱼	80
半肥半瘦猪肉	25	大黄鱼、鳝鱼、黑鲢、鲫鱼	100
熟酱牛肉、熟酱鸭	35	蟹肉、水浸鱿鱼、虾、鲜贝	100
熟叉烧肉（无糖）、午餐肉	35	兔肉	100
带骨排骨	50	鸡蛋清	150
瘦猪、牛、羊、鸭、鹅肉	50	水浸海参	350
鸭蛋、松花蛋/鸡蛋（1大个带壳）	60		

等值奶类食物交换表（含热量约90千卡）

食品	每交换份质量（克）	食品	每交换份质量（克）
牛奶	160	羊奶	160
奶粉	20	脱脂奶粉	25
无糖酸奶	130	奶酪	25

等值大豆类食物交换表（含热量约90千卡）

食品	每交换份质量（克）	食品	每交换份质量（克）
腐竹	20	北豆腐	100
大豆、大豆粉	25	南豆腐（嫩）	150
豆腐丝、豆腐干	50	豆浆	400

等值蔬菜类食物交换表（含热量约90千卡）

食品	每交换份质量（克）	食品	每交换份质量（克）
毛豆、鲜豌豆	70	白萝卜、青椒、茭白、冬笋	400
慈姑、百合、芋头	100	西葫芦、西红柿、冬瓜、苦瓜	500
山药、藕	150	黄瓜、茄子、丝瓜、绿豆芽	500
胡萝卜	200	芹菜、莴笋、油菜薹、茴香	500
鲜豇豆、扁豆、洋葱、蒜苗	250	大白菜、圆白菜、菠菜、韭菜	500
南瓜、花菜	350	芥蓝、瓢儿菜、苋菜、鲜蘑菇	500
油菜、茼蒿	500	苤蓝	500
龙须菜、水浸海带	500	荸荠、凉薯	150

等值油脂类食物交换表（含热量约90千卡）

食品	每交换份质量（克）	食品	每交换份质量（克）
花生油、香油/菜籽油（1汤匙）	10	核桃、杏仁、花生米	15
玉米油、豆油/红花油（1汤匙）	10	葵花子（带壳）	25
猪、牛、羊、黄油	10	西瓜子（带壳）	40

等值生、熟食交换表（含热量约180千卡）

名称	生食重量（克）	熟食重量（克）
大米	50	130（米饭）
面粉	50	75（馒头）
肉食	50	35

等值水果类食物交换表（含热量约90千卡）

食品	每交换份质量（克）	食品	每交换份质量（克）
梨	200	柿子、香蕉	150
苹果	200	桃	200
西瓜	500	草莓	300
葡萄	200	李子、杏	200
猕猴桃	200	柑橘类	200

（2）食物交换份的份数

由上面的计算公式可知，李先生每天需要的食物份数约为1600÷90≈18份。

（3）分配食物

根据糖尿病患者李先生每天所需总热量1600千卡，查“不同热量糖尿病饮食内容举例表”，得知患者李先生每天需要主食250克（计10份），蔬菜500克（计1份），肉蛋豆类150克（计3份），牛奶250克（计1.5份），油脂20克（计2份），共17.5份，约合18份。

不同热量糖尿病饮食内容举例表

热量（千卡）	交换单位（份）	谷薯类		蔬果类		肉蛋豆类		浆乳类		油脂类	
		重量（克）	单位（份）	重量（克）	单位（份）	重量（克）	单位（份）	重量（克）	单位（份）	重量（克）	单位（份）
1200	14	150	6	500	1	150	3	250	1.5	20	2
1400	16	200	8	500	1	150	3	250	1.5	20	2
1600	18	250	10	500	1	150	3	250	1.5	20	2
1800	20	300	12	500	1	150	3	250	1.5	20	2
2000	22	350	14	500	1	150	3	250	1.5	20	2
2200	24	400	16	500	1	150	3	250	1.5	20	2

步骤四　制订食谱

确定好食物种类和每天的食物食用量后，结合“食品交换的四大类的营养价值表”，就可开始制订食谱了。下面是应用食物交换份法制订的食谱。

食谱举例

食谱一	食谱二
早餐	
胡萝卜粳米粥（胡萝卜50克，粳米25克）	面条（面粉50克）
茶叶蛋（带壳鸡蛋60克）	馒头片（50克）
烧饼(面粉25克)	无糖酸奶200克
拌莴笋丝小蝶（莴笋50克）	凉拌西红柿（西红柿100克）
盐1克，烹调油3克	盐1克，烹调油3克
午餐	
熟米饭（100克）	小米饭（大米75克，小米25克）
白豆腐炖鱼（豆腐50克，草鱼40克）	山药炖鸭肉（鸭肉50克，山药100克）
洋葱丝瓜（洋葱100克，丝瓜100克）	黑木耳炒豇豆（豇豆50克，黑木耳50克）
盐2克，植物油9克	盐2克，植物油9克
晚餐	
荞麦馒头（荞麦50克）	春卷（面粉65克）
玉米粥（玉米25克，小米25克）	紫菜鸡蛋汤（鸡蛋60克，紫菜100克）
芹菜炒肉（芹菜200克，肉25克）	芦笋拌豆腐（豆腐100克，芦笋100克）
盐2克，植物油9克	盐2克，植物油9克
睡前半小时加餐	
牛奶（250克）	全麦面包35克

糖尿病患者应用食物交换份法需注意的问题：

①同类食物可以互换。例如50克瘦肉可以和100克豆腐(25克黄豆)互换，25克大米和200克鲜玉米互换，70克鲜豌豆和500克胡萝卜互换，20克奶粉和160克牛奶互换。

②生熟食物可以互换，可参考前面的等值生熟食交换表。

③不同类食品当营养素结构相似时，也可以互换，如25克燕麦片可以和200克橘子互换，500克西葫芦和200克苹果互换，10克花生油和80克带鱼互换。一天内凡是吃进的食物都要计算在总热量之内，即使嗑了一把瓜子都要计算热量。

④条件允许的情况下，因尽量选择餐前加餐，有助于预防餐前饥饿，且可稳定血糖水平，减少胰腺负担。晚睡前加餐还可有效预防夜间低血糖的发生。

⑤遵循能量摄入适量的原则下，菜谱可适当个性化，便于长期有效地执行。

容易忽视的饮食细节

1.不能“吃软怕硬”

大米熬成粥后，其中的淀粉已经部分转化为糊精，比淀粉更容易被消化和吸收，在人体内很快转化成葡萄糖，使血糖迅速升高。因此，吃较软的食物，血糖上升较快。建议糖尿病患者最好不要全吃软食，宜“软硬兼吃”。

2.不要“望梅止渴”

某些糖尿病患者为了控制“多尿”症状，不敢多喝水，以至于“望梅止渴”。而事实上，糖尿病患者体内处于高血糖状态，饮水后可使血浆渗透压下降或恢复正常，起到降血糖的作用。倘若限制饮水，不仅不会缓解多尿的症状，甚至会升高血糖。

3.不能吃“独食”

独食是指糖尿病患者专挑血糖生成指数低的食物食用，这样会容易导致营养不均衡。建议患者最好选择混合进食，不仅可以补充所需营养，且有利于控制餐后血糖。

4.不宜吃得过饱

当某些糖尿病患者食用过饱后，会出现腹胀、打饱嗝、恶心、呕吐等不适症状，且带有酸臭味，似东西进入胃里难以下去的感觉。预防此类症状的最好办法就是饮食规律，三餐分配比例宜为1/5、2/5、25或各1/3。

5.减少钠的摄入量

成年人每天的食盐摄入量应为6克，糖尿病患者应为4~5克，因为糖尿病患者体内环境对钠离子的浓度变化十分敏感，当体内钠离子浓度高时，会增加血容量，加重心、肾负担，严重时会导致并发高血压、冠心病、脑血管病变和肾脏疾病等。除了盐中的钠，其他食物中也含有钠，同样应加以控制，如酱油。

6.不要喝含糖碳酸饮料

糖尿病患者不宜饮用含糖的碳酸饮料，如可乐、雪碧、七喜和芬达等。若患者摄入大量含糖碳酸饮料，且未及时补水，就有可能会出现高血糖、严重脱水和意识障碍的症状，不利于缓解患者病情。

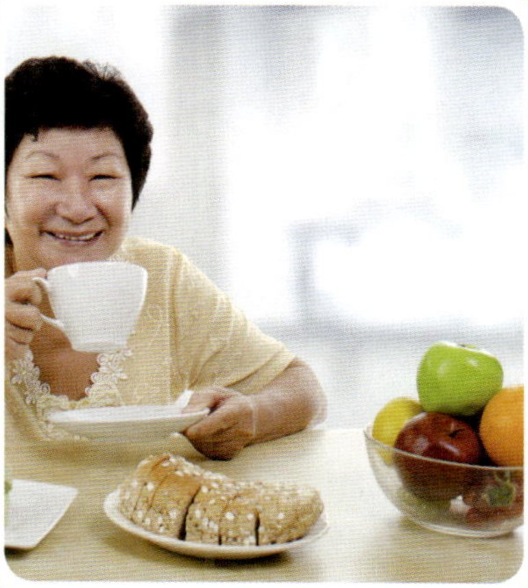

7.不要饭后马上吃水果

饭后马上吃水果，有可能会被先吃下去的不易消化的脂肪、蛋白质“堵”在胃内，使其长时间停留在胃内，影响消化功能，引起胀气。建议糖尿病患者吃水果的最佳时间是两餐之间，因为此时胃内较空，水果中的维生素和矿物质能很快被吸收，且能避免胀气。

8.服用降糖药物后一定要进食

某些糖尿病患者服用降糖药物或注射胰岛素后，不进食，或者只少量进食，这种情况十分危险，有可能发生低血糖。因此，在服用降糖药物或注射胰岛素后一定要进食，若用药之前，食欲不好，可适当减少降糖药物用量，等饮食恢复正常后，再继续用药。

9.糖尿病患者忌生、冷食物

有些糖尿病患者喜欢吃生、冷食物，当抵抗力较差时，易患急性胃肠炎，导致脱水、电解质紊乱，使血糖升高。因此，糖尿病患者应尽量避免进食生的瓜果蔬菜，以及刚从冰箱里拿出的食物。

避免走进饮食误区

1.必须滴酒不沾

我们知道酒的种类有很多，如白酒、红酒和米酒等，糖尿病患者必须完全戒酒吗？其实不然，在控制血糖的条件下，可以允许少量的酒精摄入，如每日饮红酒50毫升左右。但不鼓励饮用如茅台和白兰地等烈性酒。注意饮酒时要摄入食物。

2.多吃饭多吃药

有些患者认为饭吃得多了，再多吃一些药就不会导致血糖升高，这是不科学的。因为多吃药对身体造成很大的不良反应，且多吃饭会升高血糖并增加体重。因此，糖尿病患者最好选择少量多餐，但最好避免如花生、瓜子和薯片等零食的摄入，因为零食脂肪含量高。

3.彻底告别甜水果

虽然水果中的甜味是来源其含有的果糖，某些患者就是谈糖色变，认为水果必须完全杜绝。殊不知，水果的血糖生成指数并不是很高，且水果中含有丰富的维生素、矿物质和膳食纤维，食后能够增加机体饱腹感，促进食物的消化和吸收，起到维持血糖水平的作用。但须注意，水果的选择应避免淀粉含量高的。

4.多吃肉少吃饭

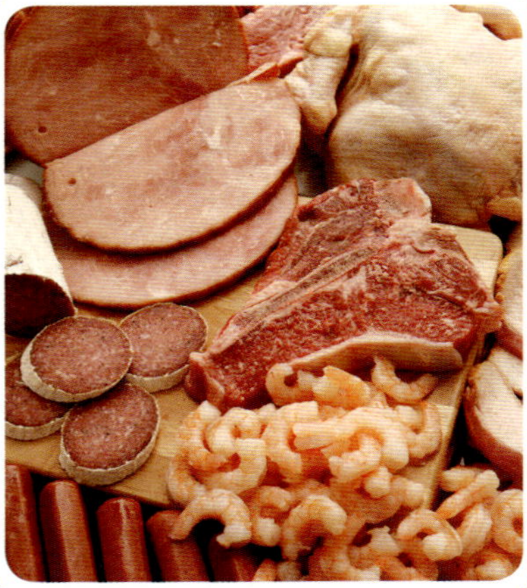

这是一种非常不科学的说法，尽管米饭中含有大量的碳水化合物，易分解产生葡萄糖，但肉中的脂肪也会转变为糖类。因此，糖尿病患者应合理食用肉和米饭。如烹调时放入少量的油或食用荤素搭配的食物，同时注意烹调方式，多以清蒸、水煮和凉拌为主，从而减少脂肪的摄入量。

5.为降血糖饿肚子

有些患者以为少吃或不吃就会降低血糖水平，倘若以此实行，不仅不会缓解病情还会加重病情，甚至会导致某些并发症的发生。因此，患者须做到饮食规律，一日至少进食三餐，且要定时定量。条件允许时还应加餐，这样不仅可以预防低血糖的发生，还能减轻胰岛负担。但加餐食物应以少糖、少热量为主。

糖尿病特殊人群的日常饮食安排

1.老年糖尿病患者怎样吃?

①饮食要均衡。谷类、蔬菜、水果、肉类、鱼、蛋、乳、豆类等食物每天都要保证摄入，忌偏食其中任何一种。

②要控制饮食，保证足够的能量摄入即可。老年糖尿病患者每天所需总热量可按每千克体重30千卡左右估算。蛋白质每千克体重1.0～1.5克，需要高蛋白质者可多一些。含优质蛋白质的食物有淡水鱼类、海产品、瘦肉、奶、蛋、大豆等；碳水化合物的摄入量每天控制在200～300克。

③限制脂肪的摄入量。油炸食品、动物内脏（肝、肾等）、肥肉等富含胆固醇的食物要少吃或不吃；适当多摄入粗粮、新鲜蔬菜等富含膳食纤维的食物。

④减少食盐的摄入量，以每天不超过4克为宜；适当多饮水，限制饮酒。

⑤坚持少量多餐、定时定量的原则，这样既可以防止因吃得过多而导致的血糖升高过快，又可以避免出现低血糖。

2.儿童糖尿病患者怎样吃?

儿童正处于生长发育时期，对营养物质需求较多，营养均衡更加重要，同时在饮食方面也应丰富多样化，以引起小儿进食的兴趣，又不至于摄入过多能量。蛋白质的摄入量以每天每千克体重2～3克为宜，并且宜选择鱼类、鸡蛋、牛奶、豆类等食物补充蛋白质。

①根据体重的变化及时调整饮食，以免影响血糖的控制。

②碳水化合物的摄入量宜控制在总热量的50%～55%，以多糖和淀粉为主，单糖和双糖的摄入量要适当控制，可适当摄入粗粮。

③脂肪的摄入一般占总能量的30%，最多不超过35%。胆固醇每天的摄入量不能超过300毫克。油炸食品、动物内脏、肥肉、动物油要尽量少吃或不吃。

④在总热量的范围内，采用少量多餐的方法，并且要注重儿童对维生素、矿物质的需求选择食物。在蔬菜的选择方面，宜选用含糖量少的白菜、菠菜、萝卜等，适当增加海带、豆皮、玉米等富含膳食纤维的食物。

⑤烹饪方式宜多样化、健康化，以提高糖尿病患儿的进食兴趣。

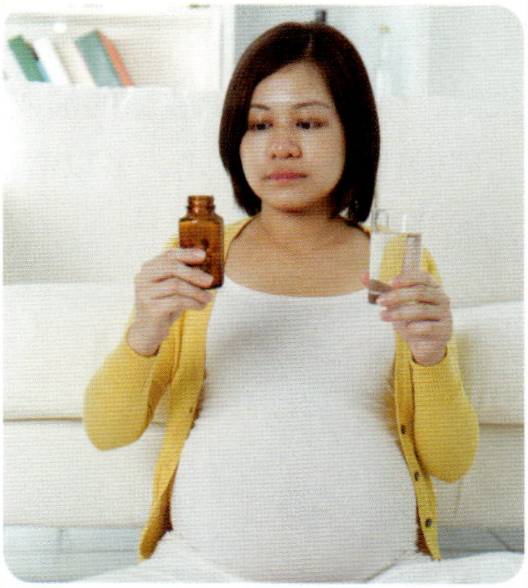

3.妊娠糖尿病患者怎样吃?

①蛋白质的摄入量以每天每千克体重1.5~2.0克较为适宜，应当摄入以优质蛋白质为主的动物性食物如优质乳制品、禽蛋、鱼等为主。

②脂肪的摄入量每千克体重要小于1克。

③糖尿病孕妇可能会比较容易饥饿，所以强调少食多餐，每天吃5～6顿比较好，睡前加餐。尽量不要食用精制糖、蜂蜜、巧克力、甜点等，避免餐后血糖迅速上升。糖尿病孕妇应选择低盐饮食，同时要少喝咖啡、茶、苏打水、酒精等饮料。

④要注重对矿物质及微量元素的补充。比如，饮用富含维生素D的牛奶或晒太阳来补充维生素D，吃一些动物肝脏、瘦肉等补铁，常吃绿叶蔬菜补充叶酸。

⑤烹调宜以植物油为主，少吃油炸食品，少吃肉皮、肥肉等食物。

⑥尽量选择膳食纤维含量较高的主食，如以糙米或五谷饭代替白米饭，选用全谷类面包代替花卷、馒头。患妊娠糖尿病的孕妇早晨的血糖值较高，因此早餐中淀粉类食物的进食量须适当控制，且要注意烹饪技巧。

4.消瘦型糖尿病患者怎样吃?

①消瘦型糖尿病患者，要提高能量的摄入，同时也要增加优质蛋白质的摄入，一般蛋白质每天的摄入量为每千克体重1.2~1.5克为宜，避免摄入过多的脂肪。

②少量多餐，摄入充分的膳食纤维。

③要勤于监测体重，根据体重的变化及时调整饮食，以免影响血糖的控制。

5.肥胖型糖尿病患者怎样吃?

①热量要控制，注意采用低热量饮食方式，减少碳水化合物的摄入。

②稍微提高蛋白质的摄入量，可占到总热量的20%~24%。

③限制脂肪的摄入，忌食用高脂肪的坚果类食物，如花生、核桃等。

④采用少食多餐，清淡烹调的饮食方式，临睡前不宜进食过多食物。

糖尿病患者慎食食物

1.谷豆类

谷豆类属于我们日常生活的食用主食，糖尿病患者每餐都要有选择的进食一定量的主食（淀粉类食物），来保证碳水化合物的摄入量。但其中含有丰富的糖类，供应热量较高，易引起血糖升高。比如，年糕、粽子等食物，不易消化，容易使血糖缓慢上升，所以糖尿病患者应尽量少食。而油条、月饼、方便面、汉堡包、三明治、披萨、粉丝、西米这些食物容易使血糖快速上升，患者应尽量不食。

2.蔬菜类

蔬菜的营养价值很高，合理食用蔬菜有利于营养的均衡。但是不同种类的蔬菜含有的碳水化合物含量有差别，如辣椒、雪里蕻、酸菜、榨菜、酱黄瓜等碳水化合物含量较高，应尽量少食；而甜菜、芋头、菱角、红薯、土豆、糖蒜等含有丰富的碳水化合物，应尽量不食。

3.肉食类

肉类食物可以为患者提供丰富的蛋白质，但是，肉类食物脂肪含量高，热量也较高，过多食用不利于血糖的控制。糖尿病患者应尽量少食的食物主要是动物内脏，如肝脏、肾脏、心脏、肺脏、大肠等；而香肠、火腿、午餐肉等尽量不食。

4.水产类

水产品富含蛋白质，多食会加重肝脏和肾脏的负担，而且大部分含有一定量的脂肪，含能量较高，所以糖尿病患者要限量食用。如淡菜、烤鱿鱼、煮鲍鱼、鲮鱼罐头要尽量少吃；螃蟹、带鱼、墨鱼、鱼皮、鱼油尽量不食。

5.蛋类

蛋类的营养价值非常高，其中含有蛋白质和脂肪较多，能量比较高，蛋黄中含有大量胆固醇，易导致患者发生高脂血症和冠心病，所以糖尿病患者应适量食用。松花蛋、咸鸭蛋、鸡蛋黄、鸭蛋黄等应尽量少食或不食。

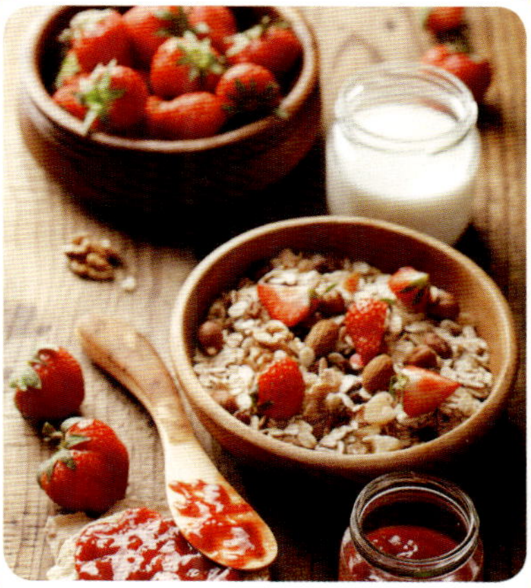

6.水果类

水果中含有丰富的糖类，而且容易被人体迅速吸收，易引起血糖升高。比如西瓜、杨桃、香瓜等尽量少食，而对于柿子、樱桃、荔枝、枇杷、椰子、杨梅、水果罐头、果脯蜜饯等高热量水果和腌制食品要尽量不食。

7.坚果类

坚果中含有丰富的油脂，能量比较高，所以糖尿病患者应慎重食用。如甜杏仁、炒花生米、炒葵花子、炒西瓜子、炒松子、炒腰果等要尽量少食；栗子、芡实、白果等则要尽量不食。

8.调味品类

盐的摄入量不宜超过5克，食入过多的盐易引起高血压，也是糖尿病的并发症之一。同时，许多调味品也含有很高的能量，多食易引起血糖上升，所以像味精、甜面酱、酱油、花椒、大料、丁香、小茴香、食用碱等应少食，而白糖、冰糖、红糖、果酱、桂皮、芥末、草豆蔻则应尽量不食。

9.油脂类

油脂是为人体提供能量的重要营养素，极易引起血糖上升，所以糖尿病患者要有选择性的吃，也要少吃。如棕榈油、椰子油、可可油、辣椒油等植物油以比较廉价的油脂为主，整体营养价值偏低，要尽量少吃；而猪油、牛油、羊油、奶油、黄油等动物性脂肪，含饱和脂肪酸多，可使血清的胆固醇升高，故要尽量不食。

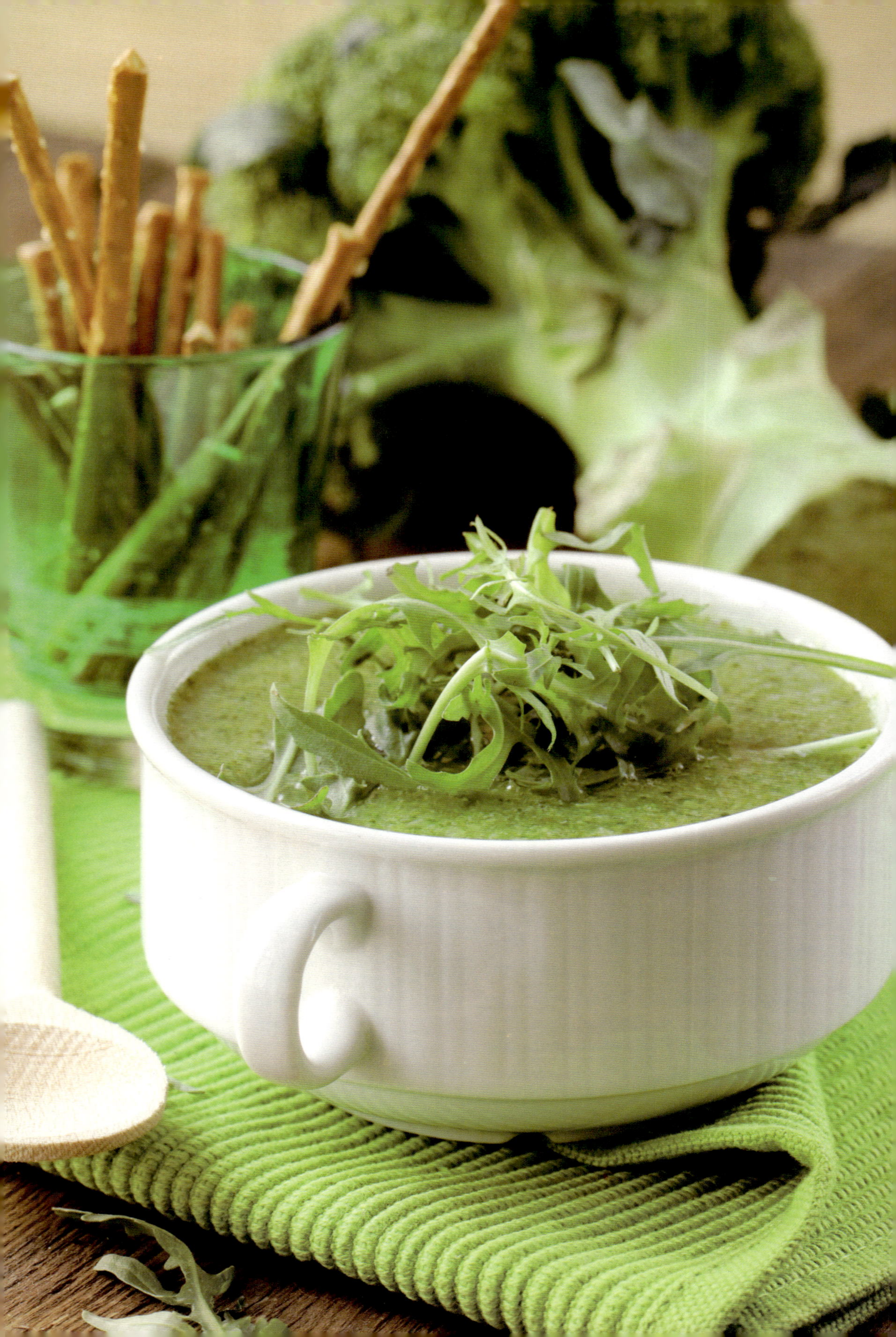

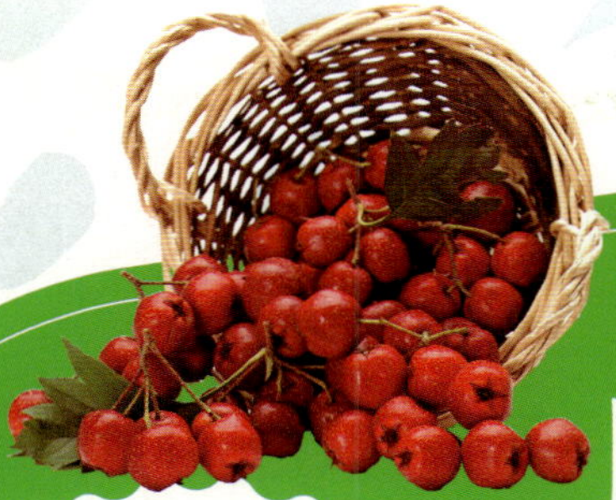

Part 2

降糖吃什么？怎么吃？

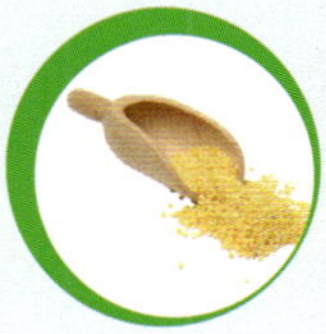

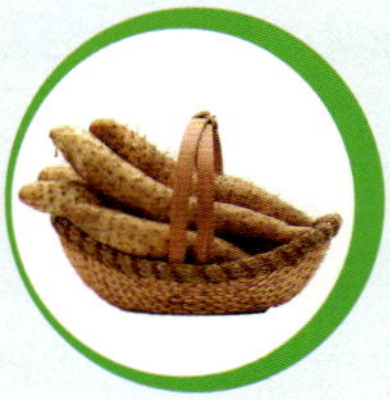

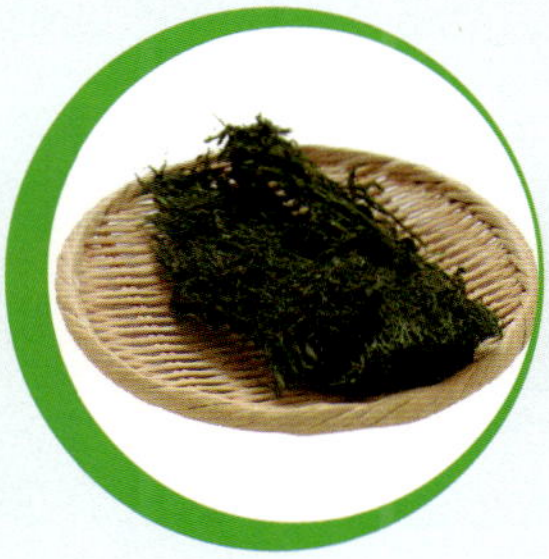

怎样控制血糖，是治疗糖尿病的关键步骤。除了进行医学治疗，还必须自行控制。饮食疗法属于自控方式中最简便有效的方法，对于糖尿病的治疗有重要的意义。

本章将食物类型分为主食、水果、蔬菜、菌菇、水产、肉类、其他7种类型，选用了58种日常生活中常见的降糖食材，全面解析每种食材的基础信息、降糖关键营养素、降糖原理、食用建议、搭配宜忌，包括每100克食材干品所含的热量、营养成分、交换份、血糖生成指数等。为了方便糖尿病患者计算热量摄入，每种菜例后都标注了总热量及营养素的含量供读者参考，但根据具体材料的选择和烹调过程，其数值可能会有所波动。通过扫描二维码，还能看到具体的烹调方法，让您更直观地了解制作过程。

玉米

强化胰岛素功能

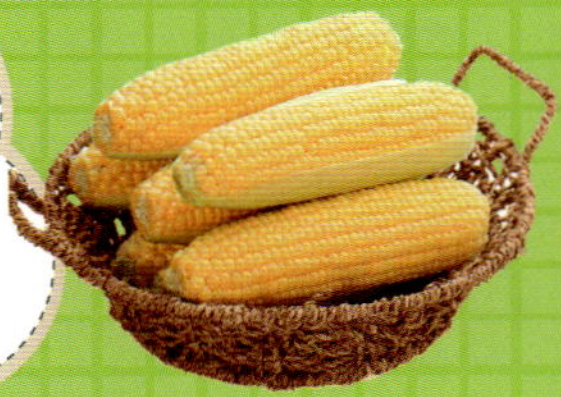

热量	106千卡
蛋白质	4.0克
脂肪	1.2克
碳水化合物	22.8克
膳食纤维	2.9克
交换份	100克/份

【降糖关键营养素】膳食纤维

【血糖生成指数】55 中　　【最佳食用季节】夏末秋初

降糖原理

玉米可改善葡萄糖耐量，稳定血糖水平。玉米富含膳食纤维，具有降低血糖、血脂以及改善葡萄糖耐量的功效。玉米中所含的镁有强化胰岛素功能的功效；谷胱甘肽则能清除破坏胰岛素的自由基，延缓糖类吸收，稳定糖尿病患者的血糖水平。

对并发症的益处

调节血脂、降低血压。玉米中含有丰富的单不饱和脂肪酸，长期食用有较好的调节血脂的作用；玉米中膳食纤维、矿物质的含量也较丰富，长期食用还有降压的作用，所以对糖尿病患者预防并发血脂异常症和高血压病有一定帮助。

食用建议

糖尿病患者应选择含膳食纤维较多的老玉米，尽量少吃含糖量高的甜玉米和淀粉含量高、食用后升高血糖的糯玉米。当糖尿病患者有严重的并发症，如糖尿病肾病发展为肾衰竭时，应少吃或不吃玉米，以减少非必需氨基酸的摄入量，避免加重肾脏负担。

搭配宜忌

✔ 玉米+豆类

玉米蛋白质中缺乏色氨酸，单一食用玉米易发生糙皮病，所以宜与富含色氨酸的豆类食品搭配食用。

✘ 玉米+田螺

玉米不宜与田螺一同食用，否则容易引起身体不适反应，严重时可造成中毒。

调理食谱 玉米浓汤

促进消化，稳定血糖水平

●**原料：** 鲜玉米粒100克，配方牛奶150毫升

●**调料：** 盐少许

●**制作：**

①取来榨汁机，选用搅拌刀座及其配套组合，倒入洗净的玉米粒，加入少许清水，盖上盖子。通电后选择“搅拌”功能，榨成玉米汁。断电后倒出玉米汁，待用。

②汤锅上火烧热，倒入玉米汁，搅拌几下，用小火煮至汁液沸腾。

③倒入配方牛奶，搅拌均匀，煮片刻至沸，加入盐，拌匀调味。关火后盛出煮好的浓汤，放在小碗中即成。

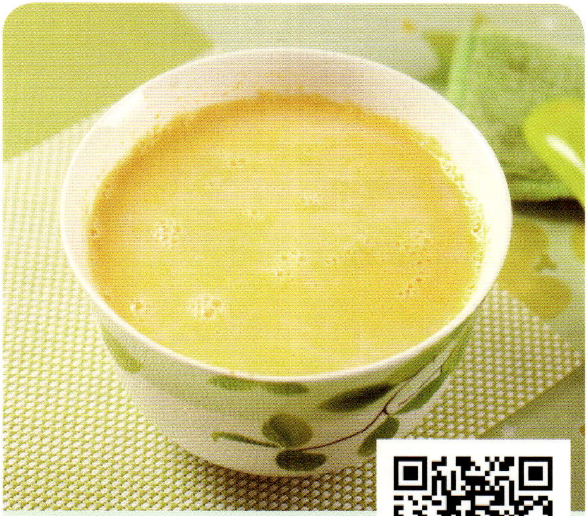

营养成分

- 热量……187千卡
- 碳水化合物……27.9克
- 蛋白质……8.5克
- 脂肪……6.0克

调理食谱 玉米奶露

刺激肠胃蠕动，降低血脂

●**原料：** 鲜玉米粒100克，牛奶150毫升

●**调料：** 白糖12克

●**制作：**

①汤锅中注入适量清水，大火烧开，放入玉米粒，搅匀，用小火煮1分30秒至熟，捞出装盘备用。

②把牛奶倒入汤锅中，调成中小火，放入白糖拌匀，煮约2分钟至白糖溶化。

③把煮好的牛奶盛出，装入碗中，备用。

④取榨汁机，选择搅拌刀座组合，把煮熟的玉米倒入杯中，再加入煮好的牛奶。盖上盖子，选择“搅拌”功能，榨取玉米奶露，盛入碗中即可。

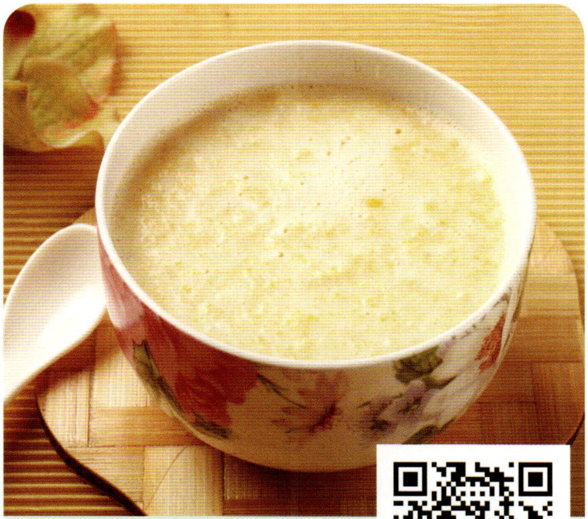

营养成分

- 热量……234.5千卡
- 碳水化合物……39.8克
- 蛋白质……8.5克
- 脂肪……6.0克

薏米

促进糖类代谢

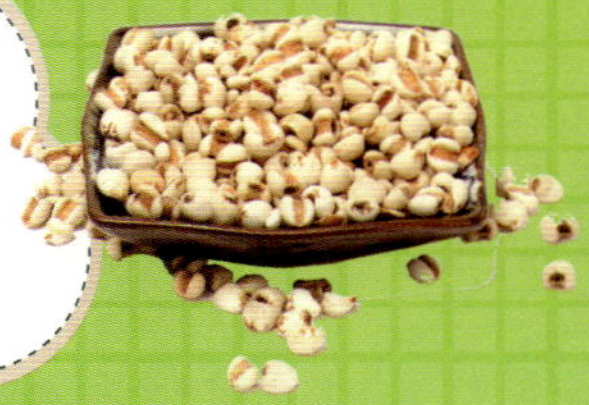

热量	357千卡
蛋白质	12.8克
脂肪	3.3克
碳水化合物	71.1克
膳食纤维	2.0克
交换份	25克/份

【降糖关键营养素】薏苡仁多糖、维生素B_1、膳食纤维

【血糖生成指数】53 低 【最佳食用季节】湿气较重时尤为适用

降糖原理

促进糖类代谢，维持血糖稳定。薏米所含的有效成分薏苡仁多糖有一定的降糖作用，可抑制肝糖原分解、肌糖原酵解，抑制糖异生，从而达到降低血糖水平的目的，防治糖尿病血管并发症的发生。维生素B_1是糖代谢过程中重要的辅酶，充足的维生素B_1能保证血糖顺利代谢，使餐后血糖保持稳定。膳食纤维可以促进胃肠蠕动，改变食物在胃肠道的停留时间，从而控制血糖。

对并发症的益处

薏米可改善和保护血管和神经系统。一些糖尿病患者的血管和神经系统损伤与维生素B_1缺乏有关，包括肾脏、视网膜的微血管病变，可导致糖尿病肾病和视力下降、失明等并发症。玉米含丰富的维生素B_1，对于保护血管和神经系统，维持糖尿病患者的生活质量很有意义。

食用建议

在购买薏米时，要以粒大、饱满、色白、完整者为佳。制作薏米粥或汤时不宜煮得太软烂，因为薏米中的淀粉充分糊化后更易被人体消化吸收，从而使餐后血糖急剧升高，不利于保持血糖的稳定。

相宜搭配

✔ **薏米+腐竹**

薏米与腐竹同食，可以降低糖尿病合并高脂血症患者的胆固醇。

✔ **薏米+红豆**

薏米和红豆同食，有较好的健脾利湿，消肿的作用，适合糖尿病并发高血压患者食用。

调理食谱 香菇薏米粥 促进糖代谢，保护心血管

●**原料**：香菇35克，水发薏米60克，水发大米85克，葱花少许

●**调料**：盐2克，鸡粉2克，食用油适量

●**制作**：

①将洗净的香菇切成小块，改切成丁，装入碟中，待用。

②砂锅中注入适量清水，用大火烧开，放入薏米，倒入大米，搅匀，再加入适量食用油。

③烧开后用小火煮30分钟，至食材熟软后揭盖，放入香菇，搅匀，小火煮约10分钟，至食材熟烂。

④揭盖，放入盐、鸡粉，拌匀调味。盛出煮好的粥，装入碗中，再放上葱花即可。

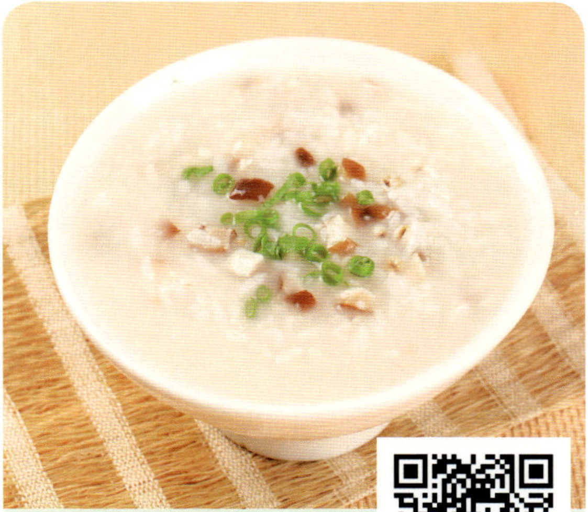

营养成分

热量……519.4千卡
碳水化合物……111.4克
蛋白质……15.0克
脂肪……2.7克

调理食谱 百合半夏薏米汤 健脾利胃

●**原料**：干百合10克，半夏8克，水发薏米100克

●**调料**：冰糖25克

●**制作**：

①砂锅中注入适量清水烧开，倒入洗净的百合、半夏、薏米，拌匀，盖上盖，用小火煮30分钟，至食材熟透。

②揭开盖，倒入备好的冰糖，盖上盖，煮至冰糖溶化，揭开盖子，搅拌片刻，使汤味道均匀。

③关火后盛出煮好的汤料，装入碗中即可。

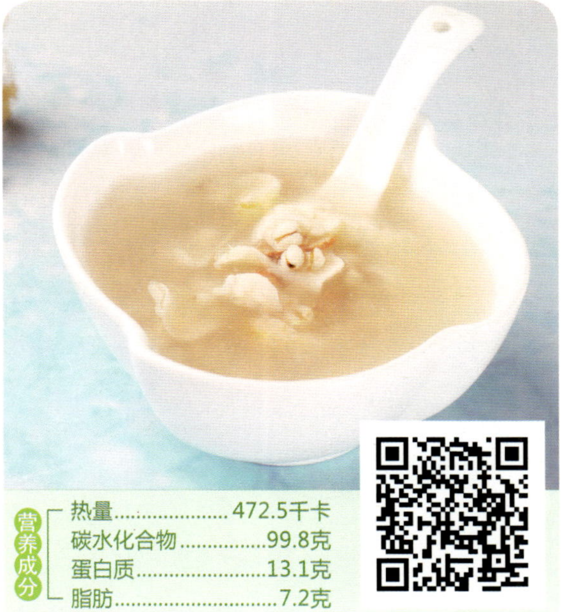

营养成分

热量……472.5千卡
碳水化合物……99.8克
蛋白质……13.1克
脂肪……7.2克

燕麦

加快糖分吸收

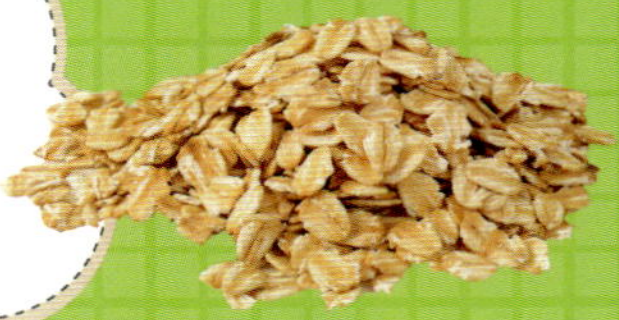

热量	367千卡
蛋白质	15克
脂肪	6.7克
碳水化合物	66.9克
维生素	5.3克
交换份	25克/份

【降糖关键营养素】水溶性膳食纤维、不饱和脂肪酸、燕麦β-葡聚糖

【血糖生成指数】52 低　　【最佳食用季节】四季均可

降糖原理

燕麦中含有丰富的可溶性膳食纤维，可减缓小肠对糖的吸收量和速度，有效平缓餐后血糖上升。其中还含有大量的不饱和脂肪酸，可降低血液中的胆固醇含量，预防动脉粥样硬化。而且燕麦β-葡聚糖降血糖和提高胰岛素反应效果的作用明显优于其他谷类中的葡聚糖。

对并发症的益处

降低胆固醇含量，预防动脉硬化。燕麦中富含不饱和脂肪酸，具有很强的抗氧化功能，可降低血液中的低密度脂蛋白和胆固醇含量，预防动脉粥样硬化的发生。同时，燕麦还可以抗菌和抗氧化，可有效增强人体的免疫力，抵抗流感。

食用建议

燕麦升糖指数较低，在主食中比较适合糖尿病患者食用。但市面常见的即食燕麦片虽然食用方便，但是含糖量较高，糖尿病患者应该少吃，尽量选择粗加工的燕麦。同时，燕麦一次食用量不宜过多，否则易导致胃痉挛或者肠胀气，影响肠道功能。

搭配宜忌

✔ 燕麦+南瓜

燕麦与南瓜搭配，可以有效降低体内血糖的含量。南瓜中的果胶可调节胃内食物的吸收率，使糖类吸收减慢，可溶性纤维素能延迟胃内食物的排空，控制饭后血糖上升。果胶还能和体内多余的胆固醇结合在一起，使胆固醇吸收减少，血胆固醇浓度下降。

✘ 燕麦+红薯

燕麦与红薯同食，易导致胃痉挛、胀气，不宜于消化不良的糖尿病患者食用。

调理食谱 糙米燕麦饭

降低血液中胆固醇水平

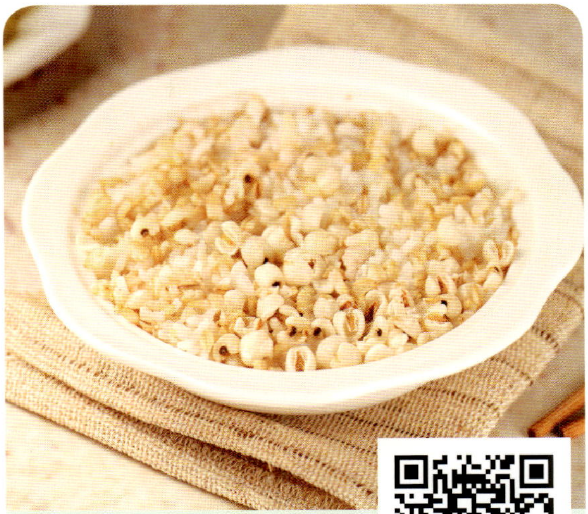

●**原料：** 燕麦30克，水发大米、水发糙米、水发薏米各85克

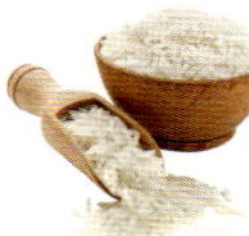

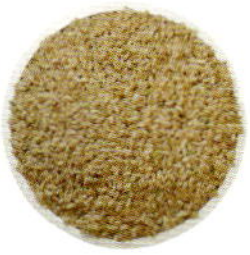

●**制作：**

①碗中倒入适量清水，放入准备好的原料，淘洗干净。

②把淘洗净的原料装入另一个碗中，加入适量清水，放入烧开的蒸锅中。

③盖上盖，用中火蒸30分钟，至食材熟透。

④揭开盖，把蒸好的糙米燕麦饭取出即可。

营养成分

热量	1737.5千卡
碳水化合物	216.8克
蛋白质	27.8克
脂肪	7.54克

调理食谱 鸡蛋燕麦糊

增强免疫力、润肠通便

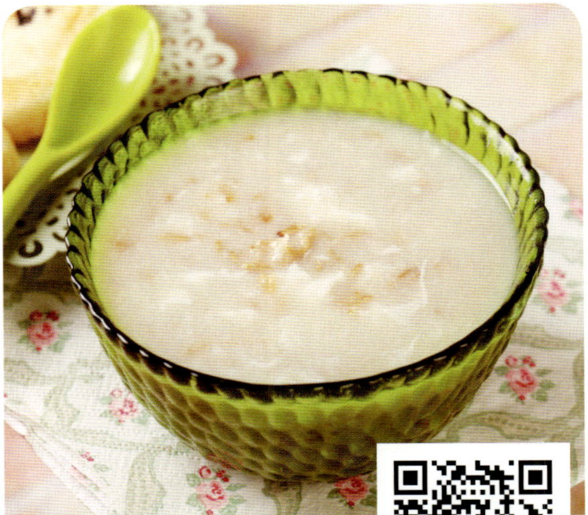

●**原料：** 燕麦片80克，鸡蛋60克，奶粉35克

●**调料：** 白糖10克，水淀粉适量

●**制作：**

①鸡蛋打开，取出蛋清，备用。

②取一个干净的碗，倒入备好的奶粉，注入少许清水，搅拌均匀，备用。

③砂锅中注入适量清水烧开，倒入燕麦片，搅拌均匀。盖上锅盖，烧开后用小火煮约20分钟至食材熟软。揭开锅盖，加入少许白糖，倒入调好的奶粉，搅拌均匀。

④将水和淀粉倒入锅中，倒入蛋清，搅拌均匀。关火后盛出煮好的燕麦糊，装入碗中即可。

营养成分

热量	589千卡
碳水化合物	82.6克
蛋白质	27.0克
脂肪	18.6克

荞麦

增加饱腹感

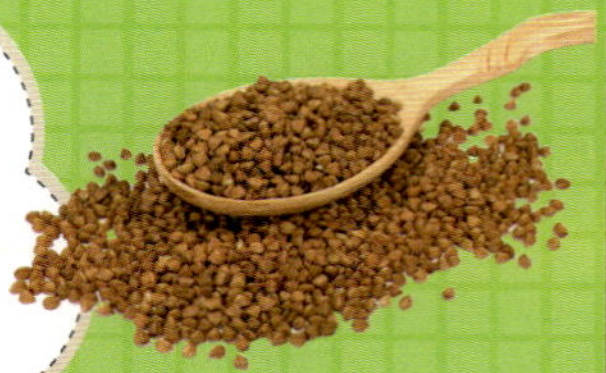

热量	324千卡
蛋白质	9.3克
脂肪	2.3克
碳水化合物	73克
膳食纤维	6.5克
交换份	25克/份

【降糖关键营养素】膳食纤维、黄酮类、镁、铬

【血糖生成指数】54 低　　【最佳食用季节】四季均可

降糖原理

增加饱腹感，控制食欲。荞麦含有丰富的黄酮、镁、铬等元素，这些元素具有降低血糖的作用。荞麦中还含有丰富的可溶性膳食纤维，能够延缓肠道对糖的吸收，降低餐后血糖水平，同时延长胃的排空时间、增加饱腹感，有利于糖尿病患者对饮食的控制。

对并发症的益处

扩张血管，预防脑血栓。荞麦中含有丰富的不饱和脂肪酸、维生素、矿物质、膳食纤维等营养成分，对预防糖尿病并发高血压、高血脂、冠心病等都有一定效果。荞麦中的镁能使血管扩张、抑制凝血酶的生成，对于预防脑血栓有积极作用。

食用建议

挑选时，应注意挑选大小均匀、质实饱满、有光泽的荞麦粒。应在常温、干燥、通风的环境中储存。且荞麦性凉不易消化，不适宜消化不良、腹泻者常吃；同时患有胃溃疡、十二指肠溃疡等消化系统疾病的人也不宜多吃。

搭配宜忌

✔ 荞麦+韭菜

荞麦与韭菜搭配，可有效降低糖尿病患者的餐后血糖，有利于糖尿病患者的血糖控制。

✘ 荞麦+猪肝

荞麦与猪肝一起食用，会导致消化不良，影响糖尿病患者对营养素的吸收。

调理食谱 小米燕麦荞麦粥 延缓餐后血糖升高

●原料：水发小米70克，水发荞麦80克，玉米碎85克，燕麦40克

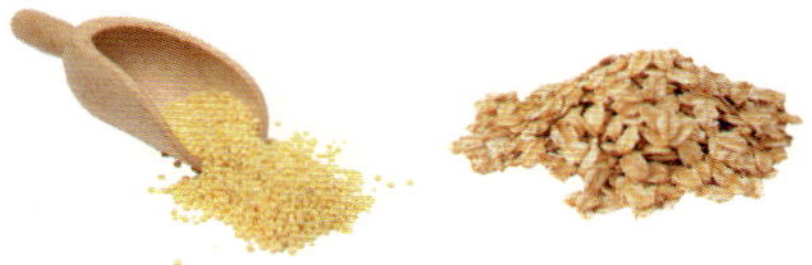

●制作：

①砂锅中注入适量清水，用大火将水烧开。倒入洗净的小米、荞麦、玉米、燕麦。用勺将材料搅拌均匀。盖上盖，用小火煮30分钟，至食材熟透。

②揭盖，略微搅拌片刻。

③将煮好的杂粮粥盛出，装入碗中，可适当点缀上枸杞即可。

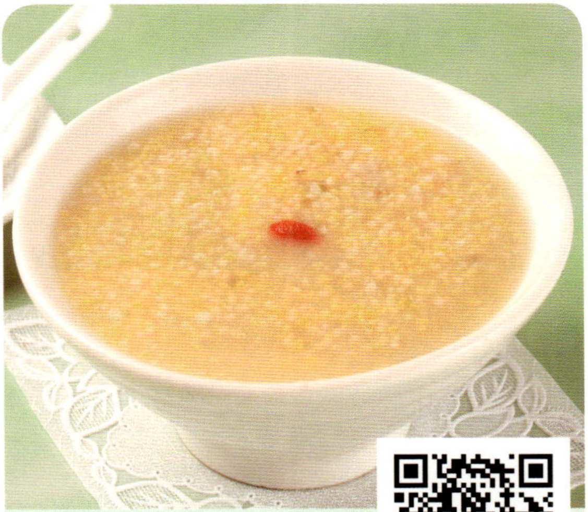

营养成分

- 热量……738.3千卡
- 碳水化合物……159.1克
- 蛋白质……22.0克
- 脂肪……6.1克

调理食谱 鸡丝荞麦面 增强机体免疫力

●原料：鸡胸肉120克，荞麦面100克，葱花少许

●调料：盐2克，鸡粉少许，水淀粉、食用油各适量

●制作：

①将洗净的鸡胸肉切成丝，装入碗中，放入少许盐、鸡粉，淋入适量水淀粉，拌匀，再注入少许食用油，腌渍约10分钟至入味。

②锅中注入适量清水烧开，放入少许食用油，放入荞麦面，再加入鸡粉、盐，拌匀，用大火煮约2分钟，至面条断生。

③放入腌好的鸡肉丝，搅拌几下，转中火续煮1分30秒，至全部食材熟透，盛出，撒上葱花即成。

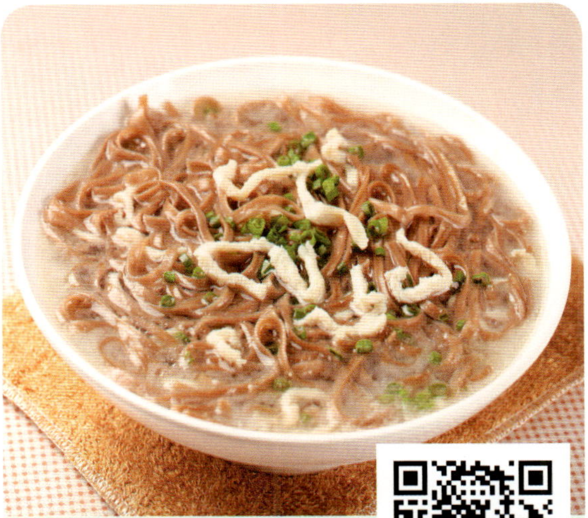

营养成分

- 热量……504.4千卡
- 碳水化合物……67.6克
- 蛋白质……32.9克
- 脂肪……14.0克

黑米

维持血糖平衡

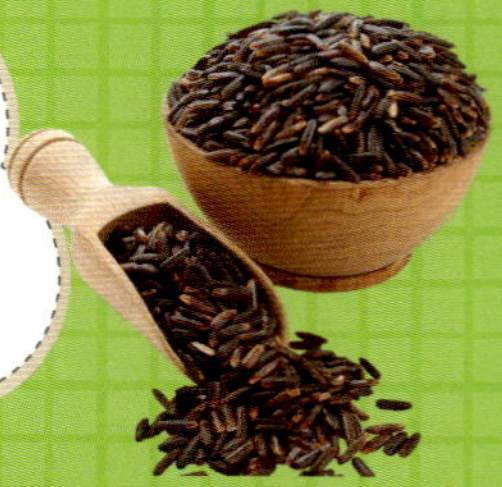

热量	333千卡
蛋白质	9.4克
脂肪	2.5克
碳水化合物	72.2克
膳食纤维	3.9克
交换份	25克/份

【降糖关键营养素】膳食纤维、维生素B_1

【血糖生成指数】42 低 【最佳食用季节】四季均可

降糖原理

膳食纤维增加饱腹感，减少食物摄入。黑米保留了较多的麸质，其中含有丰富的膳食纤维，消化、吸收比大米慢，因而升高血糖的速度也较慢，有效维持血糖平衡，改善糖尿病患者的病情。很适合糖尿病患者作为日常主食选用。

对并发症的益处

改善血脂代谢，预防高脂血症。黑米有助于降低血脂，改善人体血脂代谢和抗氧化水平，降低甘油三酯、总胆固醇等多种血脂指标，减少动脉粥样硬化的危险性，对于糖尿病患者常见的高脂血症、动脉粥样硬化、冠心病等并发症都有一定预防效果。

食用建议

黑米多次淘洗会导致营养成分流失，所以淘洗干净即可。制作时需要长时间熬煮至熟烂。未煮熟的黑米不能食用，否则易引起急性胃肠炎。但对糖尿病患者来说，吃黑米时不可煮得太过熟烂，尤其不适合做成黑米粥。

搭配宜忌

✔ 黑米+牛奶

黑米与牛奶同时食用，可以益气、养血、生津、健脾胃。对于糖尿病造成的气血亏虚有很好的补益作用。

✘ 黑米+四环素类药物

黑米中含有较多的铁质和其他矿物质，在服用四环素类药物时食用黑米，这些金属离子会和药物形成不溶物质，影响四环素类药物的吸收而降低疗效。

调理食谱 黑米杂粮饭

增强饱腹感，稳定血糖水平

●原料：黑米、荞麦、绿豆各50克，燕麦40克，鲜玉米粒90克

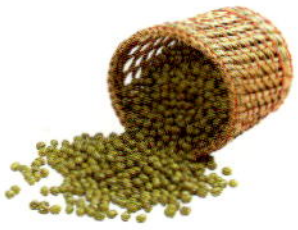
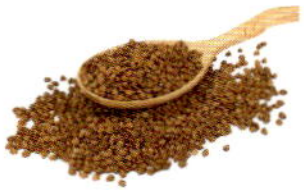

●制作：

①把准备好的食材放入碗中，加入清水，清洗干净。

②将洗好的杂粮捞出，装入另一个碗中，倒入适量清水，放入烧开的蒸锅中。

③盖上盖，用中火蒸40分钟，至食材熟透，取出，放上熟枸杞点缀，稍放凉即可食用。

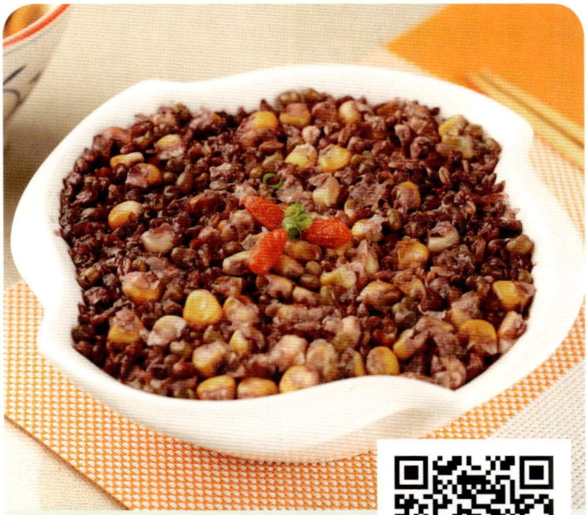

营养成分

热量	728.7千卡
碳水化合物	150.9克
蛋白质	29.8克
脂肪	6.6克

调理食谱 无花果红薯黑米粥

改善血脂代谢、抗氧化

●原料：红薯300克，水发大米100克，水发黑米70克，无花果35克

●制作：

①将洗净去皮的红薯切厚块，再切条形，改切成小丁块，备用。

②砂锅中注入适量清水烧热，放入洗净的无花果，搅拌匀。倒入洗净的大米、黑米，搅拌匀，至米粒散开，盖上盖，煮沸后用小火煮约30分钟，至米粒变软。

③揭盖，倒入红薯丁，搅拌匀，再盖好盖，用小火续煮约10分钟，至食材熟透。

④揭盖，搅拌匀，再煮片刻；关火后盛出煮好的黑米粥，装入汤碗中即成。

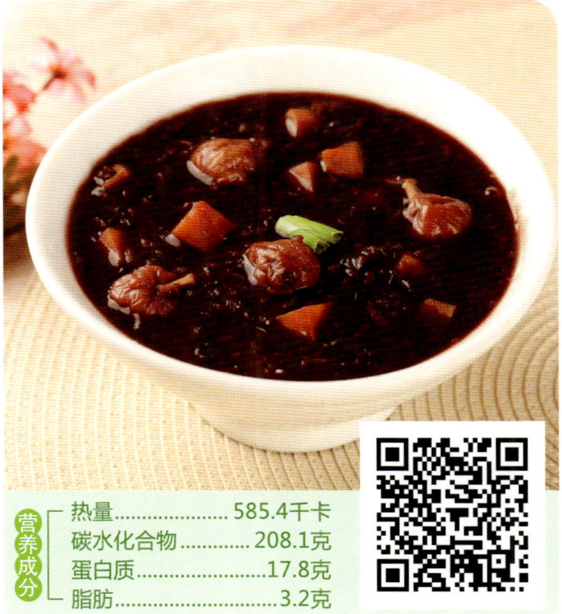

营养成分

热量	585.4千卡
碳水化合物	208.1克
蛋白质	17.8克
脂肪	3.2克

黑豆

保护心脑血管

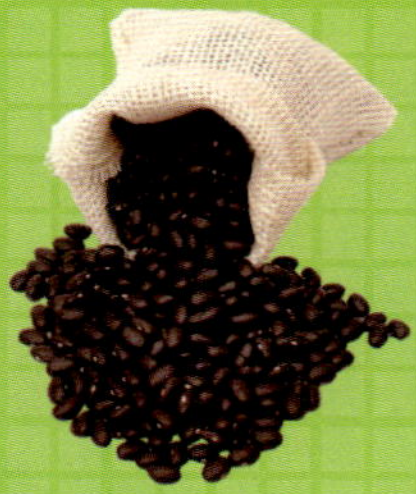

热量	381千卡
蛋白质	36克
脂肪	15.9克
碳水化合物	33.6克
膳食纤维	10.2克
交换份	25克/份

【降糖关键营养素】蛋白质、膳食纤维、维生素E

【血糖生成指数】55 中　　【最佳食用季节】四季均可

降糖原理

增强胰岛素受体的敏感性。黑豆中富含优质蛋白质，充足的蛋白质能增加胰岛素受体的敏感性，而不升高血糖浓度。同时，黑豆中富含膳食纤维，可以减少小肠对碳水化合物、脂肪的消化和吸收，减缓餐后血糖上升速度，对糖尿病患者调节血糖、改善代谢都很有益。维生素E可预防心脑血管并发症。

对并发症的益处

降低血脂，预防动脉粥样硬化。黑豆中含多种不饱和脂肪酸，能够降低血脂、减少动脉粥样硬化斑块形成，从而预防动脉粥样硬化、冠心病等各种心脑血管疾病的发生和发展。黑豆中还含有较多的维生素E，能清除体内的自由基，有助于改善糖尿病患者的皮肤干燥、瘙痒等症状。

食用建议

食用黑豆时不应去皮，因为黑豆皮含有花青素，是很好的抗氧化剂，能帮助清除人体内的自由基。由于黑豆豆质较硬，建议烹煮前用水浸泡2～4小时，以缩短烹煮时间。同时黑豆不可一次摄入过多，以免引起腹胀。

搭配宜忌

✔ 黑豆+红枣

黑豆补肾补血，红枣补中益气，两者搭配，补肾补血功效更强。尤其适合久病体虚的糖尿病患者食用。

✘ 黑豆+蓖麻子

黑豆和蓖麻子搭配食用，会产生有毒物质，危害身体健康。

调理食谱 山药黑豆粥

促进血液循环，提高胰岛功能

● **原料：** 小米70克，山药90克，水发黑豆80克，水发薏米45克，葱花少许

● **调料：** 盐2克

● **制作：**

①将洗净去皮的山药切片，再切条，改切成丁。锅中注入适量清水，用大火烧开，倒入黑豆、薏米，用锅勺搅拌均匀。倒入备好的小米，将食材快速搅拌均匀。

②盖上锅盖，烧开后用小火煮30分钟，至食材熟软，放入山药，搅拌均匀。盖上盖，续煮15分钟，至全部食材熟透。

③揭开锅盖，放入盐，快速拌匀至入味。关火，将煮好的粥盛出，装入碗中，放上葱花即可。

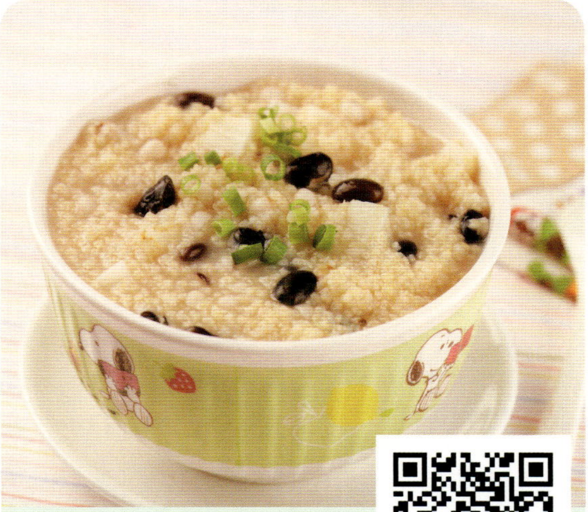

营养成分

热量	766.5千卡
碳水化合物	122.6克
蛋白质	42.7克
脂肪	16.6克

调理食谱 桑叶海带炖黑豆

延缓动脉粥样硬化

● **原料：** 桑叶5克，海带170克，水发黑豆100克，姜片、葱段各少许

● **调料：** 盐2克，食用油适量

● **制作：**

①将洗好的海带切成小块，备用。砂锅中注入适量清水烧开，倒入洗净的桑叶，拌匀，用小火炖15分钟，至其析出有效成分，捞出桑叶。

②倒入洗净的黑豆，放入海带、姜片，搅拌均匀。盖上盖，用小火炖30分钟。

③揭开盖，加入少许食用油、盐搅拌均匀，至食材入味，关火后盛出炖煮好的食材，装入碗中，撒上葱花即可。

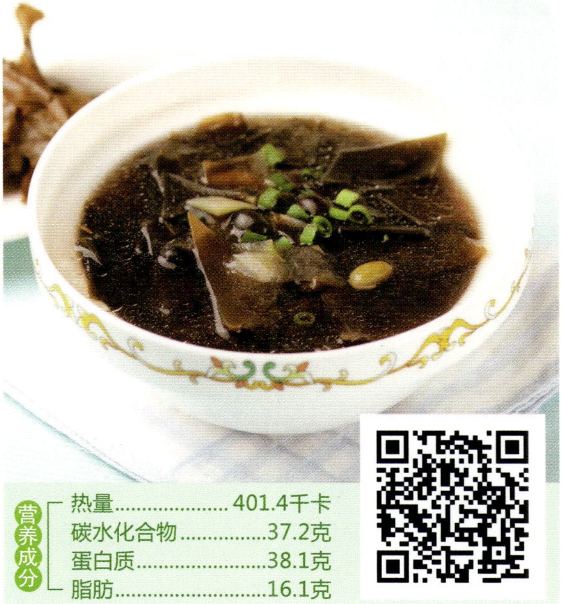

营养成分

热量	401.4千卡
碳水化合物	37.2克
蛋白质	38.1克
脂肪	16.1克

绿豆

清除体内自由基

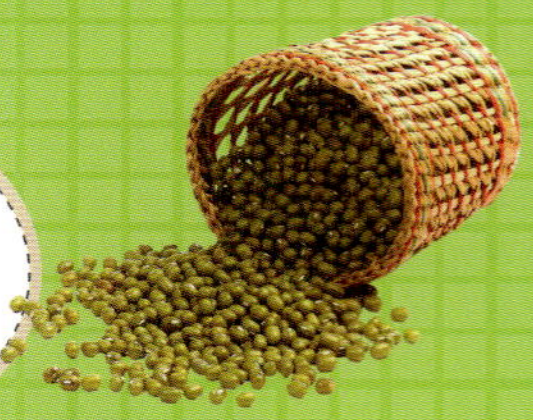

热量	316千卡
蛋白质	21.6克
脂肪	0.8克
碳水化合物	62克
膳食纤维	6.4克
交换份	25克/份

【降糖关键营养素】黄酮类化合物、低聚糖

【血糖生成指数】27 低　　【最佳食用季节】四季均可

降糖原理

清除自由基，改善糖代谢。绿豆中富含具有高效抗氧化能力的黄酮类化合物，可以清除体内的氧自由基及重金属离子，改善自身代谢功能，进而稳定血糖。其含有的低聚糖，热量低易于产生饱腹感，又不会使血糖急剧升高，还可降低血压及血胆固醇含量，适合糖尿病患者食用。

对并发症的益处

调节血脂，预防脂质代谢异常。绿豆可调节血脂，降低血液中低密度脂蛋白的含量，对糖尿病患者减轻胰岛素抵抗及防治脂质代谢异常、动脉粥样硬化、冠心病等常见并发症有积极意义。低聚糖是肠道有益菌群的增殖因子，常吃绿豆能够改善肠道菌群，预防及治疗糖尿病患者常见的消化不良症状。

食用建议

中医认为绿豆性寒凉，还有降低药效的作用，因此体质虚寒、脾虚腹泻的人不可多吃，正在服用中药的人也不宜吃。加工绿豆时不宜煮得过烂，否则会破坏其中所含的有机酸和维生素。但未煮熟的绿豆腥味太重，食后易导致恶心、呕吐，所以要注意火候。

搭配宜忌

✔ 绿豆+冬瓜

两者搭配食用具有清热安神、降低血压、降低血胆固醇的功效，适用于糖尿病并发高血压病、高脂血症及夏季清热消暑食用。

✘ 绿豆+狗肉

绿豆不宜与狗肉同食。绿豆性寒凉，狗肉性热，两者搭配会导致消化不良，造成胃肠功能紊乱。

调理食谱 丝瓜绿豆粥

清热化痰、消肿利湿、降血脂

●**原料：** 丝瓜150克，水发绿豆90克，水发大米150克

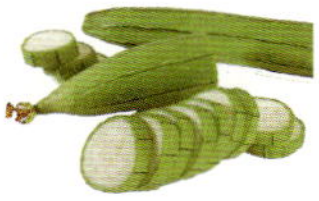

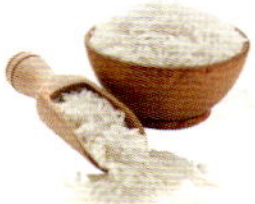

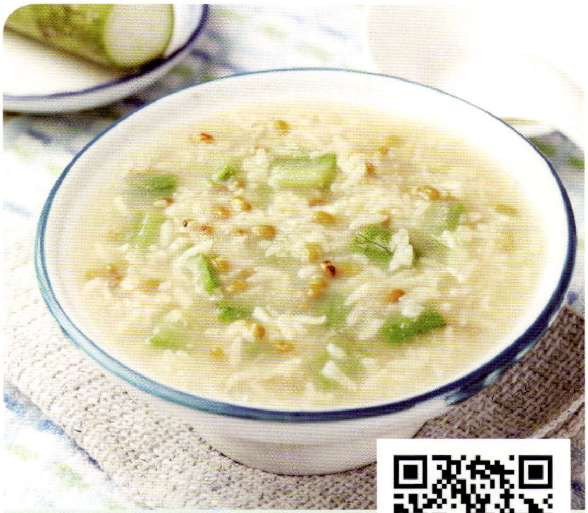

●**制作：**

①将丝瓜切段改切成丁，备用。

②锅中清水烧开，倒入绿豆、大米，拌匀。

③盖上盖，用小火煮约30分钟至食材熟透。倒入丝瓜丁，用小火续煮约10分钟至丝瓜熟软。关火后揭盖，盛出煮好的粥，装入碗中即可。

营养成分

热量	833.4千卡
碳水化合物	179克
蛋白质	32.0克
脂肪	2.2克

调理食谱 苦瓜绿豆汤

改善肠道菌群，降低血脂

●**原料：** 水发绿豆200克，苦瓜100克

●**调料：** 冰糖40克

●**制作：**

①将洗净的苦瓜切开并切成小块，装入盘中待用。砂锅中注入适量清水烧开，倒入洗净的绿豆，搅匀。盖上盖，煮沸后用小火煮约40分钟，至绿豆变软。

②揭开盖，倒入切好的苦瓜，拌匀。再加入冰糖，小火续煮约10分钟，至全部食材熟透。取下盖子，略微搅拌几下。

③盛出煮好的绿豆粥，装入汤碗中即成。

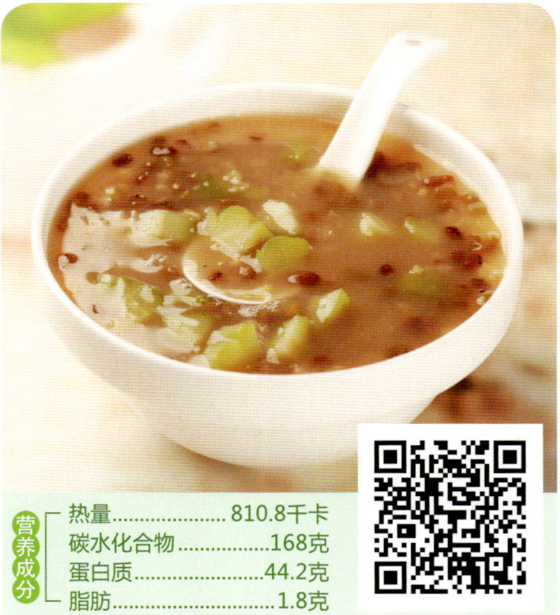

营养成分

热量	810.8千卡
碳水化合物	168克
蛋白质	44.2克
脂肪	1.8克

黄豆

改善糖代谢

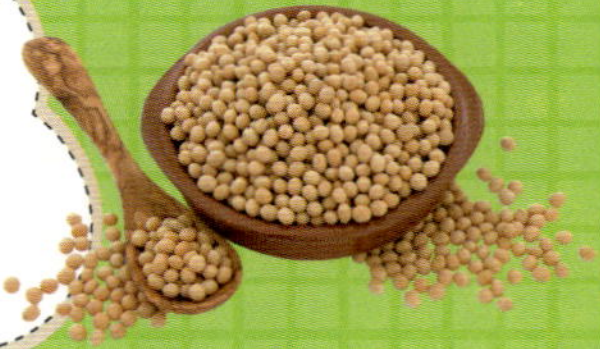

热量	359千卡
蛋白质	35克
脂肪	16克
碳水化合物	43.2克
膳食纤维	15.5克
交换份	25克/份

【降糖关键营养素】可溶性膳食纤维、不饱和脂肪酸、多种氨基酸

【血糖生成指数】18 低　　【最佳食用季节】四季均可

降糖原理

改善糖代谢、减轻胰岛素抵抗。黄豆中含有大量可溶性膳食纤维，既可润肠通便，又可增强胰岛素的敏感度，从而有效地调节血糖。其中的不饱和脂肪酸可降低血脂水平。黄豆中同时包含了人体所需的所有必需氨基酸，既能满足糖尿病患者较高的蛋白质消耗，又不会升高血糖，对于改善糖代谢、减轻胰岛素抵抗有一定帮助。

对并发症的益处

黄豆脂肪中含有大量的不饱和脂肪酸，常食可降低血液中胆固醇的含量，防止动脉粥样硬化和血栓形成。黄豆中的皂苷类物质具有降低血脂、抑制血栓形成、抑制肿瘤细胞生长、提高免疫力等多种功效。

食用建议

黄豆不宜生食，因为生黄豆中含有不利于健康的抗胰蛋白酶和凝血酶。其在消化过程中会产生气体，造成腹胀，所以消化功能较差和患有慢性消化道疾病的人不可一次吃太多，以免造成不适。

搭配宜忌

✔ 黄豆+红枣

黄豆与红枣搭配食用，具有很强的补益气血的作用，同时可提高人体免疫力。

✘ 黄豆+小葱

黄豆中含有大量钙质，小葱中含一定量草酸，两者共食，可结合成草酸钙，人体不易吸收。

调理食谱 茭白烧黄豆

改善糖代谢，降低胆固醇水平

●**原料：** 茭白180克，彩椒45克，水发黄豆200克，蒜末、葱花各少许

●**调料：** 盐3克，鸡粉3克，蚝油10克，水淀粉、芝麻油、食用油各适量

●**制作：**

①将茭白、彩椒切丁。锅中注清水烧开，放入盐、鸡粉、食用油、茭白、彩椒，倒入洗净的黄豆，搅拌均匀，煮1分钟至五成熟。捞出沥干水分，待用。

②锅中倒入适量食用油烧热，放入蒜末，爆香，倒入食材，翻炒匀，加入适量蚝油、鸡粉、盐，炒匀调味。

③大火收汁，淀粉勾芡，加少许芝麻油，拌炒匀，加入葱花，关火后盛出炒好的食材，装入盘中即可。

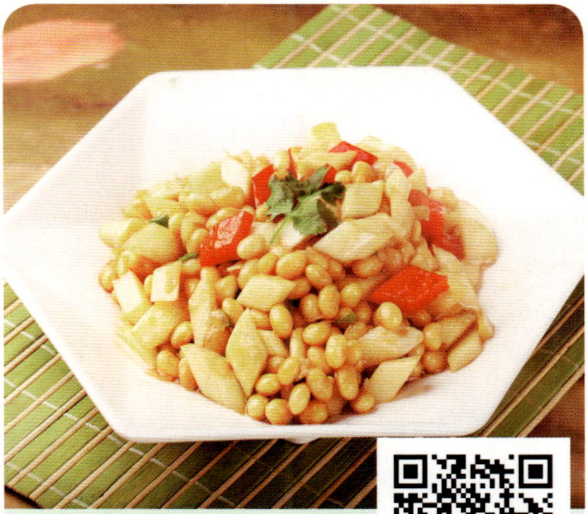

营养成分
- 热量……121.8千卡
- 碳水化合物……100克
- 蛋白质……72.7克
- 脂肪……32.5克

调理食谱 黄豆黄芪大米豆浆

调节血糖功能

●**原料：** 水发黄豆60克，黄芪8克，水发大米50克

●**制作：**

①用手将黄豆、大米搓洗干净，沥干水分。

②把黄豆、大米倒入豆浆机中，加入洗净的黄芪，注入适量清水，至水位线即可。盖上豆浆机机头，选择“五谷”程序，开始打浆，待豆浆机运转约15分钟，即成豆浆。

③将豆浆机断电，取下机头，把煮好的豆浆倒入滤网，滤取豆浆，倒入碗中。待稍微放凉后即可饮用。

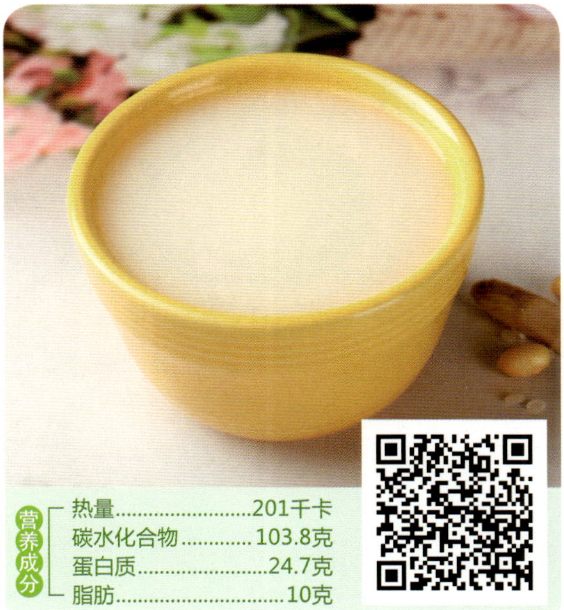

营养成分
- 热量……201千卡
- 碳水化合物……103.8克
- 蛋白质……24.7克
- 脂肪……10克

苹果

保持血糖稳定

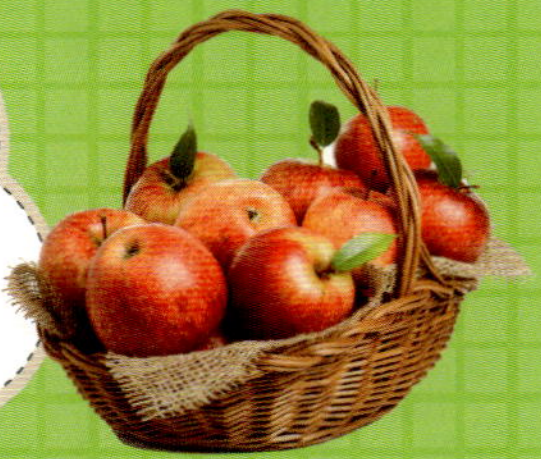

- 热量……52千卡
- 蛋白质……0.2克
- 脂肪……0.2克
- 碳水化合物……13.5克
- 膳食纤维……1.2克
- 交换份……200克/份

【降糖关键营养素】苹果酸、果胶、微量元素铬

【血糖生成指数】36 低　　【最佳食用季节】秋冬季节

降糖原理

苹果可以稳定血糖。苹果中的苹果酸可直接参与人体代谢，促进食物在人体内吸收代谢，对于缓解便秘、消除水肿均有一定帮助。果胶是胶状的多糖类，保水性极强，与微量元素铬相互作用则能保持血糖的稳定，有效降低胆固醇含量。

对并发症的益处

调节血脂，维持酸碱平衡。苹果含多酚类生物活性成分，能改善糖尿病患者的新陈代谢水平，协助人体顺利排出废物，预防高血脂、高血压等多种糖尿病并发症。另外，苹果属于碱性食品，可以中和体内过多的酸性物质，增强体力和抗病能力。

食用建议

苹果榨汁后其升糖指数比直接吃要高，因此糖尿病患者应少饮用；患有胃、十二指肠溃疡等消化道疾病的患者，尤其在急性发作期间，不可多吃生苹果。同时，苹果也不宜饭后吃，否则影响人体对膳食纤维的吸收。

搭配宜忌

✔ 苹果+香蕉

苹果中所含的多酚及黄酮类天然化学抗氧化物质能延缓老化，与香蕉一同搭配食用，可预防铅中毒。

✘ 苹果+沙丁鱼

苹果与沙丁鱼同食，会阻碍维生素的吸收。

调理食谱 蒸苹果

促进食物的吸收代谢，稳定血糖水平

●**原料：** 苹果1个

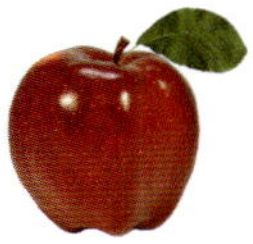

●**制作：**

①将洗净的苹果对半切开，削去外皮。把苹果切成瓣，去核，最后切成丁。

②把苹果丁装入碗中，将装有苹果的碗放入烧开的蒸锅中。盖上盖，用中火蒸10分钟。

③揭盖，将蒸好的苹果取出，冷却后即可食用。

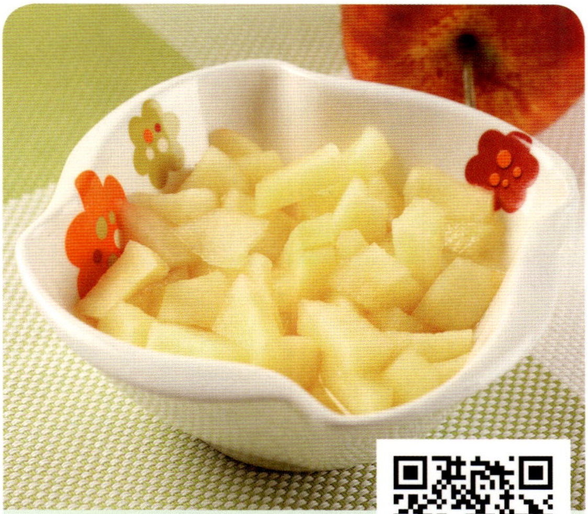

营养成分

热量	52千卡
碳水化合物	13.5克
蛋白质	0.2克
脂肪	0.2克

调理食谱 杏鲍菇拌苹果

调节血脂，提高免疫力

●**原料：** 杏鲍菇150克，苹果95克，彩椒50克

●**调料：** 盐3克，鸡粉3克，陈醋5毫升，白糖3克

●**制作：**

①将洗净的彩椒和杏鲍菇切条；洗净的苹果去蒂，去除果皮，切成丝。

②锅中注入适量清水烧开，放入少许盐、鸡粉，倒入杏鲍菇，搅散，煮沸，加入彩椒，搅拌匀，略煮片刻，捞出。

③将苹果丝装入碗中，倒入杏鲍菇和彩椒，加入适量盐、鸡粉，淋入陈醋，拌匀，放入白糖，继续搅拌片刻，盛出即可。

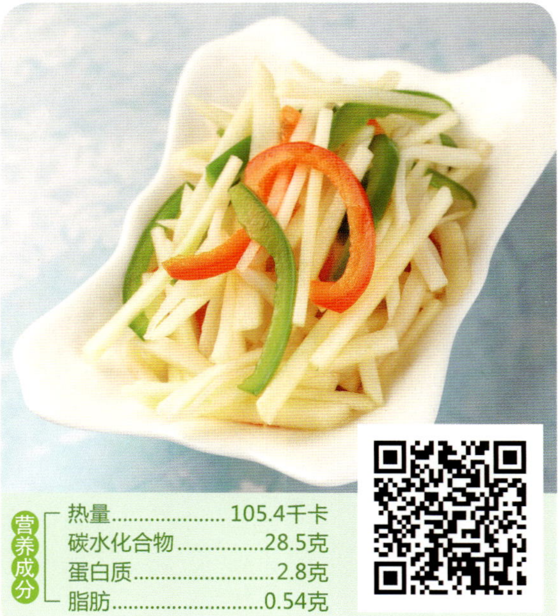

营养成分

热量	105.4千卡
碳水化合物	28.5克
蛋白质	2.8克
脂肪	0.54克

草莓

维持胰岛素功能

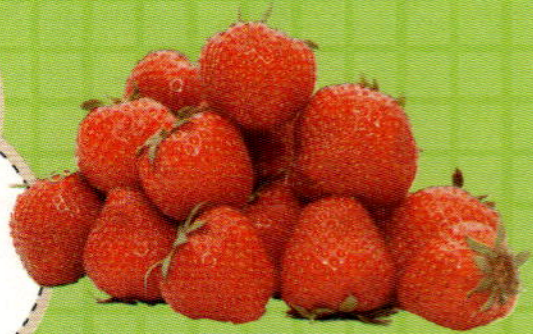

- 热量……30千卡
- 蛋白质……1.0克
- 脂肪……0.2克
- 碳水化合物……7.1克
- 膳食纤维……1.1克
- 交换份……300克/份

【降糖关键营养素】果胶、维生素C、胡萝卜素

【血糖生成指数】＜55 低　【最佳食用季节】春季

降糖原理

草莓有利于葡萄糖代谢，维持胰岛素功能。草莓中果胶、维生素C、胡萝卜素含量丰富，每百克草莓含维生素C高达80毫克。维生素C是一种活性很强的还原性物质，有助于糖尿病患者对葡萄糖的代谢。草莓中所含的胡萝卜素是合成维生素A的重要物质，维生素A可保护胰岛素。

对并发症的益处

降脂通便，益气补血。草莓含多种有机酸、矿物质，因此具有益气补血、清肺化痰、润肠通便的功效。同时对高血压病、冠心病、动脉硬化、贫血、便秘也有一定的疗效。

食用建议

因为草莓含草酸钙较多，尿路结石患者不宜多食，过多食用会加重患者病情。草莓表面粗糙，不易清洗干净，宜用淡盐水浸泡数分钟，起到杀菌的作用。

搭配宜忌

✔ 草莓+牛奶

两者搭配有养心安神的功效，同时有助于维生素B_{12}的吸收。

✘ 草莓+猪排

草莓中的鞣酸与猪排中的钙结合，会生成一种沉淀物，影响人体的消化吸收，造成肠胃不适。

调理食谱 草莓酸奶昔

维生素含量丰富，可保护胰岛β细胞

●原料：酸奶300克，草莓60克

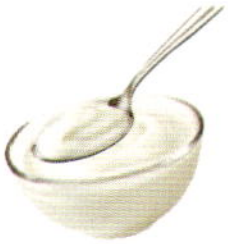
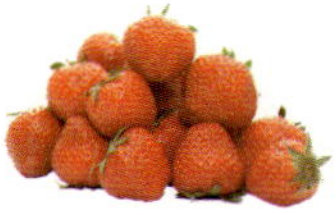

●调料：白糖少许

●制作：

①将洗净的草莓切小块，备用。取搅拌机，倒入部分切好的草莓。放入备好的酸奶，撒上少许白糖，再盖好盖。通电后选取“榨汁”功能。

②快速搅拌一会儿，至食材榨出果汁。

③断电后倒出拌好的材料，装入杯中，点缀上余下的草莓即可。

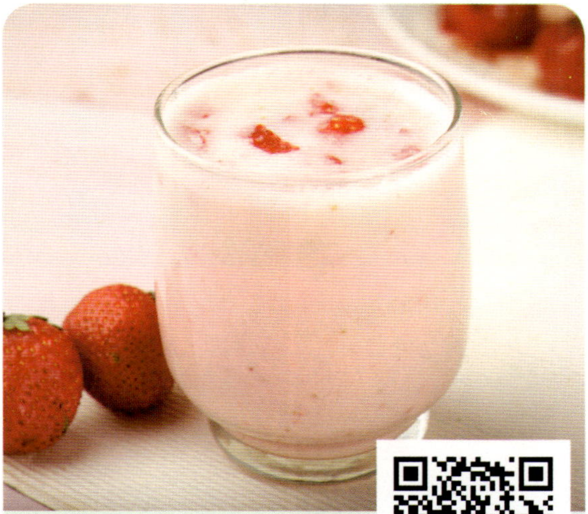

营养成分

热量	234千卡
碳水化合物	32.2克
蛋白质	8.1克
脂肪	8.2克

调理食谱 草莓豆浆

润肠通便，预防糖尿病合并便秘的发生

●原料：水发黄豆60克，草莓50克

●调料：冰糖适量

●制作：

①将已浸泡8小时的黄豆倒入碗中，加入适量清水，搓洗干净，沥干水分备用。

②在豆浆机中加入冰糖，放入黄豆、草莓，注入适量清水，至水位线即可。

③盖上豆浆机机头，选择“五谷”程序，开始打浆，待豆浆机运转约15分钟，即成豆浆。

④将豆浆机断电，把煮好的豆浆倒入滤网，滤取豆浆，倒入碗中，用汤匙捞去浮沫，待稍微放凉后即可饮用。

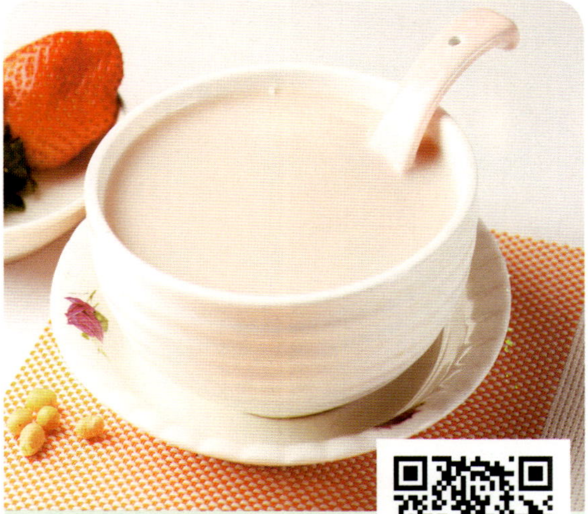

营养成分

热量	230.4千卡
碳水化合物	29.5克
蛋白质	21.5克
脂肪	9.7克

柚子

降低血糖、血脂

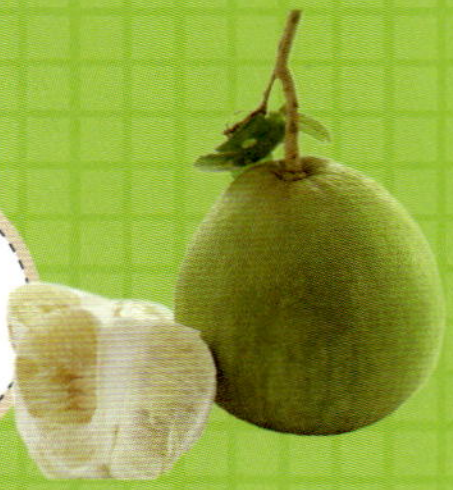

热量	41千卡
蛋白质	0.8克
脂肪	0.2克
碳水化合物	9.5克
膳食纤维	0.4克
交换份	200克/份

【降糖关键营养素】维生素C 、铬、 果胶

【血糖生成指数】25 低　　【最佳食用季节】秋冬季

降糖原理

柚子可降低血糖与血脂。柚肉中富含维生素C，能降低血液中的胆固醇含量。其中的类胰岛素成分铬，有降血糖、降血脂的功效。柚子中的果胶不仅可降低低密度脂蛋白水平，而且可以减少动脉壁的损坏程度。

对并发症的益处

有效减少心脑血管损伤。柚子中含有天然微量元素钾，几乎不含钠，因此对糖尿病合并心脑血管病患者及肾脏病患者有辅助治疗作用。柚子中还含有丰富的有机酸和果胶成分，可调节肠道菌群，对于糖尿病患者常见的消化不良、腹胀、呕吐、便秘及腹泻等症状，有一定调理作用。

食用建议

柚子中的活性成分能抑制药物在体内的代谢分解，患者尤其是老年患者，服药时不宜吃柚子或喝柚子汁，否则会造成药物在体内蓄积乃至中毒。

搭配宜忌

✔ 柚子+西红柿

柚子与西红柿富含丰富维生素，能清除体内自由基，预防糖尿病血管病变等并发症。

✘ 柚子+猪肝

猪肝中富含铜、铁、锌等成分，一旦与柚子中的维生素C相遇，就会加速金属离子的氧化而破坏原本的营养价值。

调理食谱 西红柿柚子汁

降低血液中胆固醇的含量

●**原料：** 西红柿60克，柚子肉80克

●**制作：**

①锅中注入适量清水烧开，放入洗净的西红柿，搅拌一会儿，煮约1分钟，至其表皮裂开，捞出西红柿，沥干水分，放凉待用。

②将柚子肉掰成小块，把放凉的西红柿去除表皮，切成小块，备用。

③取榨汁机，倒入备好的柚子、西红柿，注入适量矿泉水，盖好盖，选择“榨汁”功能，榨出蔬果汁。断电后将蔬果汁倒入玻璃杯中即成。

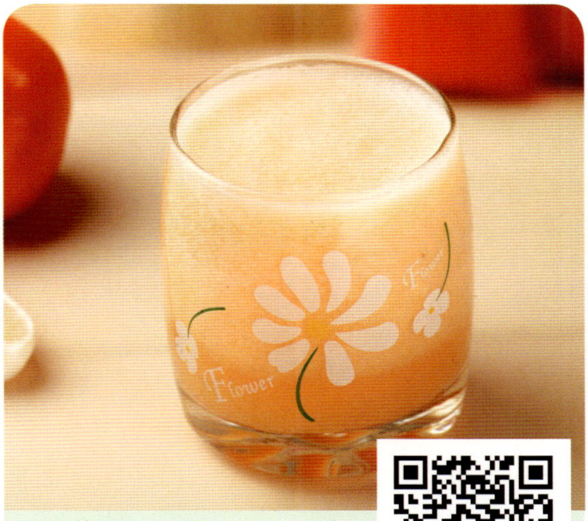

营养成分

热量	44.2千卡
碳水化合物	10.0克
蛋白质	1.18克
脂肪	0.28克

调理食谱 橘柚汁

促进胃肠蠕动，加快新陈代谢

●**原料：** 柚子100克，橘子90克

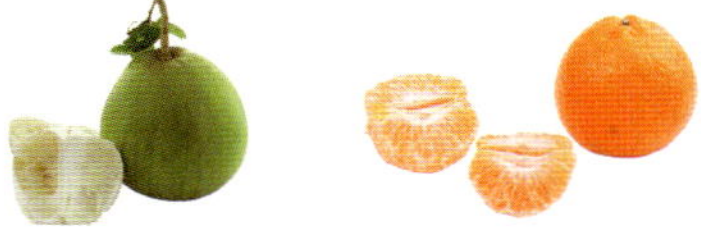

●**制作：**

①将洗净的橘子和柚子剥取果肉，去除果肉上的白络，待用。

②取来备好的榨汁机，选择搅拌刀座组合，倒入备好的果肉，注入适量矿泉水，盖好盖，通电后选择“榨汁”功能。

③搅拌一会儿，榨取果汁，断电后倒出榨好的汁水，装入碗中，可适当点缀枸杞、小黄瓜片等进行装饰。

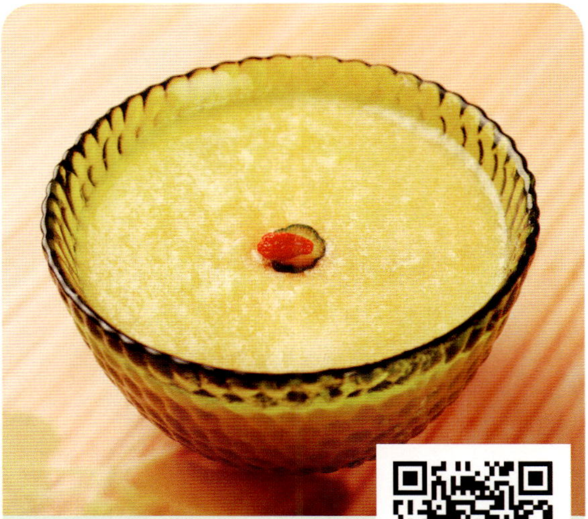

营养成分

热量	79.7千卡
碳水化合物	18.7克
蛋白质	1.52克
脂肪	0.29克

山楂

增加肝糖原储备

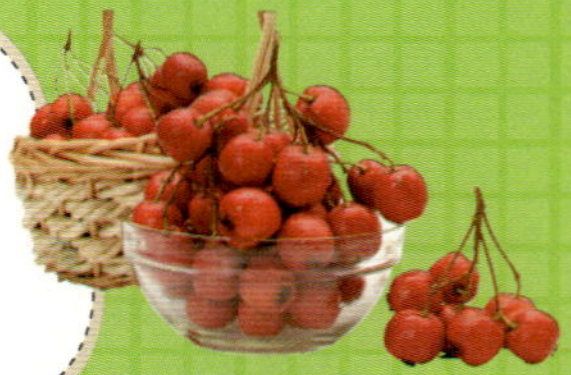

热量	95千卡
蛋白质	0.5克
脂肪	0.6克
碳水化合物	22.0克
膳食纤维	2.9克
交换份	100克/份

【降糖关键营养素】山楂酸、黄酮类物质

【血糖生成指数】＜55 低　　【最佳食用季节】秋冬季

降糖原理

抑制血糖升高，增加肝糖原储备。山楂中的山楂酸可抑制血糖升高，增加肝糖原储备。山楂中含有的黄铜类等药物成分，具有显著的扩张血管及降压作用，有强心、抗心律不齐、调节血脂及降低胆固醇含量的功能。

对并发症的益处

降低胆固醇，调节血脂。山楂能参与胆固醇的代谢，降低血液中的胆固醇含量，预防糖尿病并发高脂血症。山楂还具有兴奋中枢神经系统、软化血管等作用，是糖尿病合并心脑血管疾病患者的良药。

食用建议

山楂中碳水化合物含量相对较高，糖尿病患者不宜多食，以免导致血糖升高。另外，山楂中的酸性物质对牙齿具有一定的腐蚀性，胃酸分泌过多者、患牙病者不宜多食。

搭配宜忌

✔ 山楂+枸杞

枸杞具有补益肝肾、养精明目的作用，山楂具有消食健脾的作用。两者结合具有补肾滋阴、帮助消化的功效。

✘ 山楂+胡萝卜

胡萝卜富含维生素C分解酶，而山楂中含有大量的维生素C，两者同食会导致维生素C分解而失去应有的营养价值。

调理食谱 麦冬山楂茶

降低血脂，抑制血糖升高

●**原料：** 鲜山楂70克，麦冬10克

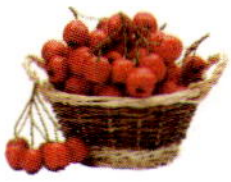

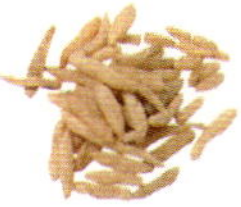

●**制作：**

①将洗净的山楂去除头尾，去核，切开果肉备用。

②砂锅中注入适量清水烧开，倒入洗净的麦冬和切好的山楂。盖上盖，煮沸后用小火煮约15分钟，至食材析出有效成分。

③揭盖，搅拌片刻，再盛出煮好的山楂茶。

④装入茶杯中，待稍微冷却后即可饮用。

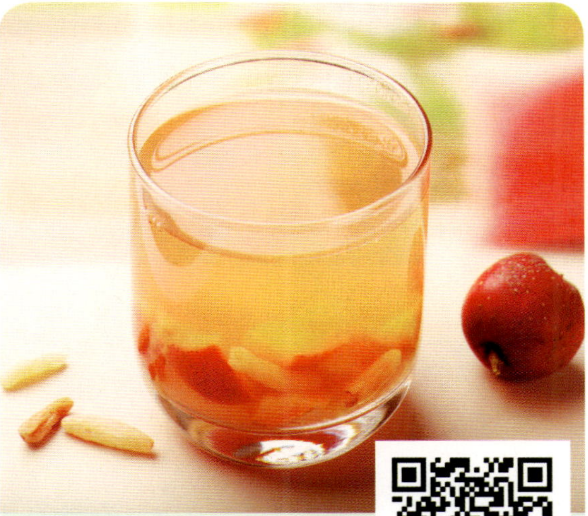

营养成分

热量……95千卡
碳水化合物……22克
蛋白质……0.5克
脂肪……0.6克

调理食谱 山楂薏米水

降低血液中胆固醇含量

●**原料：** 新鲜山楂50克，水发薏米60克

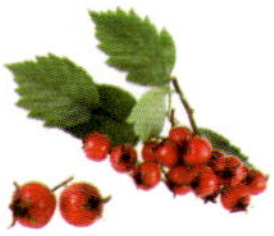

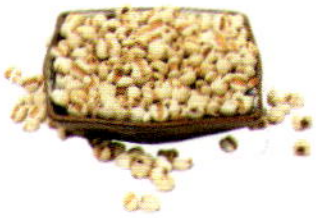

●**调料：** 蜂蜜10克

●**制作：**

①将洗好的山楂切开，去核，切成小块，备用。砂锅中注入适量清水烧开，倒入洗好的薏米和山楂，搅拌匀。

②盖上盖，用小火煮20分钟，揭开盖子，搅拌片刻。

③将煮好的薏米水滤入碗中，倒入蜂蜜，可适当点缀枸杞进行装饰。

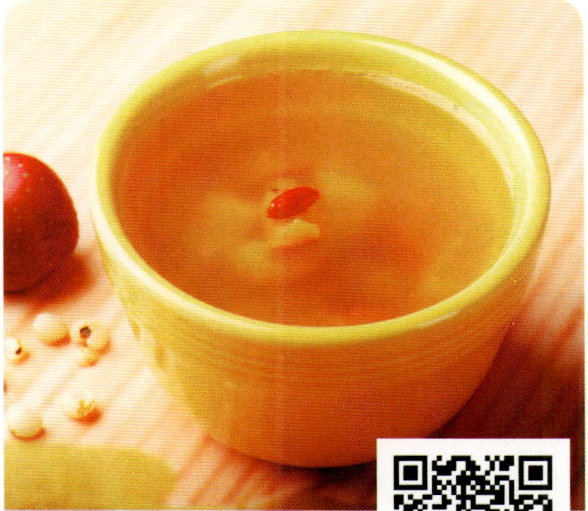

营养成分

热量……261.7千卡
碳水化合物……53.7克
蛋白质……8.0克
脂肪……2.3克

橘子

控制血糖水平

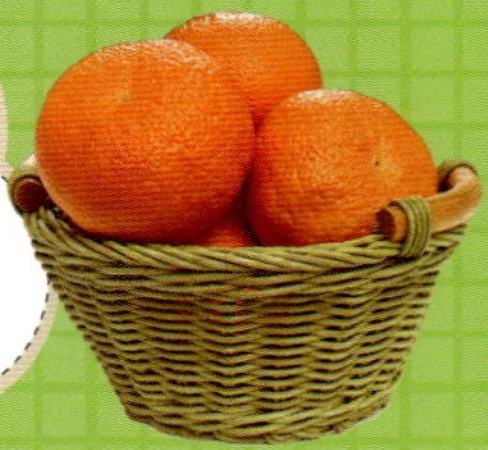

热量	43千卡
蛋白质	0.8克
脂肪	0.1克
碳水化合物	10.2克
膳食纤维	0.5克
交换份	200克/份

【降糖关键营养素】膳食纤维、果胶

【血糖生成指数】43 低　　【最佳食用季节】秋冬季

降糖原理

控制血糖水平。橘子中富含丰富的膳食纤维，可降低葡萄糖的吸收速度，促进排便，降低胆固醇含量。橘子果肉中含有较多的果胶，吃后容易产生饱腹感，还可以延缓食物的消化吸收，从而有助于降低餐后血糖。

对并发症的益处

改善血脂代谢。橘子内含的酵素能有效抑制制造脂肪的细胞，再加上含有降低脂肪的食物纤维，可有效改善高胆固醇血症患者的血脂代谢，预防冠心病和动脉硬化的发生，有益于心血管健康。

橘络中含有一定量的维生素P，能使血管保持正常的弹性和致密性。

食用建议

橘子中含有大量的维生素C，摄入需适量，每天3个橘子就可以满足每人每天对维生素C的需要量，但要是吃得多了，维生素摄入太多，容易促发口腔炎，出现皮肤变黄等症状。

搭配宜忌

✔ 橘子+猪肝

猪肝富含丰富的铁元素，而橘子可促进人体对铁质的吸收。

✘ 橘子+牛奶

牛奶中的蛋白质易与橘子中的果酸和维生素C发生反应，影响消化吸收，还会引起腹胀、腹痛、腹泻等症状。

调理食谱 柑橘山楂饮 —— 促进消化，降低餐后血糖水平

●**原料：** 柑橘100克，山楂80克

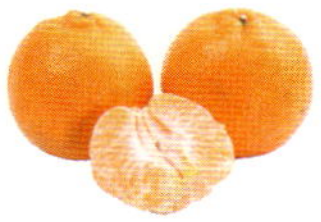
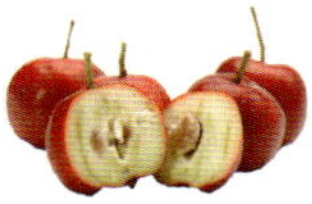

●**制作：**

①将柑橘去皮，果肉分成瓣，洗净的山楂去核切成小块。

②砂锅中注入适量清水烧开，倒入柑橘、山楂。盖上盖，用小火煮 15分钟，至其析出有效成分。

③揭盖，略微搅动片刻。将煮好的柑橘山楂饮盛出，装入碗中即可。

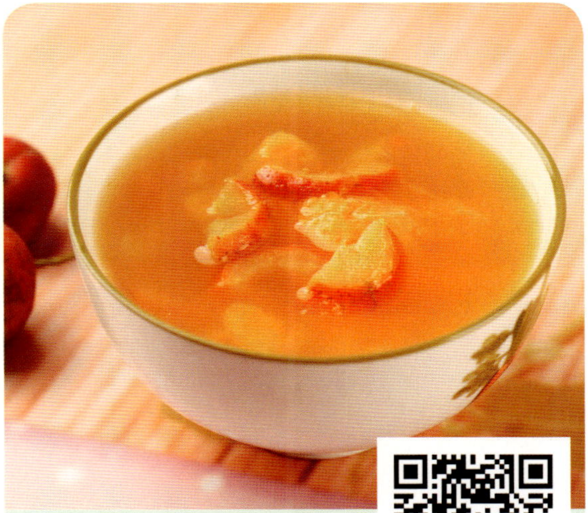

营养成分

热量	119千卡
碳水化合物	27.8克
蛋白质	10.6克
脂肪	0.58克

调理食谱 橘子马蹄蜂蜜汁 —— 增强饱腹感，调节血脂代谢

●**原料：** 橘子70克，马蹄90克

●**调料：** 蜂蜜15克

●**制作：**

①洗好去皮的马蹄切成小块；橘子去皮，剥成瓣状，备用。

②取榨汁机，选择搅拌刀座组合，将备好的食材倒入搅拌杯中，加入适量纯净水。盖上盖，选择“榨汁”功能，榨取蔬果汁。

③揭开盖，倒入适量蜂蜜。盖上盖，再次选择“榨汁”功能，使味道搅拌均匀。揭盖，将搅拌好的蔬果汁倒入杯中即可。

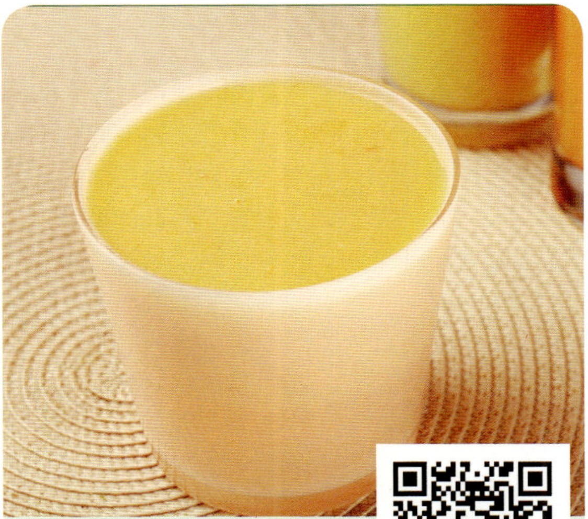

营养成分

热量	83.2千卡
碳水化合物	20.0克
蛋白质	1.6克
脂肪	0.25克

猕猴桃

降低胆固醇

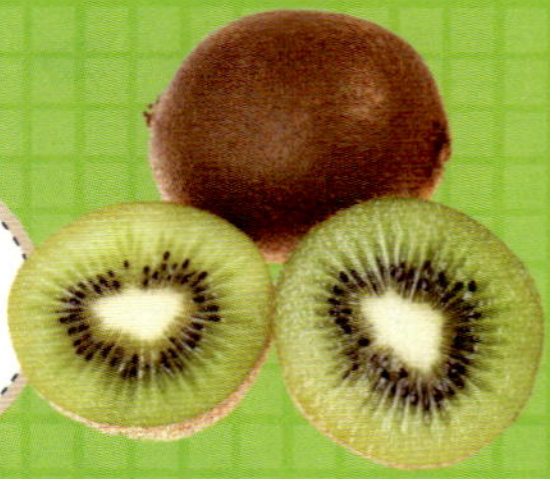

热量	52千卡
蛋白质	0.2克
脂肪	0.2克
碳水化合物	13.5克
膳食纤维	1.2克
交换份	200克/份

【降糖关键营养素】维生素C、膳食纤维

【血糖生成指数】52 低　　【最佳食用季节】秋冬季

降糖原理

改善高血糖状态，帮助人体新陈代谢。猕猴桃中维生素C的含量是苹果的10倍左右，被誉为“维生素C之王”，可增加糖尿病患者对维生素C的摄取，改善糖尿病患者的高血糖状态和低胰岛素水平。其中含有的可溶性膳食纤维可以帮助消化，防止便秘，快速清除并预防体内堆积的有害代谢物。

对并发症的益处

降低胆固醇含量，预防眼病、皮肤病。猕猴桃中所含的维生素及活性成分可降低血中胆固醇浓度，预防心血管疾病，抑制胆固醇在动脉内壁的沉积，从而预防动脉硬化。另外，猕猴桃中富含的维生素A对眼病、皮肤病等糖尿病并发症有预防作用。

食用建议

猕猴桃中含有丰富的维生素C，最好选择鲜食的方式。在酸性环境下，维生素即使经过短时间的加热也不会完全破坏，所以猕猴桃也可以稍加热后再吃。猕猴桃性寒凉，因此经常腹泻的脾胃虚寒者应慎食，否则容易导致腹痛、腹泻。

搭配宜忌

✔ 猕猴桃+银耳

银耳中含有天然植物性胶质，有极好的滋阴润肺功效，与富含维生素C的猕猴桃搭配，具有润肤美白、养胃生津的作用。

✘ 猕猴桃+牛奶

两者同食影响消化吸收，可出现腹胀、腹痛、腹泻症状。

调理食谱 猕猴桃炒虾球

稳定餐后血糖，改善免疫力

●原料：猕猴桃60克，鸡蛋1个，胡萝卜70克，虾仁75克

●调料：盐4克，水淀粉、食用油各适量

●制作：

①将猕猴桃切块，胡萝卜切成丁；虾仁去除虾线，装入碗中，加盐、水淀粉，抓匀，腌渍10分钟至入味；将鸡蛋打入碗中，放入盐、水淀粉，打散，调匀。

②锅中清水烧开，放入2克盐、胡萝卜，煮1分钟至断生，捞出备用。

③热锅注油，烧至四成热，倒入虾仁，炸至转色，捞出；锅底留油，倒入蛋液，炒熟盛出；用油起锅，倒入胡萝卜、虾仁、鸡蛋、盐、猕猴桃、水淀粉，翻炒均匀至入味，盛出装盘即可。

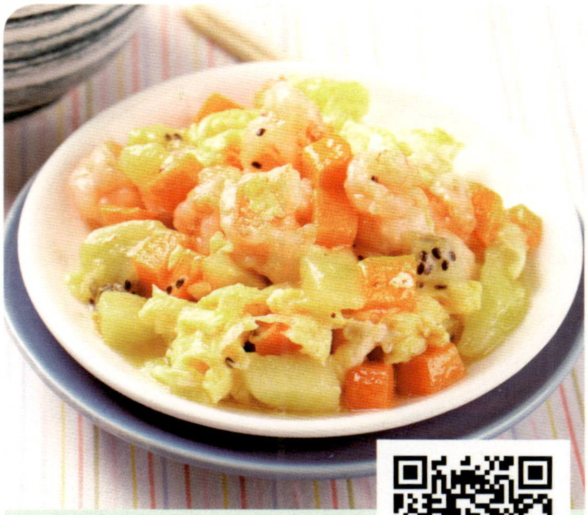

营养成分

热量	228.7千卡
碳水化合物	16.6克
蛋白质	22.0克
脂肪	9.6克

调理食谱 猕猴桃蛋饼

降低胆固醇含量，预防心血管疾病

●原料：猕猴桃50克，鸡蛋1个，牛奶50毫升

●调料：白糖7克，生粉15克，水淀粉、食用油各适量

●制作：

①将猕猴桃去皮切成片，与牛奶共同倒入容器中，搅拌均匀，制成果汁待用。

②鸡蛋打入碗中，加白糖、水淀粉、生粉，搅拌至白糖溶化，制成鸡蛋糊。

③煎锅中注入食用油烧热，倒入鸡蛋糊，摊开，小火煎出焦香味，至两面熟透，关火盛出，放置在案板上，倒入水果汁，卷起鸡蛋饼呈圆筒形，切成小段，摆放在盘中即成。

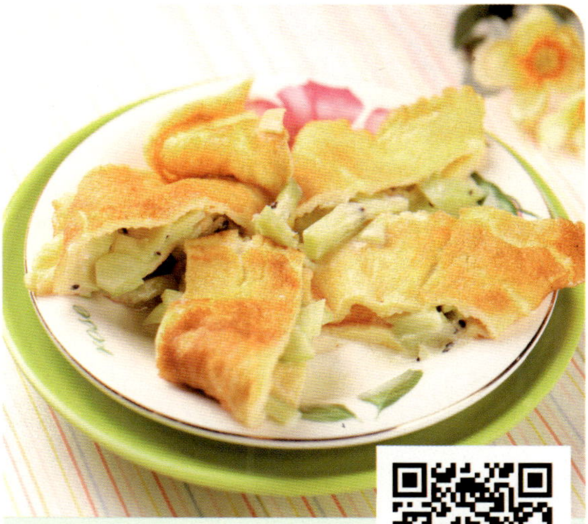

营养成分

热量	197千卡
碳水化合物	11.3克
蛋白质	10.5克
脂肪	10.5克

番石榴

增强胰岛素敏感性

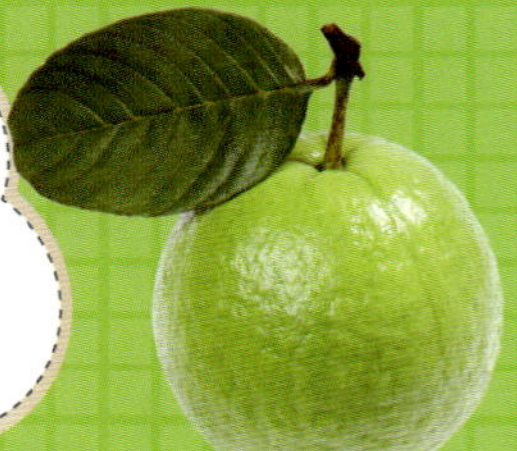

热量	41千卡
蛋白质	1.1克
脂肪	0.4克
碳水化合物	14.2克
膳食纤维	5.9克
交换份	200克/份

【降糖关键营养素】维生素C、铬、番石榴多糖

【血糖生成指数】＜55 低　　【最佳食用季节】夏秋季

降糖原理

降低血糖，增强胰岛素敏感性。番石榴中富含维生素C，可清除自由基，对降血糖有辅助疗效，可促进血细胞再生。铬有助于增强胰岛素的敏感性，所含的番石榴多糖也有利于控制血糖。

对并发症的益处

控制血压上升，预防血管病变。番石榴内含钾元素，可增强心脏功能，降低血压和胆固醇含量。维生素C可预防糖尿病引起的血管病变。番石榴还有止泻、止痒的功效，对于糖尿病患者常见的顽固性腹泻和皮肤干燥、瘙痒等并发症，有一定调理作用。

食用建议

因番石榴甘温而涩并且含有鞣质，食之可以止泻，但多食易导致便秘，因此，患有便秘或者内有火气者不宜食用。番石榴成熟后容易变坏，所以须立即食用。

搭配宜忌

✔ 番石榴+豆类

番石榴中富含的维生素C可促进豆类食物中非血红素铁的吸收，有助于人体生长发育，保持气血充足。

✘ 番石榴+海鲜

番石榴中所含有的鞣酸易与海鲜中所含的蛋白质结合形成鞣酸蛋白，影响肠胃消化吸收，造成腹痛、便秘等症状。

调理食谱 番石榴汁

可清除自由基，降低血糖

●原料：番石榴100克

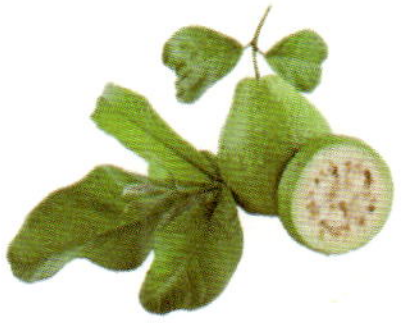

●制作：

①将洗净去皮的番石榴切成小块，备用。

②取来备好的榨汁机，倒入切好的番石榴，注入适量矿泉水，盖上盖，通电后选择“榨汁”功能。搅拌一会儿，榨取番石榴汁。

③断电后倒出榨好的汁水，装入玻璃杯中，可适当点缀枸杞进行装饰。

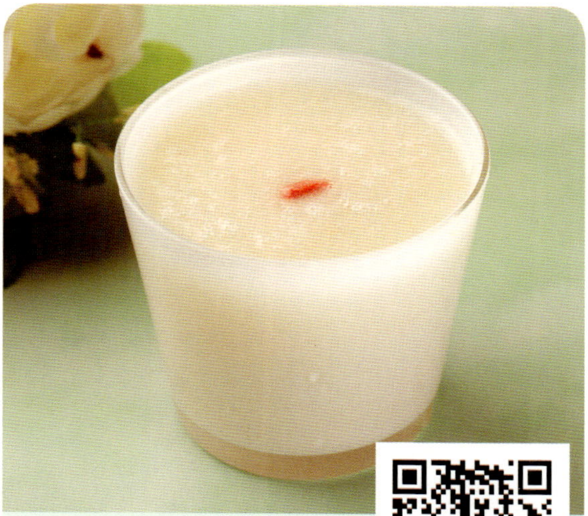

营养成分
- 热量……41千卡
- 碳水化合物……14.2克
- 蛋白质……1.1克
- 脂肪……0.4克

调理食谱 番石榴西芹汁

增强心脏功能

●原料：番石榴150克，西芹100克

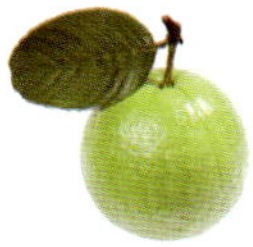

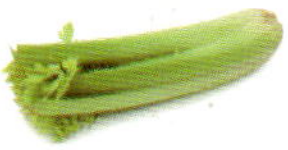

●制作：

①洗净的西芹切成段；番石榴切成小块，备用。

②锅中注入适量清水烧开，放入西芹，焯煮片刻，捞出西芹待用。取榨汁机，选择搅拌刀座组合，将西芹、番石榴倒入后，再倒入适量矿泉水。

③盖上盖，选择“榨汁”功能，榨取番石榴西芹汁。把榨好的果蔬汁倒入玻璃杯中即可。

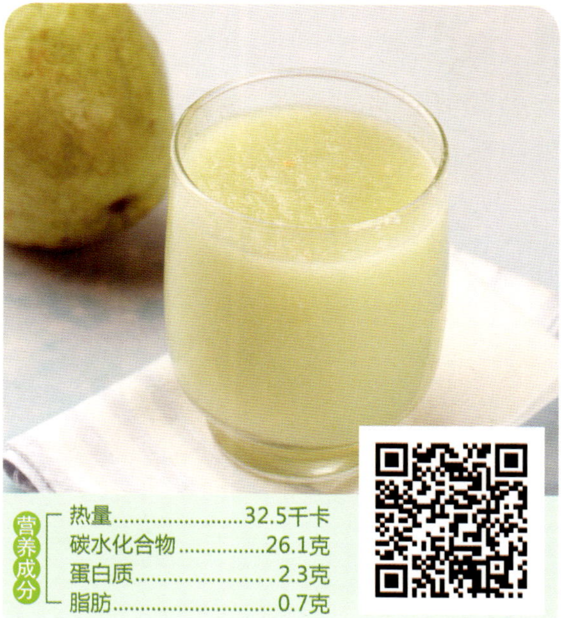

营养成分
- 热量……32.5千卡
- 碳水化合物……26.1克
- 蛋白质……2.3克
- 脂肪……0.7克

白菜

强化胰岛素功能

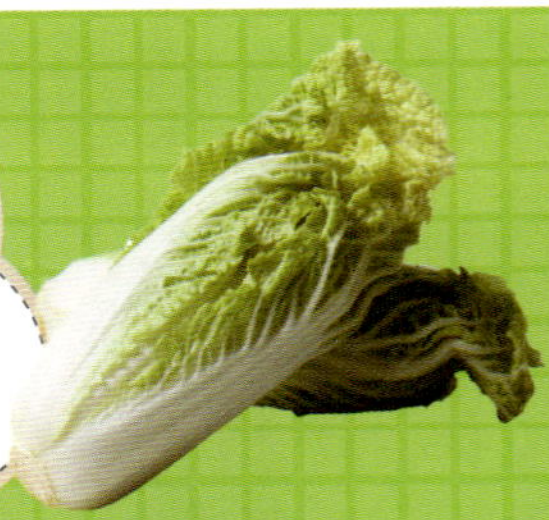

热量	17.0千卡
蛋白质	1.5克
脂肪	0.1克
碳水化合物	3.2克
膳食纤维	0.8克
交换份	500克/份

【降糖关键营养素】膳食纤维、维生素C

【血糖生成指数】＜55 低　　【最佳食用季节】四季均可

降糖原理

降低糖类吸收率，维持血糖稳定。白菜中丰富的膳食纤维，不仅可以促进肠胃蠕动，还可以减缓胃肠道对糖类的吸收速度，起到稳定血糖的作用。同时其中含有的大量水分，食用后也会产生较强的饱腹感，从而减少糖尿病患者吃主食的量，继而起到降低血糖的作用。

对并发症的益处

增强肠道消化吸收功能，加快胆固醇代谢。白菜中丰富的纤维素具有润肠排毒、帮助消化和预防结肠癌的功能，比较适合糖尿病并发消化道疾病患者食用。而其中的维生素C能降低人体胆固醇水平，适合糖尿病并发高脂血症患者食用。

食用建议

糖尿病患者应多食用白菜，尤其是女性患者。但白菜性偏寒，气虚胃寒者不可多食。白菜宜在冬天食用，但其与豆腐食用时，两者有可能形成产生结石的草酸钙，对人体健康不利。白菜食用前需清洗干净，最好用自来水不断冲洗，因为流动的水可避免农药渗入。

搭配宜忌

✔ 白菜+板栗

板栗中所含的丰富不饱和脂肪酸，具有抗衰老作用，可以补充白菜缺少的营养素，起到平衡膳食的作用。

✘ 白菜+兔肉

白菜与兔肉同食，严重者易引发腹泻、呕吐，造成营养素的流失，引发消化功能紊乱，不利于糖尿病患者的治疗。

调理食谱 白菜炒菌菇

稳定血糖、有助于通利肠胃

●原料：大白菜200克，蟹味菇60克，香菇50克，姜片、葱段各少许

●调料：盐3克，鸡粉少许，蚝油5克，水淀粉、食用油各适量

●制作：

①洗净食材，蟹味菇切去老茎，香菇切成片，大白菜切成小块。

②锅中注水烧开，加入少许盐、食用油，倒入白菜块，再放入切好的香菇、蟹味菇，搅拌均匀，煮约半分钟捞出沥干。

③用油起锅，放入姜片、葱段，爆香，倒入菌菇，再加入蚝油、鸡粉、盐，炒匀调味。

④倒入少许水淀粉，转中火，快速翻炒一会儿，至食材入味即可。

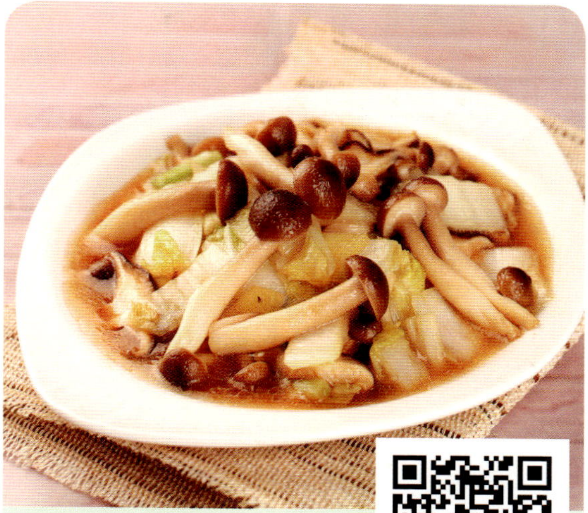

营养成分

热量……58.5千卡
碳水化合物……12.3克
蛋白质……5.9克
脂肪……0.4克

调理食谱 白菜冬瓜汤

稳定血糖、润肺生津、清热解毒

●原料：大白菜180克，冬瓜200克，枸杞8克，姜片、葱花各少许

●调料：盐2克，鸡粉2克，食用油适量

●制作：

①洗净食材，冬瓜去皮、切片，大白菜切成小块。

②用油起锅，放入少许姜片，爆香，倒入冬瓜片，翻炒匀，放入大白菜块，炒匀。

③倒入适量清水，放入枸杞，烧开后用小火煮5分钟，至食材熟透。

④加入适量盐、鸡粉，搅匀调味，盛出汤料，装入碗中，撒上葱花即成。

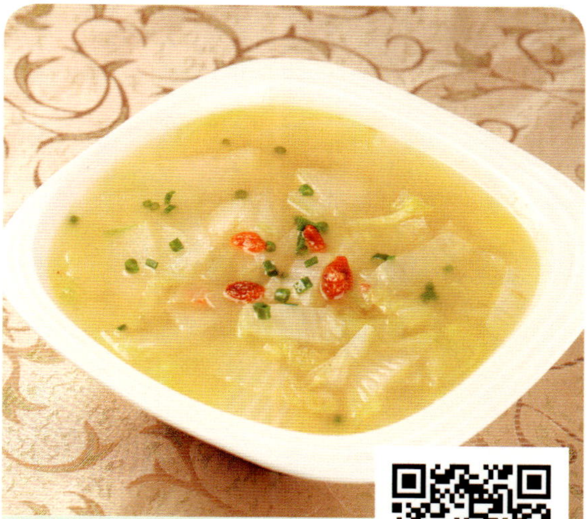

营养成分

热量……95.2千卡
碳水化合物……21.5克
蛋白质……5.2克
脂肪……0.5克

黄瓜

降糖降脂

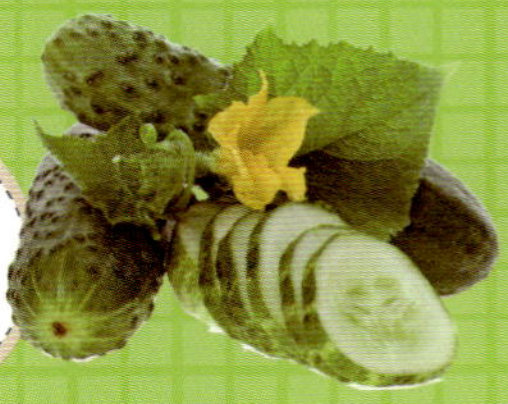

热量	15.0千卡
蛋白质	0.8克
脂肪	0.2克
碳水化合物	2.9克
膳食纤维	0.5克
交换份	500克/份

【降糖关键营养素】葡萄糖苷、果糖、丙醇二酸

【血糖生成指数】23 低　　【最佳食用季节】夏季

降糖原理

黄瓜代谢过程不依赖胰岛素。黄瓜中所含的葡萄糖苷、果糖等不参与通常的糖代谢，血糖生成指数较低，且果糖在人体内的代谢不依赖于胰岛素，能被直接消化吸收，所以糖尿病患者可利用黄瓜代替淀粉类食物充饥。

对并发症的益处

促进排泄，降低血脂和血压。黄瓜中所含的纤维素能促进肠内腐败食物排泄，而所含的丙醇、乙醇和丙醇二酸还能抑制糖类物质转化为脂肪，对肥胖者和高血压病、高脂血症患者有利。

食用建议

糖尿病患者宜食用黄瓜，并发肥胖、高血压病和高脂血症的患者也可多食。黄瓜性凉，所以脾胃虚弱、腹痛、腹泻、肺寒咳嗽者应少吃，否则可能会引发或加重腹泻。水果黄瓜的热量较普通黄瓜小，可适当选用。

搭配宜忌

✔ 黄瓜+蜂蜜

黄瓜与蜂蜜搭配具有润肠通便、促进新陈代谢的作用，有利于营养元素的吸收。

✘ 黄瓜+花生

黄瓜与花生同食，容易引起肠道功能紊乱，导致腹泻，不适合消化不良的糖尿病患者食用。

调理食谱 黄瓜拌豆皮

降低血糖、减肥瘦身

●**原料：** 黄瓜120克，豆皮150克，红椒25克，蒜末、葱花各少许

●**调料：** 盐3克，鸡粉2克，生抽4毫升，陈醋6毫升，芝麻油、食用油各适量

●**制作：**

①洗净食材，将黄瓜、红椒、豆皮切成细丝，装盘待用。

②锅中注水烧开，放入少许食用油、盐，倒入豆皮，搅散，煮约1分钟；再放入红椒丝，搅匀，煮约半分钟；至全部食材熟透后捞出沥干，放在碗中。

③倒入黄瓜丝，放入蒜末、葱花，加入少许盐，淋入生抽，撒上鸡粉倒入陈醋、芝麻油搅拌约1分钟至食材入味，装盘即成。

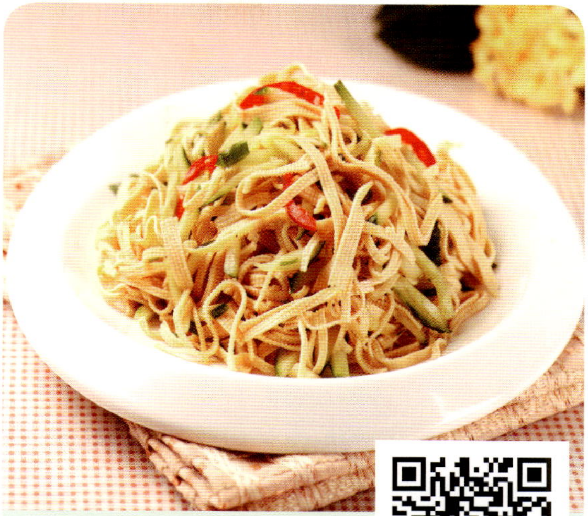

营养成分

热量	648.5千卡
碳水化合物	44.9克
蛋白质	71.6克
脂肪	29.3克

调理食谱 黄瓜拌玉米笋

稳定血糖、美容亮肤

●**原料：** 玉米笋200克，黄瓜150克，蒜末、葱花各少许

●**调料：** 盐3克，鸡粉2克，生抽、辣椒油、陈醋、芝麻油、食用油各适量

●**制作：**

①洗净食材，将黄瓜对半切开，拍打几下再切小块；玉米笋切段。

②锅中注水烧开，放入玉米笋、少许盐和鸡粉，倒入适量食用油，搅匀，大火焯煮约1分钟至食材断生后捞出沥干。

③将玉米笋倒入碗中，放入黄瓜块，撒上蒜末、葱花，加入适量辣椒油、盐、鸡粉；再淋少许陈醋、生抽，搅拌均匀，使调味料溶化；最后淋上少许芝麻油，快速拌匀，至食材入味即可。

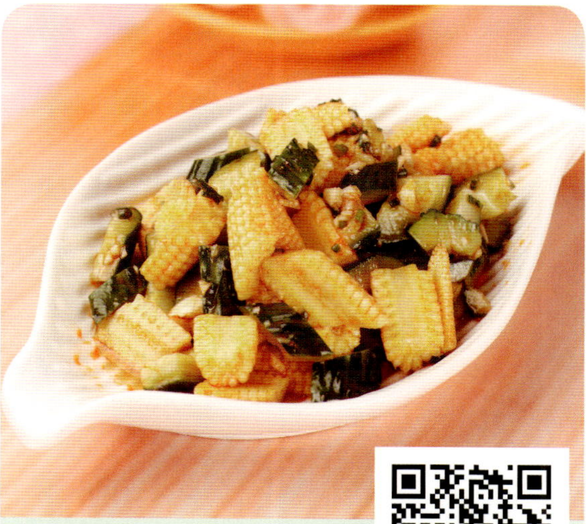

营养成分

热量	76.2千卡
碳水化合物	13.6克
蛋白质	3.0克
脂肪	3.3克

白萝卜

降低餐后血糖

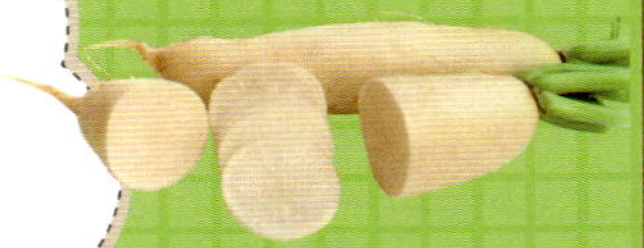

热量……21千卡
蛋白质……0.9克
脂肪……0.1克
碳水化合物……5.0克
膳食纤维……1.0克
交换份……400克/份

【降糖关键营养素】膳食纤维、芥子油、淀粉酶、维生素C

【血糖生成指数】<55 低　　【最佳食用季节】四季均可

降糖原理

增加饱腹感，减少食物摄入量。白萝卜中富含的膳食纤维能够促进肠道蠕动，预防便秘；增强机体饱腹感，减少食物的摄入量，维持血糖的稳定。其中的淀粉酶能分解食物中的淀粉和脂肪，促进对营养素的吸收。萝卜中丰富的维生素C有助于增强机体免疫功能，提高抗病能力。

对并发症的益处

增强机体免疫力，降低血压和血脂。萝卜中含有木质素，能提高免疫细胞活力，还能与矿物质锌共同作用提高机体免疫力，并具有吞噬癌细胞的作用。吃萝卜可降血脂、软化血管、稳定血压，预防冠心病、动脉硬化、胆石症等疾病。白萝卜中含钙量较高，是机体补钙的好来源，补钙有助于改善糖尿病患者的骨质疏松情况。

食用建议

萝卜性偏寒凉而滑肠，脾虚泄泻者慎食或少食。患有胃溃疡、十二指肠溃疡、慢性胃炎、单纯甲状腺肿、先兆流产、子宫脱垂等的患者忌吃。保存白萝卜最好能带泥存放，如果室内温度不太高，可放在阴凉通风处。

搭配宜忌

✔ 白萝卜+羊肉

白萝卜与羊肉搭配可消积滞、化痰热，适宜于糖尿病合并消化系统疾病的患者食用。

✘ 白萝卜+胡萝卜

胡萝卜含有抗坏血酸酶，会破坏白萝卜中的维生素C，使两种萝卜的营养价值都大为降低。

调理食谱 红烧白萝卜

提高免疫力，调节血压和血脂

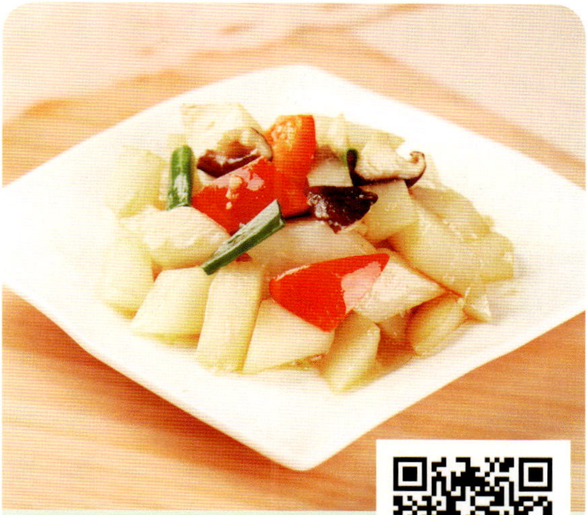

●原料：白萝卜350克，鲜香菇35克，彩椒40克，蒜末、葱段各少许

●调料：盐2克，鸡粉2克，生抽5毫升，水淀粉5毫升，食用油适量

●制作：

①将白萝卜去皮切成丁；香菇和彩椒切成小块。

②用油起锅，放入蒜末、葱白，爆香，倒入香菇，翻炒至其熟软；再放入白萝卜丁，快速翻炒匀；注入适量清水，加入少许盐、鸡粉；淋入适量生抽，拌匀调味。

③用中火焖煮约5分钟，至食材八成熟时放入切好的彩椒，转大火收汁，倒入少许水淀粉勾芡。再撒上葱叶，翻炒片刻，至食材熟软、汤汁收浓即可。

营养成分

- 热量……87.8千卡
- 碳水化合物……21.9克
- 蛋白质……4.4克
- 脂肪……0.5克

调理食谱 白萝卜肉丝汤

降低血糖、维持血管弹性

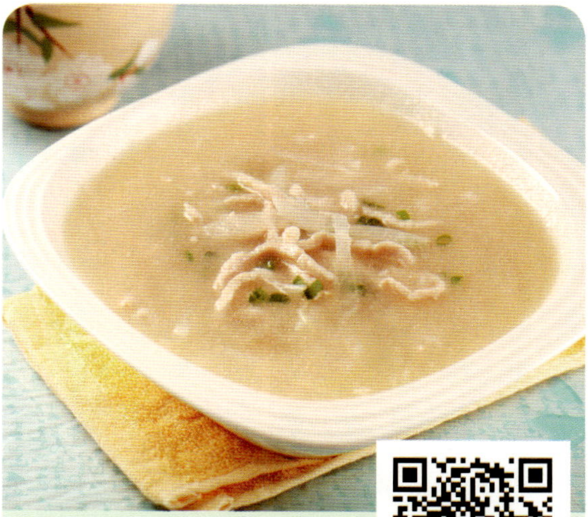

●原料：白萝卜150克，瘦肉90克，姜丝、葱花各少许

●调料：盐2克，鸡粉2克，水淀粉、食用油各适量

●制作：

①洗净食材，将白萝卜去皮切丝，瘦肉切成丝装入碗中，加入少许盐、鸡粉、水淀粉，抓匀，再淋入食用油，腌渍10分钟至入味。

②用油起锅，放入姜丝爆香，放入白萝卜丝炒匀；倒入适量清水，加入盐、鸡粉，拌匀调味。

③煮沸后用中火煮2分钟至熟，放入肉丝，搅散，煮1分钟至食材熟透，撒入葱花即可。

营养成分

- 热量……160.2千卡
- 碳水化合物……8.9克
- 蛋白质……19.6克
- 脂肪……5.7克

茄子

保护血管

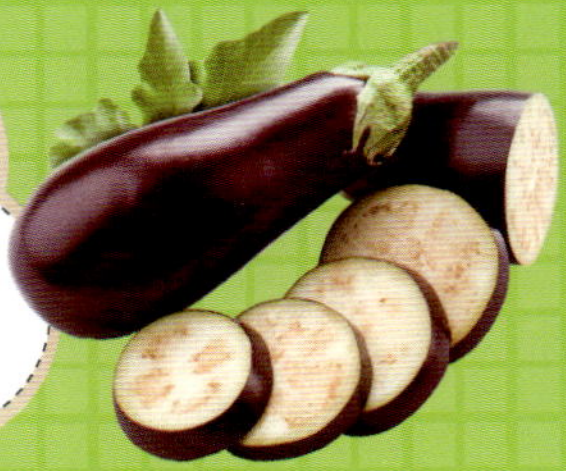

热量……21千卡
蛋白质……1.1克
脂肪……0.2克
碳水化合物……4.9克
膳食纤维……1.3克
交换份……500克/份

【降糖关键营养素】维生素C 、维生素E、皂草苷
【血糖生成指数】25 低 【最佳食用季节】夏末秋初

降糖原理

热量较低，有效保护微血管。茄子中热量含量低，含有丰富的微量元素，适合糖尿病患者食用。其丰富的维生素C含量能增强毛细血管的弹性，减低毛细血管的脆性及渗透性，防止微血管破裂出血，使心血管保持正常的功能，适合糖尿病并发心血管疾病食用。

对并发症的益处

提高免疫力，降低胆固醇水平。茄子含有皂草苷，可促进蛋白质、脂质、核酸的合成，提高供氧能力，防止血栓，提高免疫力。茄子含丰富的维生素P，可增强毛细血管的弹性，有降低血脂和血压的功效。茄子含有维生素E，可降低血液中胆固醇水平。

食用建议

茄子可清热解暑，对于容易长痱子、生疮疖的人，尤为适宜；脾胃虚寒、哮喘者不宜多食；体弱、便溏者不宜多食；消化不良、容易腹泻的人，不宜多食。茄子属易吸油食物，建议食用时少放油，不宜采用油炸等烹饪方法。

搭配宜忌

✔ 茄子+猪肉

茄子与猪肉搭配，可减少胆固醇的吸收并稳定血糖水平，适合糖尿病并发高脂血症患者食用。

✘ 茄子+螃蟹

茄子与螃蟹搭配，易损伤肠胃，引发腹泻，不利于营养素的吸收，所以不适合糖尿病并发消化道疾病患者食用。

调理食谱 茄子泥

降低胆固醇、提高免疫力

●原料：茄子200克

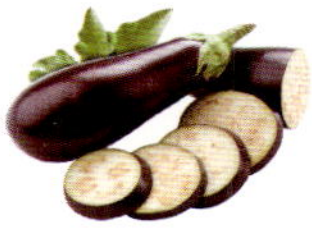

●调料：盐少许

●制作：

①茄子洗净，切去头尾，去皮，切成细条放入盘子。

②将蒸盘放入烧开的蒸锅中，烧开后用中火蒸约15分钟至其熟软。

③开锅盖，取出放凉待用，将茄条放在案板上，压成泥状，装入碗中，加入少许盐，搅拌均匀，至其入味即可。

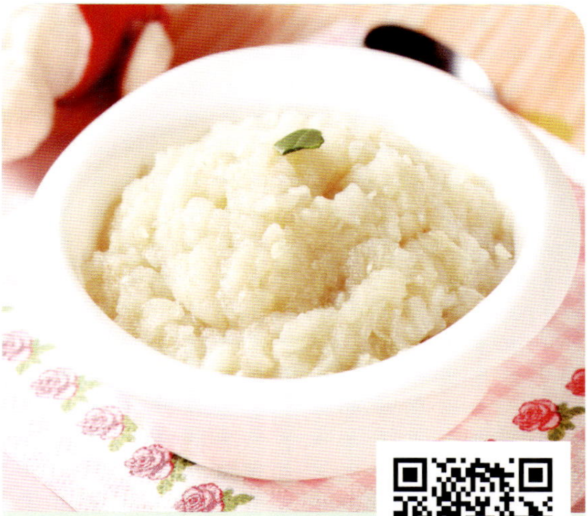

营养成分

热量	21千卡
碳水化合物	49克
蛋白质	1.1克
脂肪	0.2克

调理食谱 醋香蒸茄子

保护微血管、提高免疫力

●原料：茄子200克，蒜末、葱花各少许

●调料：盐2克，生抽5克，陈醋5毫升，芝麻油2毫升，食用油适量

●制作：

①洗净食材，茄子去皮切成条放入盘中。

②蒜末入碗，加入适量盐、生抽、陈醋、芝麻油，拌匀，制成味汁。

③将调好的味汁浇在茄子上，然后放入烧开的蒸锅中，用大火蒸10分钟至熟透。

④取出蒸好的茄子，趁热撒上葱花，浇上少许热油，可适当点缀枸杞进行装饰。

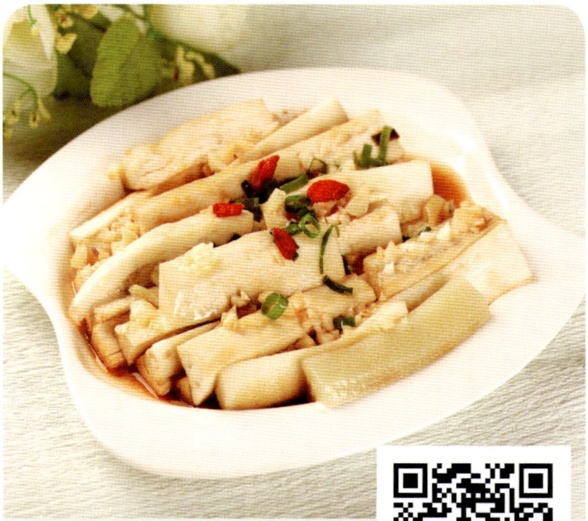

营养成分

热量	21千卡
碳水化合物	49克
蛋白质	1.1克
脂肪	0.2克

魔芋

促进肠胃蠕动

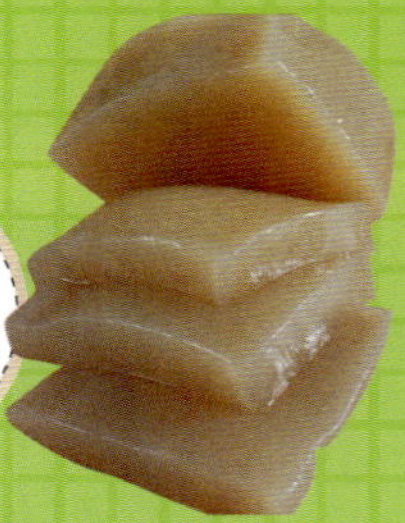

热量	7千卡
蛋白质	0.1克
脂肪	0.1克
碳水化合物	3.3克
膳食纤维	3.0克
交换份	500克/份

【降糖关键营养素】膳食纤维、甘聚糖

【血糖生成指数】17 低　　【最佳食用季节】夏秋季

降糖原理

增加饱腹感，降低血糖水平。魔芋中所含的纤维素在肠胃中吸收水分后膨胀，体积增加，增加了饱腹感，同时可溶性纤维形成了胶态，延缓了葡萄糖和脂肪的吸收，从而降低了血糖水平，且魔芋中的甘聚糖也能降低体内血糖水平。

对并发症的益处

保护心血管，降低胆固醇水平。魔芋中的甘露聚糖可降血脂、扩张血管和预防动脉硬化等心脑血管疾病。其含有的植物纤维素，可促进胃肠蠕动，加快排泄，有效地保护胃肠道；还能促进胆固醇转化为胆酸，降低体内胆固醇水平。

食用建议

魔芋性寒，消化不良和皮肤病患者也应少用。生魔芋有毒，必须煎煮3小时以上才可食用，现在买到的一般都是魔芋磨粉后制成的魔芋豆腐、魔芋丝等。

搭配宜忌

✓ 魔芋+猪肉

魔芋作为一种蔬菜，蛋白质和脂肪含量相对较少，与猪肉一起食用可起到滋补功效，强化膳食平衡。

✗ 魔芋+螃蟹

螃蟹食用后易引发某些皮肤过敏，与魔芋搭配不利于糖尿病并发皮肤病患者的皮肤愈合情况。

调理食谱 芥菜魔芋汤

降低血糖、调节血脂

●**原料：**芥菜130克，魔芋180克，姜片少许

●**调料：**盐2克，鸡粉2克，料酒、食用油各适量

●**制作：**

①洗净食材，魔芋、芥菜切成小块。

②锅中注水烧开，放入少许盐，倒入魔芋，搅匀，煮沸，把焯过水的魔芋捞出，装盘待用。

③用油起锅，放入姜片，爆香，倒入芥菜，炒匀，淋入料酒，炒香。

④加适量清水，倒入魔芋，搅拌均匀，放入适量鸡粉、盐，炒匀调味，烧开后煮2分钟至熟，盛出即可。

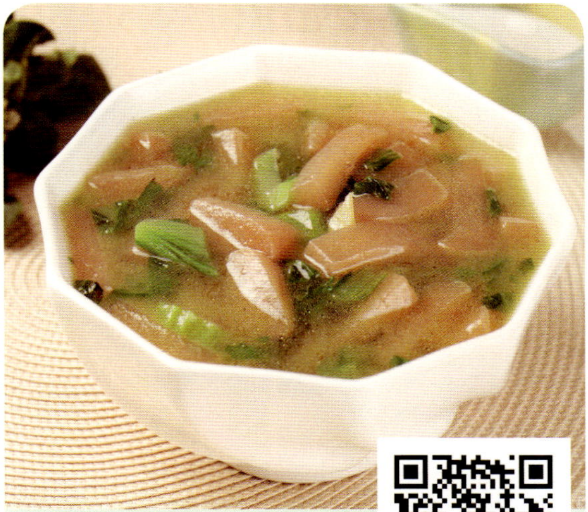

营养成分

热量	43.8千卡
碳水化合物	12.1克
蛋白质	2.8克
脂肪	0.7克

调理食谱 香菇魔芋汤

降低血脂，保护肠胃

●**原料：**鲜香菇30克，魔芋180克，葱花少许

●**调料：**盐2克，鸡粉2克，水淀粉3毫升，食用油适量

●**制作：**

①洗净食材，香菇切成片，魔芋切成小块。

②锅中注水烧开，倒入魔芋，煮1分30秒，焯煮好捞出沥干。

③锅中倒入适量食用油烧热，倒入香菇拌炒，加入适量清水，倒入魔芋，放入适量盐、鸡粉。

④加入适量水淀粉搅拌均匀，煮2分钟，至魔芋入味，快速搅拌，将煮好的香菇魔芋汤倒入碗中，再放入葱花即成。

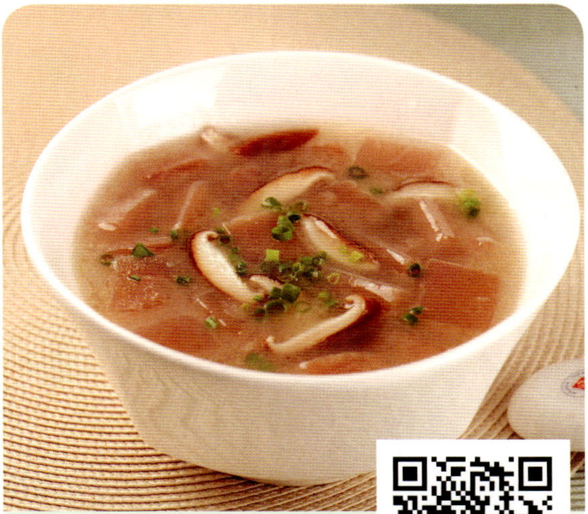

营养成分

热量	18.3千卡
碳水化合物	7.5克
蛋白质	0.8克
脂肪	0.3克

芦笋

保护胰岛细胞

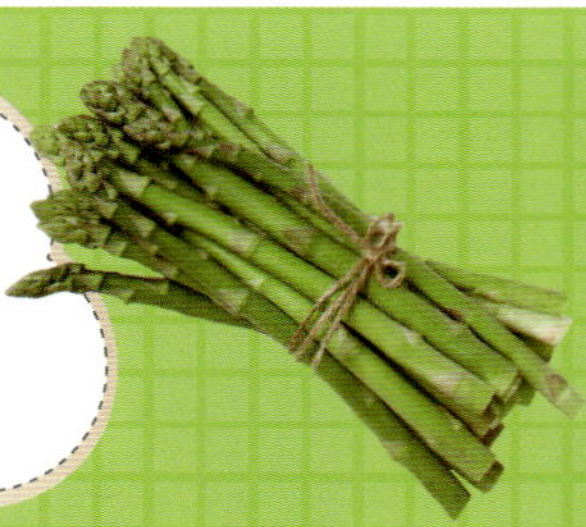

热量	19.0千卡
蛋白质	1.4克
脂肪	0.1克
碳水化合物	4.9克
膳食纤维	1.9克
交换份	500克/份

【降糖关键营养素】烟酸、膳食纤维、维生素C

【血糖生成指数】<55 低　　【最佳食用季节】春季

降糖原理

降低血糖水平，提高机体代谢能力。芦笋可以提高人体血糖代谢功能，且芦笋中含有烟酸，是胰岛素的激活剂，糖尿病患者经常吃芦笋，可改善血糖水平。且芦笋含有丰富的维生素C，能够保护胰岛B细胞等各种组织细胞不受自由基的损伤。

对并发症的益处

提高免疫力，保护心血管。芦笋中含有丰富的抗癌元素硒，能够刺激机体免疫功能，促进抗体的形成；芦笋中多种低聚果糖能降低血压，改善心血管功能；所含叶酸、核酸能有效地抑制癌细胞的生长，所以对膀胱癌、肺癌、皮肤癌等有一定的预防作用。

食用建议

芦笋中的叶酸很容易被破坏，所以若用来补充叶酸应避免高温烹煮，最佳的食用方法是用微波炉小功率热熟。痛风患者不宜多食，脾胃虚寒或产后者不宜生食、多食。

搭配宜忌

✔ 芦笋+猪肉

芦笋与猪肉搭配食用，有利于人体维生素B_{12}的吸收，弥补糖尿病并发腹泻造成的营养素缺失。

✘ 芦笋+西葫芦

芦笋味甘、性寒，与西葫芦搭配易损伤脾胃，加重脾胃虚寒，不利于糖尿病并发脾胃疾病患者的恢复。

调理食谱 草菇烩芦笋

提高抗病能力，开胃消食

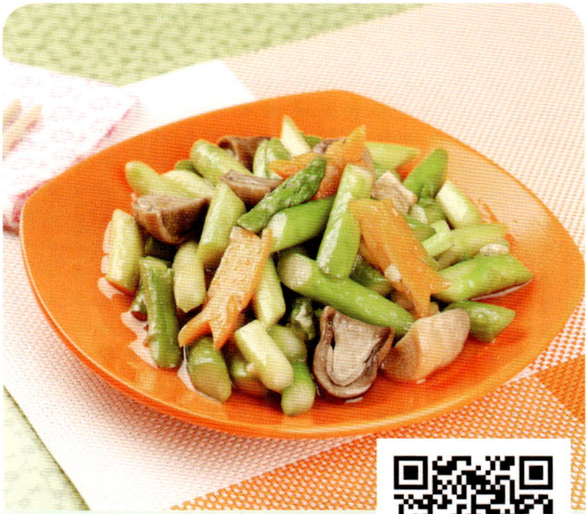

营养成分
热量……51.9千卡
碳水化合物……12.0克
蛋白质……4.7克
脂肪……0.3克

●原料：芦笋170克，草菇85克，胡萝卜片、姜片、蒜末、葱白各少许

●调料：盐2克，鸡粉2克，蚝油4克，料酒3毫升，水淀粉、食用油各适量

●制作：

①将草菇切成小块，芦笋去皮切成段。

②锅中注水烧开，放入盐、食用油、草菇，煮约半分钟后再倒入芦笋段，续煮约半分钟，至全部食材断生后捞出。

③用油起锅，放入胡萝卜片、姜片、蒜末、葱白，爆香，倒入焯好的食材，淋入料酒，炒匀。

④放入蚝油，炒香、炒透，再加入盐、鸡粉，翻炒食材熟软，倒入适量水淀粉勾芡即可。

调理食谱 芦笋炒莲藕

保护心血管、养心润肺

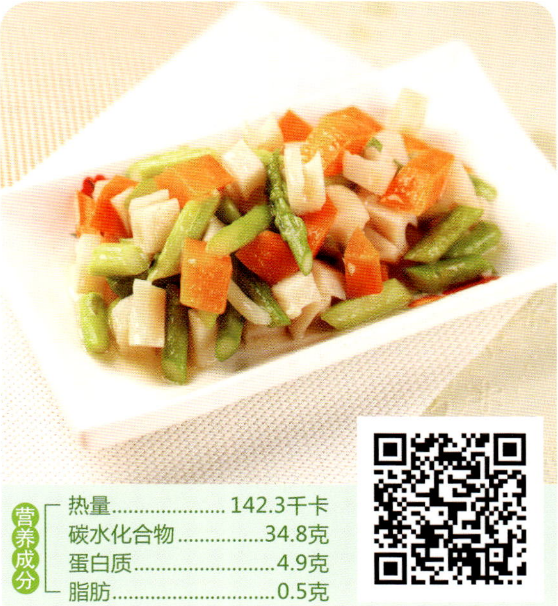

营养成分
热量……142.3千卡
碳水化合物……34.8克
蛋白质……4.9克
脂肪……0.5克

●原料：芦笋100克，莲藕160克，胡萝卜45克，蒜末、葱段各少许

●调料：盐3克，鸡粉2克，水淀粉3毫升，食用油适量

●制作：

①将食材洗净，芦笋去皮切成段，莲藕和胡萝卜去皮切成丁。

②锅中注入水烧开，加少许盐，放入藕丁、胡萝卜搅匀，煮1分钟至其八成熟，捞出沥干。

③用油起锅，放入蒜末、葱段，爆香，放入芦笋，倒入藕丁和胡萝卜丁，炒匀，加入适量盐、鸡粉，炒匀调味。

④倒入适量水淀粉，快速拌炒均匀，装盘即可。

菠菜

调节糖代谢

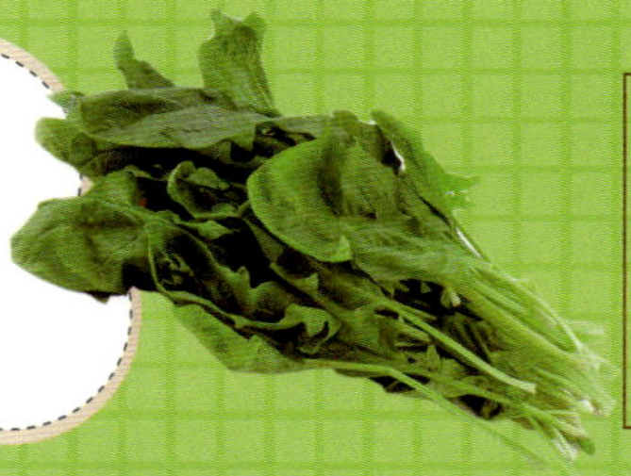

- 热量……24.0千卡
- 蛋白质……2.6克
- 脂肪……0.3克
- 碳水化合物……4.5克
- 膳食纤维……1.7克
- 交换份……500克/份

【降糖关键营养素】铬、类胰岛素物质

【血糖生成指数】15 低　　【最佳食用季节】冬季

降糖原理

稳定血糖水平，增强抗病能力。菠菜中含有铬和一种类胰岛素物质，可发挥胰岛素的功能，使人体血糖保持在较稳定的水平。糖尿病患者(尤其2型糖尿病患者)常吃菠菜有利于保持血糖稳定。

对并发症的益处

控制脂肪吸收，降低血脂水平。菠菜中含有大量的植物粗纤维，具有促进肠道蠕动的作用，利于排便，且能促进胰腺分泌，帮助消化。菠菜可以控制糖和脂肪的吸收，稳定血糖，降低血脂，对动脉粥样硬化、冠心病等心脑血管疾病都有一定的预防作用。

食用建议

电脑工作者和爱美人士可常食菠菜，但肾炎、肾结石患者和脾虚者应少食。菠菜中铁含量虽然高，但能被人体吸收的并不多，而且其主要成分是草酸，草酸对锌、钙的吸收具有破坏作用，所以孕妇、儿童不宜为满足补铁需求而大量摄入菠菜。

搭配宜忌

✔ 菠菜+茄子

菠菜与茄子搭配食用能够加快血液循环并预防癌症，有效缓解糖尿病并发高血压等病症。

✘ 菠菜+豆腐

菠菜中的草酸与豆腐中的钙形成草酸钙，影响人体对钙元素的吸收和利用，不利于糖尿病患者维持体内营养元素的平衡。

调理食谱 菠菜西蓝花汁

稳定血糖、安神助眠

●**原料：** 菠菜200克，西蓝花180克

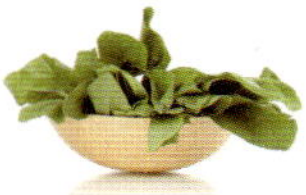
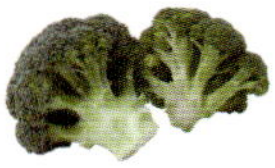

●**调料：** 白糖10克

●**制作：**

①洗净食材，将西蓝花切成小块，菠菜切成段。

②锅中注水烧开，倒入西蓝花，煮至沸腾，再倒入菠菜，搅匀，汆煮片刻；将焯煮好的西蓝花和菠菜捞出沥干。

③取榨汁机，将焯过水的食材倒入搅拌杯中，倒入适量纯净水，榨取蔬菜汁，加入适量白糖后继续搅拌，至蔬菜汁味道均匀，可适当点缀枸杞进行装饰。

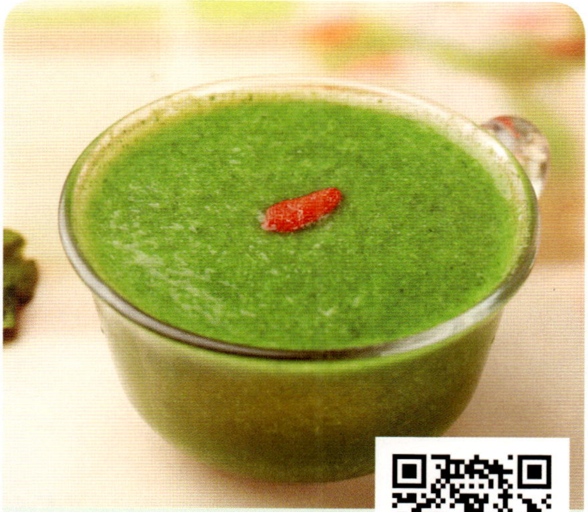

营养成分

热量……107.4千卡
碳水化合物……16.7克
蛋白质……12.6克
脂肪……1.7克

调理食谱 枸杞拌菠菜

降压、降血糖、抗疲劳

●**原料：** 菠菜230克，枸杞20克，蒜末少许

●**调料：** 盐2克，鸡粉2克，蚝油10克，芝麻油3毫升，食用油适量

●**制作：**

①洗净食材，将菠菜去根切成段。

②锅中注水烧开，淋入少许食用油，倒入洗好的枸杞，焯煮片刻，捞出沥干待用。

③把菠菜倒入沸水锅中，搅拌均匀，煮1分钟，至食材断生后捞出沥干。

④把焯好的菠菜、枸杞倒入碗中，放入蒜末、盐、鸡粉、蚝油、芝麻油，拌匀即可。

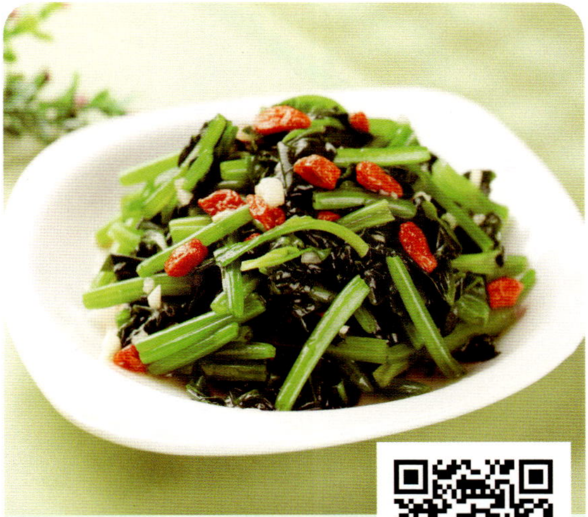

营养成分

热量……106.8千卡
碳水化合物……23.2克
蛋白质……8.8克
脂肪……1.0克

苋菜

增强体质

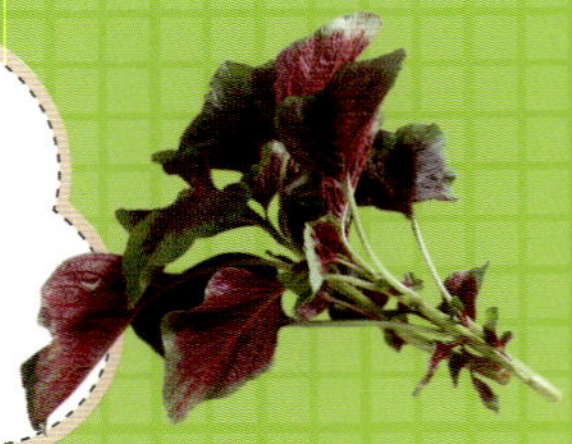

热量	25.0千卡
蛋白质	2.8克
脂肪	0.3克
碳水化合物	5.0克
膳食纤维	2.2克
交换份	500克/份

【降糖关键营养素】赖氨酸、胡萝卜素、铬、镁

【血糖生成指数】<55 低　　【最佳食用季节】春夏季

降糖原理

增强胰岛细胞活性，维持血糖稳定。苋菜含有丰富的铬元素和镁元素，可以促进胰岛细胞活性，起到降糖的作用。另外，苋菜中还含有丰富的铁、钙和维生素K，具有促进凝血、增加血红蛋白含量并提高携氧能力、促进造血等功能，对于增强体质、提高机体的免疫力、防止便秘和改善贫血症状等具有很好的作用。

对并发症的益处

维持心肌功能，防治骨质疏松。苋菜能维持正常的心肌活动，通过增加血红蛋白含量提高携氧能力。糖尿病患者因为对钙的吸收差、流失多，加上激素水平异常，会造成骨钙的大量流失，因而常患有骨质疏松症。经常吃苋菜等食物进行补钙，对于预防骨质疏松症很重要。

食用建议

适合老年人、幼儿、妇女、减肥者食用；消化不良、腹满、肠鸣、大便稀薄等脾胃虚弱者少吃或暂时不吃；也不宜一次性吃得太多，否则易引起皮炎；脾胃虚寒者忌食；平素胃肠有寒气、易腹泻的人也不宜多食。

搭配宜忌

✔ 苋菜+猪肝

苋菜与猪肝搭配食用可增强人体免疫力，有助于缓解因糖尿病引发的免疫力低下等症状，提高身体的抵抗力。

✘ 苋菜+甲鱼

苋菜与甲鱼搭配食用易造成消化不良，严重时可造成肠道功能的紊乱，不适用于久病体虚的糖尿病患者的食用。

调理食谱 虾仁苋菜汤

降低血压、改善肝脏功能

●原料：苋菜200克，虾仁65克，肉末65克，枸杞15克

●调料：盐、鸡粉各2克，水淀粉7毫升，食用油适量

●制作：

①洗净食材，将苋菜切小段，虾仁去除虾线。

②虾仁装入碗中，加入少许盐、鸡粉，淋入水淀粉，拌匀腌渍至其入味

③锅中注水烧开，倒入适量食用油，加入少许盐、鸡粉，放入枸杞、肉末，搅匀，放入腌渍好的虾仁，用大火煮沸，至虾身弯曲再倒入苋菜。

④略煮一会儿，至全部食材熟软、入味，装盘即可。

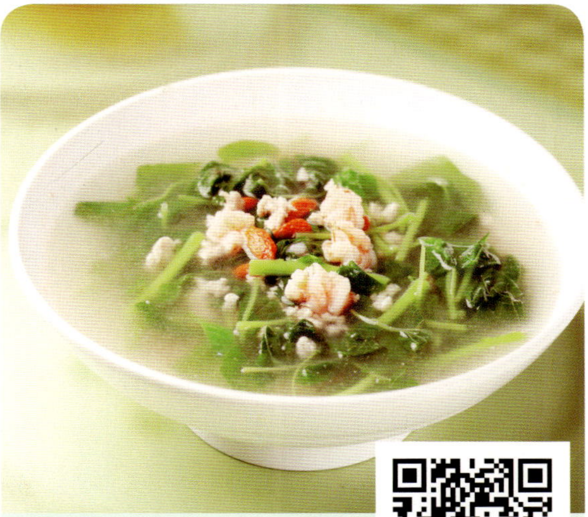

营养成分

热量	223.5千卡
碳水化合物	20.7克
蛋白质	28.7克
脂肪	5.6克

调理食谱 鸡蛋苋菜汤

维持血糖稳定、提高免疫力

●原料：鸡蛋2个，苋菜120克

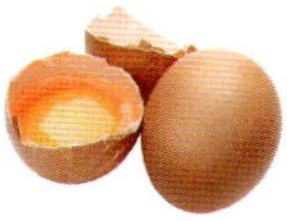

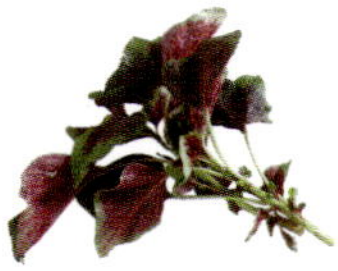

●调料：盐2克，鸡粉2克，食用油适量

●制作：

①洗净食材，将苋菜切段，鸡蛋打散调匀，制成蛋液。

②用油起锅，倒入苋菜，翻炒，向锅中注入适量清水，用大火煮沸，放入鸡粉、盐，拌匀调味。

③倒入蛋液，迅速搅拌均匀，煮沸，装入碗中即可。

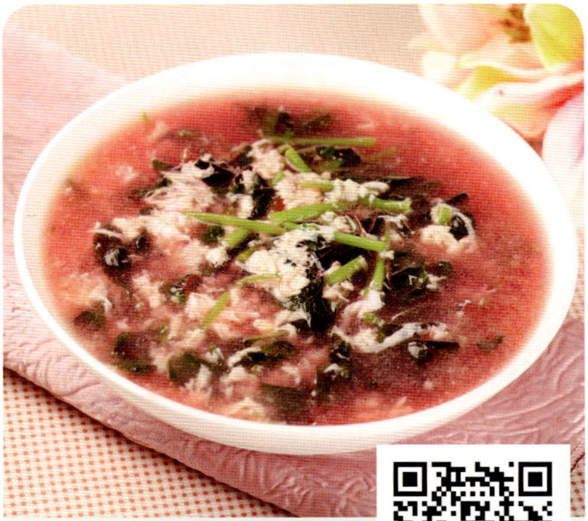

营养成分

热量	174千卡
碳水化合物	8.8克
蛋白质	16.7克
脂肪	9.2克

韭菜

稳定血糖

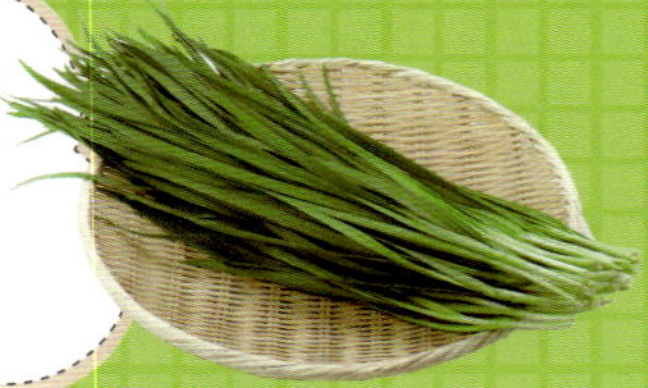

热量……26千卡
蛋白质……2.4克
脂肪……0.4克
碳水化合物……4.6克
膳食纤维……1.4克
交换份……500克/份

【降糖关键营养素】粗纤维、硫化物
【血糖生成指数】52 低 【最佳食用季节】春季

降糖原理

减少糖类吸收，稳定餐后血糖。韭菜中的膳食纤维具有减少糖类和脂肪吸收的功效，可稳定餐后血糖；同时可以刺激胃肠蠕动，加速代谢废物的排泄，保持大便畅通。韭菜含有的硫化物成分，可促进血液循环，提高机体新陈代谢，增强免疫力。

对并发症的益处

抗炎、抗菌，提高机体免疫力。韭菜具有很好的抗菌作用，糖尿病患者因为免疫力下降，非常容易发生感染，常吃韭菜有益于预防口腔溃疡和牙周病等口腔感染的发生。

食用建议

患有胃溃疡、十二指肠溃疡等病以及消化不良或肠胃功能较弱的人吃韭菜后容易烧心，因此应少吃。阴虚火旺、有眼病的人亦不宜多食。

搭配宜忌

✔ 韭菜+鸡蛋

韭菜与鸡蛋搭配食用可补肾行气，增强机体抵抗力，提高糖尿病患者的抗感染能力，有利于疾病的恢复。

✘ 韭菜+蒜薹

韭菜与蒜薹同食易影响消化，造成营养物质的流失，不利于糖尿病患者对能量和其他营养元素的吸收和利用。

调理食谱 韭菜银芽炒木耳

促进机体新陈代谢

●**原料：** 韭菜100克，水发木耳45克，绿豆芽80克

●**调料：** 盐2克，鸡粉2克，料酒3毫升，食用油适量

●**制作：**

①洗净食材，将木耳切成粗丝，韭菜切成段。

②锅中注水烧开，加入少许盐，倒入木耳丝，略煮一会儿，捞出焯煮好的木耳沥干。

③用油起锅，倒入木耳、韭菜段，快速翻炒匀，至韭菜呈深绿色。

④倒入绿豆芽，翻炒匀，淋上少许料酒，炒香、炒透，加入适量盐、鸡粉，翻炒至食材熟透、入味即成。

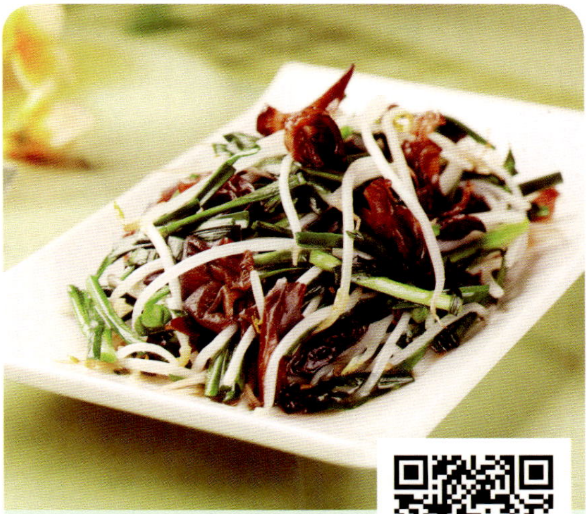

营养成分

热量……49.9千卡
碳水化合物……7.6克
蛋白质……4.8克
脂肪……0.6克

调理食谱 海蜇豆芽拌韭菜

降低胆固醇，调节血压

●**原料：** 水发海蜇丝120克，黄豆芽90克，韭菜100克，彩椒40克

●**调料：** 盐2克，鸡粉2克，芝麻油2毫升，食用油适量

●**制作：**

①洗净食材，将彩椒切成条，韭菜、黄豆芽切成段。

②锅中注水烧开，倒入海蜇丝，煮约2分钟，放入黄豆芽，淋入食用油，煮1分钟至其断生。

③放入彩椒、韭菜，拌匀，煮半分钟，把煮熟的食材捞出沥干。

④将煮好的食材装入碗中，加入适量盐、鸡粉、芝麻油，搅拌均匀即可。

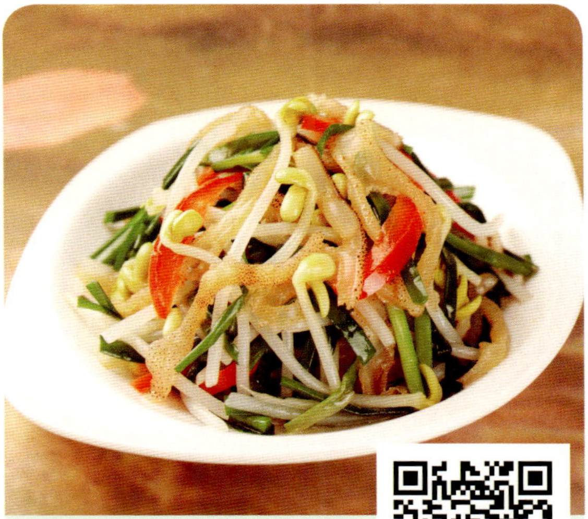

营养成分

热量……118.8千卡
碳水化合物……15.8克
蛋白质……11.4克
脂肪……2.3克

芹菜

降压、降脂

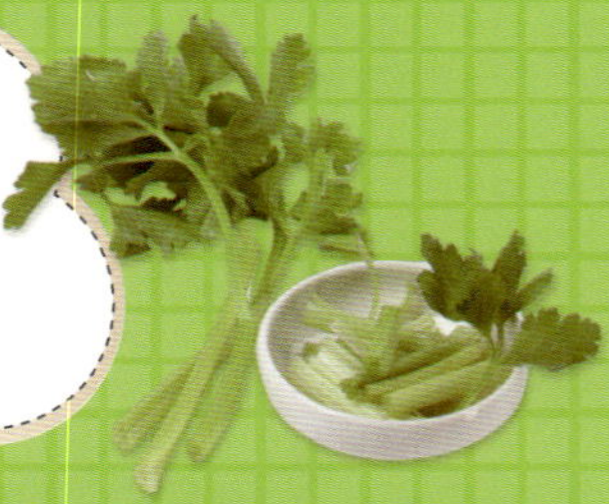

热量	20千卡
蛋白质	0.8克
脂肪	0.1克
碳水化合物	3.9克
膳食纤维	1.4克
交换份	500克/份

【降糖关键营养素】叶绿素、膳食纤维

【血糖生成指数】<55 低　　【最佳食用季节】冬季

降糖原理

调节胰岛素分泌，维持血糖平衡。芹菜中富含的叶绿素能够调节人体胰岛素的分泌，降低血糖水平。芹菜中的膳食纤维能促进胃肠蠕动，有利于营养物质的吸收，且能降低胆固醇含量，同时增加饱腹感，既能减少主食的摄入量，又能减缓肠道对糖的吸收，降低餐后血糖的升高幅度，使糖尿病患者的血糖保持相对稳定。

对并发症的益处

有助于降低血压。芹菜中所含的芹菜素可以降压，其作用主要是通过颈动脉体化学感受器的反射作用而引起。芹菜中的生物碱提取物对人体有镇静作用，同时可预防因血糖波动引起的皮肤瘙痒、视力下降等各种并发症。

食用建议

特别适合高血压和动脉硬化的患者食用；芹菜性凉，脾胃虚寒、肠滑不固者应慎食；血压偏低者慎用；计划生育的男性应适量少食。芹菜属光敏性的蔬菜，食用后，体内的光敏性物质会达到一定浓度，经过阳光照射，更容易导致光敏性物质代谢障碍，从而导致皮炎发生概率增加，故一次不宜食用过多。

搭配宜忌

✔ 芹菜+腐竹

芹菜与腐竹搭配能够有效缓解疲劳，改善精神状态，缓解压力。

✘ 芹菜+黄瓜

黄瓜中含有维生素C分解酶，芹菜与其搭配，维生素C易被分解破坏，造成营养素的流失。

调理食谱 慈姑炒芹菜

调节胰岛素、降低血压

●**原料：** 慈姑100克，芹菜100克，彩椒50克，蒜末、葱段各适量

●**调料：** 盐1克，鸡粉4克，水淀粉4毫升，食用油适量

●**制作：**

①洗净食材，将慈姑切片，芹菜切成段，彩椒去籽切成小块。

②锅中注水烧开，放入适量盐、鸡粉，倒入彩椒、慈姑，煮1分钟，将焯煮好的食材捞出沥干。

③用油起锅，倒入蒜末、葱段，爆香，放入芹菜段、彩椒、慈姑，翻炒均匀。

④加入少许盐、鸡粉，炒匀调味，倒入适量水淀粉，快速翻炒均匀，装盘即可。

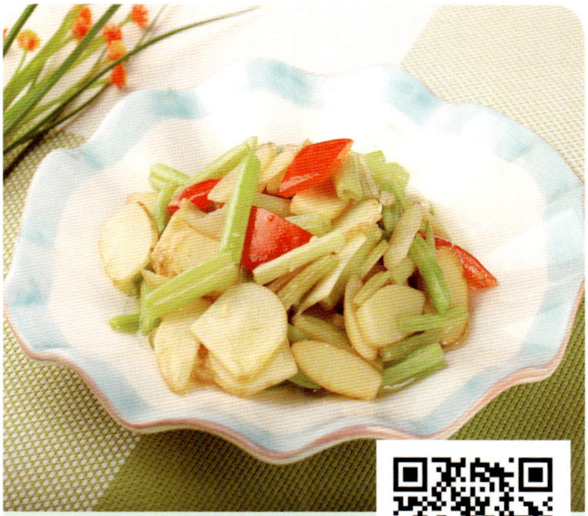

营养成分

- 热量……128.5千卡
- 碳水化合物……27.3克
- 蛋白质……6.8克
- 脂肪……0.5克

调理食谱 芹菜胡萝卜汁

调节血压、预防动脉粥样硬化

●**原料：** 芹菜70克，胡萝卜200克

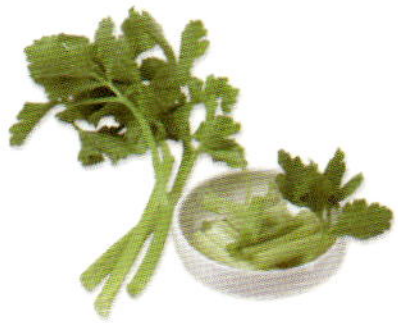

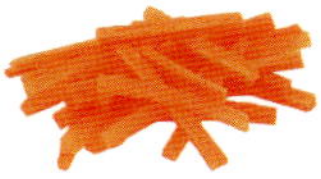

●**制作：**

①洗净食材，胡萝卜去皮切成丁，芹菜切成粒。

②取榨汁机，倒入切好的芹菜、胡萝卜，加入适量矿泉水。

③选择“榨汁”功能，榨取蔬菜汁，倒入干净的杯中即可。

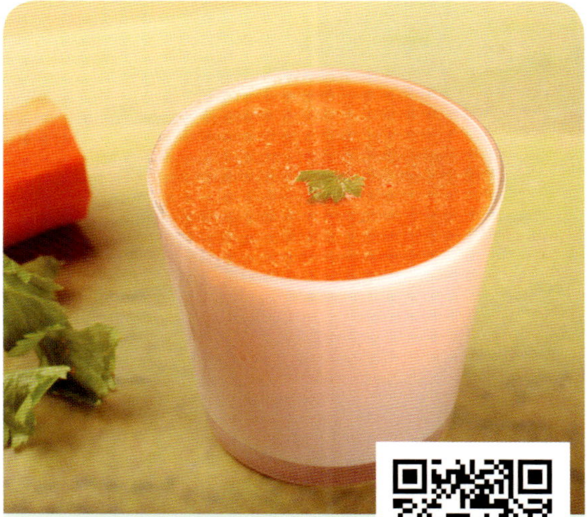

营养成分

- 热量……64千卡
- 碳水化合物……19克
- 蛋白质……2.56克
- 脂肪……0.5克

冬瓜

控制体重

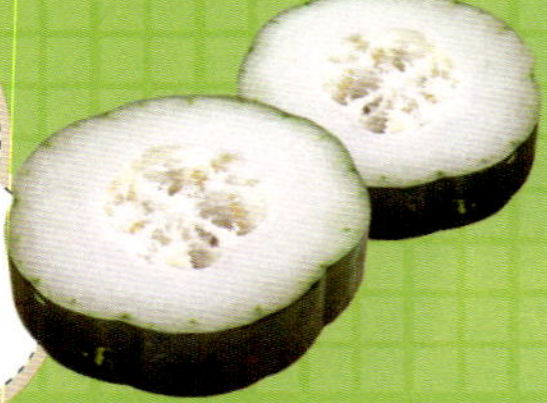

热量	22千卡
蛋白质	0.7克
脂肪	0.1克
碳水化合物	5.3克
膳食纤维	0.8克
交换份	500克/份

【降糖关键营养素】膳食纤维、丙醇二酸

【血糖生成指数】＜55 低　　【最佳食用季节】夏末秋初

降糖原理

促进胃肠蠕动，稳定血糖。冬瓜含有丰富的膳食纤维，可以降低主食中的碳水化合物在肠道中消化、吸收的速度，减少脂肪的吸收，并促进胃肠蠕动、加速代谢废物的排出，对稳定糖尿病患者的餐后血糖和控制体重都有很好的辅助效果。冬瓜中所含的丙醇二酸，能有效地抑制糖类转化为脂肪，从而降低血糖水平。

对并发症的益处

降低胆固醇。冬瓜为高钾低钠食物，对糖尿病合并高血压、高脂血症及肾病者有较好的辅助治疗作用。其中的粗纤维还能刺激胃肠道蠕动，使肠道堆积的致癌物质尽快排出体外，降低体内胆固醇，防止动脉粥样硬化。

食用建议

适宜肾病、高血压、糖尿病、动脉硬化、冠心病、肥胖者多食；冬瓜性寒凉，脾胃虚弱、久病滑泄、阳虚肢冷者忌食。烹饪时要注意搭配，可与牛肉，或蒜、姜、洋葱、豆豉等偏温配料同炒；炖汤可以加入骨头和生姜、葱白。

搭配宜忌

✔ 冬瓜+赤小豆

冬瓜与赤小豆搭配可消除全身水肿，利于缓解糖尿病患者引发的身体水肿。

✘ 冬瓜+鲫鱼

冬瓜与鲫鱼同食，会增强利水的功效，使下利过度导致脱水，加重糖尿病患者的病情，不利于疾病的恢复和营养素的摄入。

调理食谱 冬瓜绿豆粥

降血脂、消肿利湿

●原料：冬瓜200克，水发绿豆60克，水发大米100克

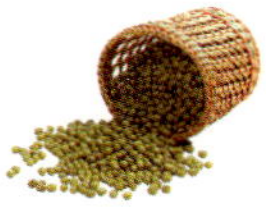
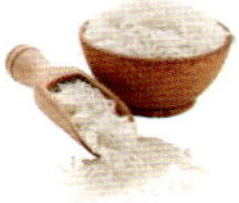

●调料：冰糖20克

●制作：

①洗净食材，将冬瓜去皮切小丁。

②砂锅注水烧开，倒入大米、绿豆，搅拌均匀。

③烧开后用小火煮约30分钟至熟，放入冬瓜，搅拌均匀。

④用小火续煮15分钟，至冬瓜熟烂，入适量冰糖，拌匀，煮至溶化即可。

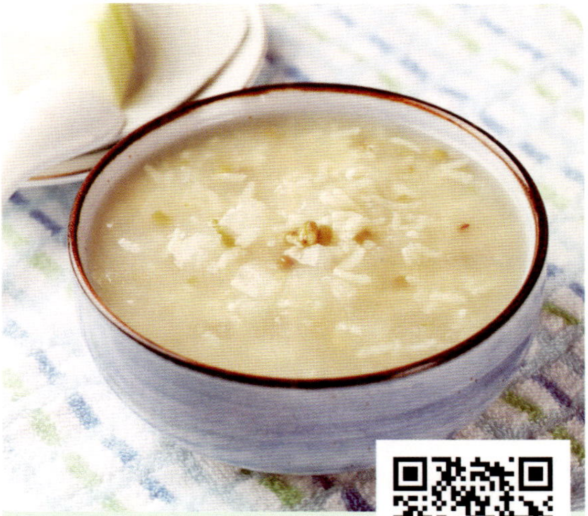

营养成分

热量	696.4千卡
碳水化合物	113.2克
蛋白质	29克
脂肪	1.8克

调理食谱 清蒸冬瓜生鱼片

稳定血糖、补益肝肾

●原料：冬瓜400克，生鱼300克，姜片、葱花各少许

●调料：盐2克，鸡粉2克，胡椒粉少许，生粉10克，芝麻油2毫升，蒸鱼豉油适量

●制作：

①将冬瓜去皮切片，生鱼肉去骨切成片。

②将冬瓜与生鱼片装入碗中，加入少许盐、鸡粉，放入姜片、胡椒粉、生粉，淋入适量芝麻油，拌匀。

③碗中依次放入生鱼片、冬瓜、姜片，再放入烧开的蒸锅中，用中火蒸15分钟至食材熟透。

④取出蒸熟的食材，倒扣入盘里，撒上葱花即可。

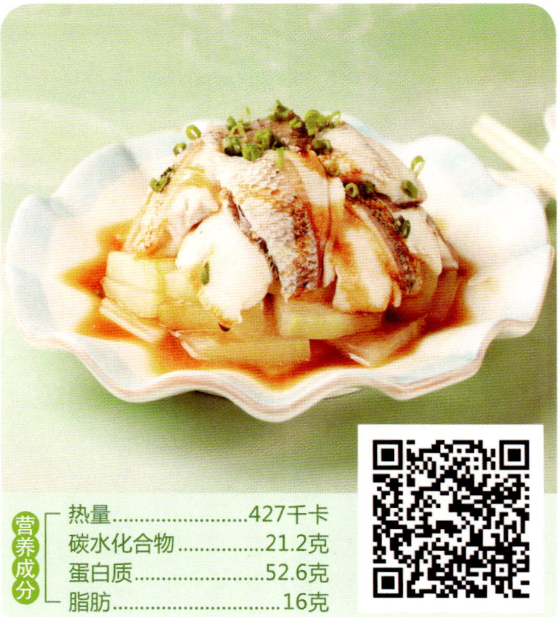

营养成分

热量	427千卡
碳水化合物	21.2克
蛋白质	52.6克
脂肪	16克

苦瓜

促进代谢

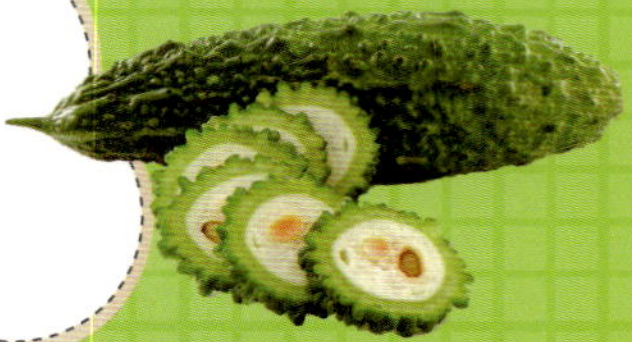

- 热量……20千卡
- 蛋白质……1克
- 脂肪……0.2克
- 碳水化合物……4.2克
- 膳食纤维……0.6克
- 交换份……500克/份

【降糖关键营养素】多肽–P、维生素C

【血糖生成指数】24 低　　【最佳食用季节】夏季

降糖原理

改善葡萄糖耐量，降低血糖。多肽–P俗称“苦瓜植物胰岛素”，是苦瓜中特有的一种降糖活性成分。它能降低糖尿病肥胖者的血糖，改善葡萄糖耐量，降低血清中胰岛素的浓度，升高肝脏和肌肉中糖原的含量，从而稳定血糖水平。

对并发症的益处

促进脂肪代谢，增强机体免疫力。苦瓜中含有丰富的苦味苷和苦味素，苦瓜苷被誉为“脂肪杀手”，可以减少机体脂肪和糖的堆积。苦瓜中还含有一种蛋白脂类物质，可刺激和增强动物体内免疫细胞吞食癌细胞的能力，与生物碱中的奎宁一起在体内发挥抗癌作用。

食用建议

苦瓜虽然可降糖，但并不能代替药物或胰岛素，不可一次吃得太多。苦瓜熟食性温，生食性寒，因此脾虚胃寒者不宜生吃。适宜肾病、癌症、脚气病、高血压、糖尿病、动脉硬化、冠心病、肥胖以及缺乏维生素C者多食。

搭配宜忌

✔ 苦瓜+茄子

苦瓜与茄子搭配对缓解心血管疾病有良好功效，可促进血液流通，降低糖尿病并发高血压、高血脂等疾病的概率。

✘ 苦瓜+猪大排

苦瓜和猪大排同食，易形成草酸钙阻碍钙的吸收，影响糖尿病患者对矿物质的摄入，造成营养不良。

调理食谱 玉竹苦瓜排骨汤

促进脂肪代谢

●原料：排骨段300克，苦瓜250克，玉竹20克

●调料：盐、鸡粉各2克，料酒6毫升

●制作：

①洗净食材，将苦瓜切成片。

②锅中注水烧开，倒入排骨段，用大火煮沸，汆去血渍，再捞出沥干。

③砂锅中注水烧开，放入排骨段、玉竹，淋入料酒，烧开后用小火炖煮25分钟至排骨熟软。

④倒入苦瓜片，搅拌均匀，用小火续煮约10分钟，至食材熟透，加入少许盐、鸡粉搅匀调味，续煮片刻，至汤汁入味即可。

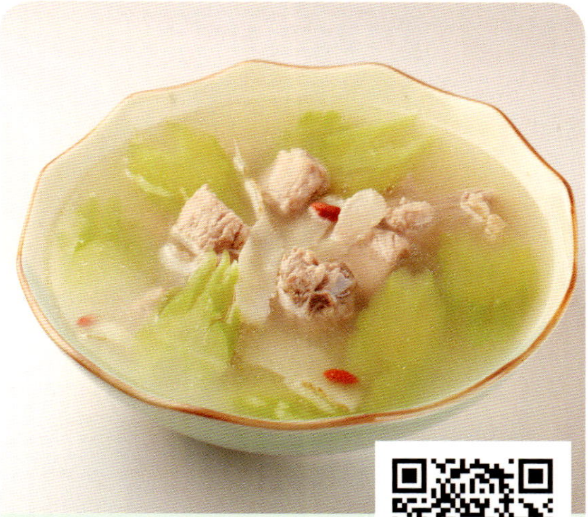

营养成分

热量……898千卡
碳水化合物……14.2克
蛋白质……53.1克
脂肪……70.7克

调理食谱 苦瓜生鱼汤

降低血压，促进伤口愈合

●原料：生鱼500克，苦瓜120克，姜片少许

●调料：盐2克，鸡粉2克，料酒15毫升，食用油适量

●制作：

①洗净食材，将苦瓜去籽切成片；生鱼斩成小块。

②锅中倒入食用油烧热，放入姜片、鱼块，煎出焦香味，

③淋入料酒，注入开水，加入适量盐、鸡粉，搅匀调味，用勺撇去汤中浮沫。

④煮2分钟，至鱼肉熟透后放入切好的苦瓜，煮至沸即可。

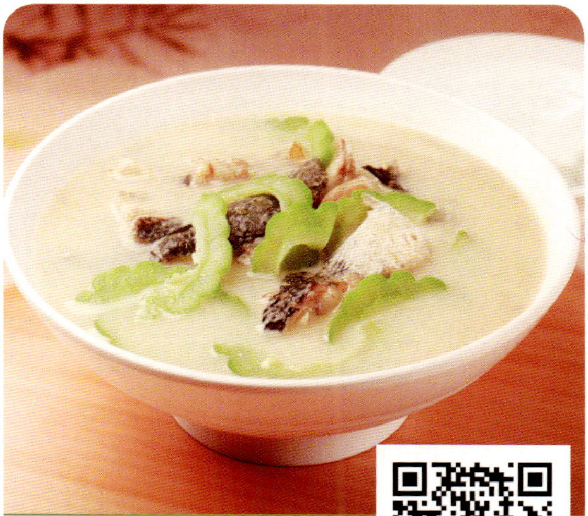

营养成分

热量……614千卡
碳水化合物……5.0克
蛋白质……84.2克
脂肪……26.2克

洋葱

营养心肌

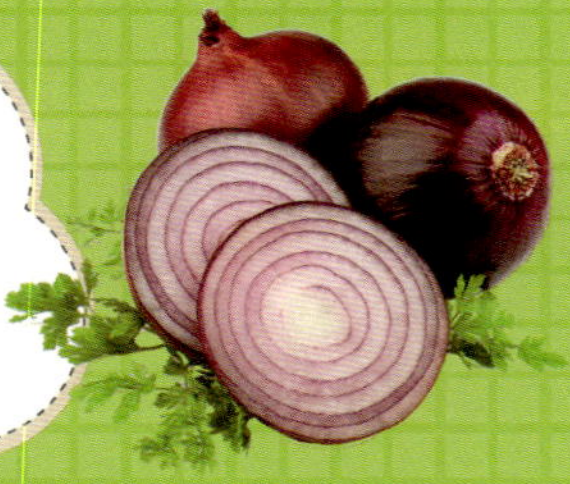

热量	21千卡
蛋白质	0.9克
脂肪	0.1克
碳水化合物	5克
膳食纤维	1克
交换份	500克/份

【降糖关键营养素】前列腺素A、硒

【血糖生成指数】30 低　　【最佳食用季节】夏秋季

降糖原理

降低血液黏度，增强细胞活力。洋葱中的前列腺素A能扩张血管、降低血液黏度，减少外周血管和冠状动脉的阻力，预防血栓形成，减少患心血管并发症的风险。洋葱中含有抗氧化剂硒元素，能增强细胞活力和代谢能力，提高糖尿病患者的抵抗力。

对并发症的益处

促进消化，降低胆固醇含量。洋葱营养丰富，刺激胃、肠及消化腺分泌，促进消化，其精油中含有可降低胆固醇的含硫化合物的混合物。洋葱中含有一种名叫“栎皮黄素”的物质，能阻止体内的生物化学机制出现变异，控制癌细胞的生长，起到防癌、抗癌的作用。

食用建议

特别适宜高血压、高血脂、动脉硬化等心血管疾病、糖尿病、癌症、急慢性肠炎、痢疾患者以及消化不良者。患皮肤瘙痒性疾病、眼疾者少吃。同时洋葱性味辛温，热病患者应慎食。洋葱一次不宜食用过多，容易引起目糊和发热。

搭配宜忌

✔ 洋葱+苦瓜

洋葱与苦瓜同食能够提高机体的免疫力，加强糖尿病患者的抗感染能力，减少并发症的发生。

✘ 洋葱+虾

洋葱中含有草酸，虾中含有丰富的钙，两者搭配易形成草酸钙产生结石，不利于糖尿病患者对营养物质的消化、吸收。

调理食谱 洋葱丝瓜炒虾球

降低胆固醇、调节血压

●原料： 洋葱70克，丝瓜120克，彩椒40克，虾仁65克，姜片、蒜末各少许

●调料： 盐3克，鸡粉3克，生抽5毫升，料酒10毫升，水淀粉8毫升，食用油适量

●制作：

①将丝瓜去皮切块，彩椒去籽切块，洋葱切块。将虾仁去虾线放入碗中，加盐、鸡粉，倒入水淀粉拌匀，腌渍10分钟。

②锅中注水烧开，加食用油、盐、丝瓜、洋葱、彩椒，煮至断生后捞出。

③用油起锅，放入蒜末、姜片、虾仁，淋入料酒炒匀，倒入汆过水的洋葱、彩椒、丝瓜，加入适量盐、鸡粉、生抽，炒匀调味，最后倒入水淀粉炒匀即可。

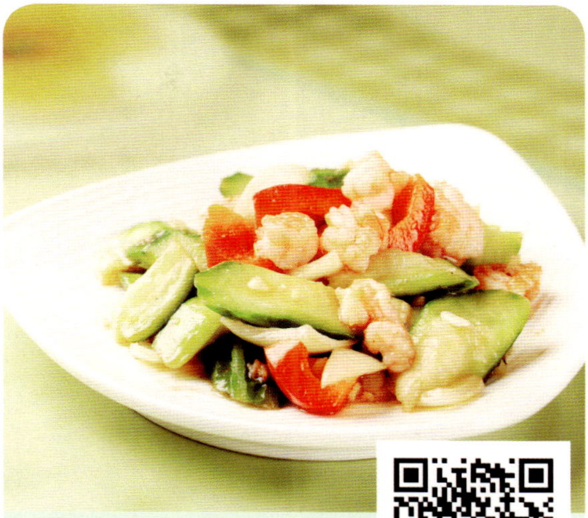

营养成分

热量……77.5千卡
碳水化合物……11.1克
蛋白质……9.1克
脂肪……0.85克

调理食谱 豆芽拌洋葱

促进消化，增进食欲

●原料： 黄豆芽100克，洋葱90克，胡萝卜40克，蒜末、葱花各少许

●调料： 盐2克，鸡粉2克，生抽4毫升，陈醋3毫升，辣椒油、芝麻油各适量

●制作：

①洗净食材，将洋葱切丝，胡萝卜去皮切丝。

②锅中注水烧开，放入黄豆芽、胡萝卜，搅匀，煮1分钟，至其断生后再放入洋葱，煮半分钟，将焯煮好的食材捞出，装入碗中。

③放入少许蒜末、葱花，加入盐、鸡粉、陈醋、辣椒油、生抽、芝麻油，拌匀即可。

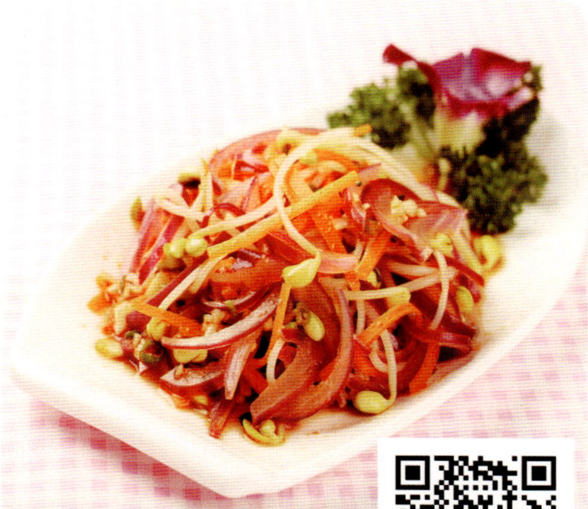

营养成分

热量……72.9千卡
碳水化合物……12.2克
蛋白质……5.7克
脂肪……1.8克

西葫芦

提高免疫力

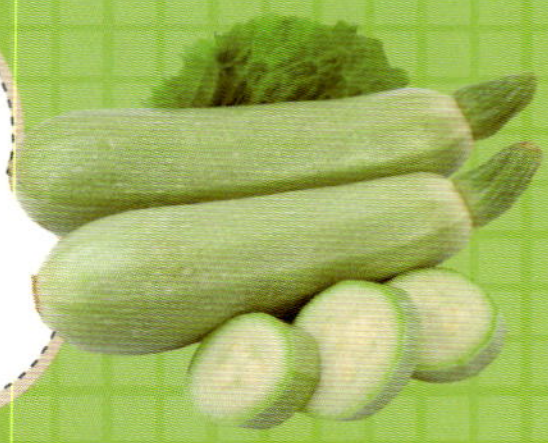

热量	23千卡
蛋白质	2.7克
脂肪	0.2克
碳水化合物	4.3克
膳食纤维	1.6克
交换份	500克/份

【降糖关键营养素】维生素C、维生素E

【血糖生成指数】＜55 低　【最佳食用季节】四季均可

降糖原理

清除自由基，提高胰岛细胞活性。糖尿病并发脑血管疾病时，自由基上升是其重要原因，西葫芦中的维生素C和维生素E具有清除自由基的作用，从而保护胰岛细胞不受损害，降低患病风险。另外，西葫芦含热量低，可减少糖尿病患者的消化压力。

对并发症的益处

提高机体免疫力。西葫芦中含有一种干扰素的诱生剂，可刺激机体产生干扰素，提高机体免疫力，发挥抗病毒和抗肿瘤的作用。西葫芦中含有较多水分、维生素等，适合糖尿病并发口腔溃疡、牙周疾病、水肿、肾炎等患者食用。

食用建议

一般人群均可食用，脾胃虚寒的人应少吃。表面晦暗、有凹陷或失水的为较老的西葫芦，食用口感不佳，不宜食用。烹调时不宜煮得太烂，否则营养容易流失。烹调西葫芦时可放入适量的醋，以增加口感。

搭配宜忌

✓ 西葫芦+豆腐

豆腐含有丰富的蛋白质，与西葫芦同食可以补充优质蛋白质，且降低脂肪的摄入，利于糖尿病并发高脂血症患者食用。

✗ 西葫芦+芦笋

西葫芦与芦笋同食易加重脾胃虚寒，影响患者的消化功能，不利于对营养物质的吸收。

调理食谱 西葫芦玉米饼

提高免疫力，预防并发症

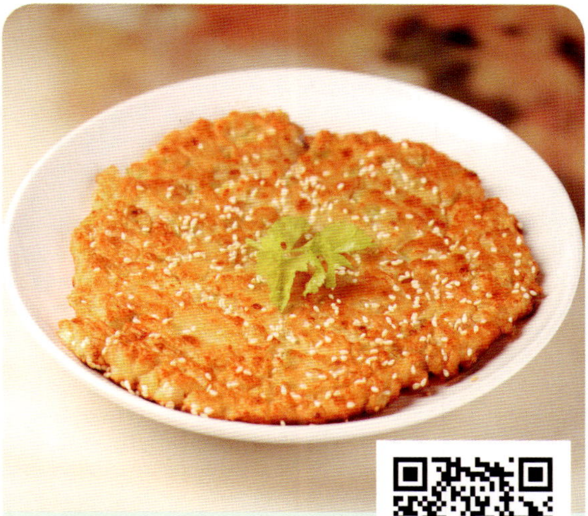

●**原料：** 西葫芦100克，玉米粉100克，面粉200克，白芝麻15克

●**调料：** 盐4克，鸡粉2克，食用油适量

●**制作：**

①洗净食材，将西葫芦切成粒。

②锅中注水烧开，放入盐、食用油，倒入西葫芦粒，煮1分钟，至其八成熟捞出沥干。

③装入碗中，倒入玉米粉，加入适量盐、鸡粉，拌匀，再倒入面粉，拌匀；加入少许清水，搅成面糊，放入适量食用油，搅拌均匀。

④煎锅中倒入食用油，放入面糊，摊成饼状，略煎片刻，至饼成形，两面均撒上白芝麻，煎出香味，呈金黄色即可。

营养成分

热量	1161.9千卡
碳水化合物	241.6克
蛋白质	28.4克
脂肪	11.5克

调理食谱 醋熘西葫芦

促进胰岛素分泌、清除自由基

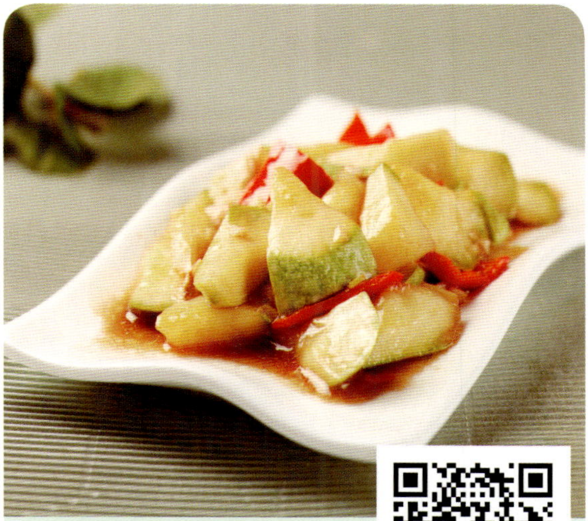

●**原料：** 西葫芦120克，红椒15克，姜末、蒜末、葱末各少许

●**调料：** 盐2克，白糖2克，陈醋5毫升，食用油适量

●**制作：**

①洗净食材，将西葫芦、红椒切成小块。

②锅中注水烧开，加入适量食用油，倒入西葫芦，搅匀，煮1分钟，至其断生后捞出沥干。

③用油起锅，倒入姜末、蒜末、葱末、红椒，爆香，再倒入西葫芦，拌炒均匀；放入盐、白糖，再倒入适量陈醋，翻炒匀至西葫芦入味，加入适量水淀粉，炒匀即可。

营养成分

热量	59.4千卡
碳水化合物	13.1克
蛋白质	5.5克
脂肪	2.0克

紫甘蓝

杀菌止痒

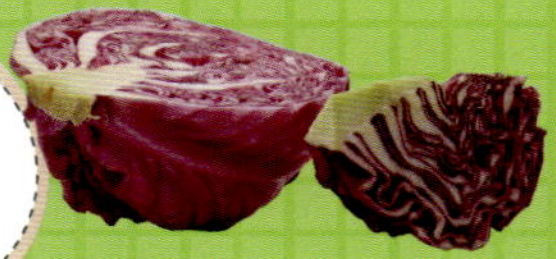

热量	19千卡
蛋白质	1.2克
脂肪	0.2克
碳水化合物	6.2克
膳食纤维	3.0克
交换份	500克/份

【降糖关键营养素】铁、花青素、维生素C

【血糖生成指数】＜55 低　　【最佳食用季节】四季均可

降糖原理

促进脂肪代谢，抗氧化。紫甘蓝中的铁元素，能够提高血液中的氧含量，提高机体对脂肪的代谢能力，利于糖尿病并发高脂血症患者食用。紫甘蓝还含有丰富的花青素和维生素C，有抗氧化功能，利于疾病的恢复。

对并发症的益处

杀虫止痒，提高抵抗力。紫甘蓝含有丰富的硫元素，不仅能够杀虫止痒，对皮肤瘙痒、湿疹等疾患也具有一定疗效，可提高糖尿病患者的抗感染能力。

食用建议

紫甘蓝经过高温炒、煮后会掉色，导致营养物质的流失，因此可在加热前加入少量食醋。紫甘蓝可以煮、炒、腌渍或做泡菜等，但最好的食用方法仍是凉拌，不仅口感清爽，营养也不会流失。

搭配宜忌

✔ 紫甘蓝+紫菜

糖尿病患者体内的营养物质极易流失，紫甘蓝与紫菜搭配能使患者吸收到更高的营养，提高机体的健康水平。

✘ 紫甘蓝+苹果

苹果中含有一些维生素分解酶，与紫甘蓝同食易造成维生素的缺失，不利于糖尿病患者对营养物质的吸收。

调理食谱 紫甘蓝拌茭白

促进脂肪代谢，提高抵抗力

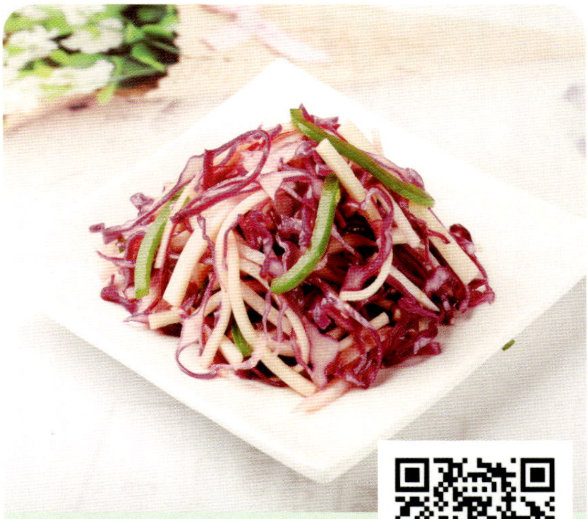

●**原料：** 紫甘蓝150克，茭白200克，圆椒50克，蒜末少许

●**调料：** 盐2克，鸡粉2克，陈醋4毫升，芝麻油3毫升，食用油适量

●**制作：**

①洗净食材，将茭白去皮后切丝；圆椒、紫甘蓝切成丝。

②锅中注水烧开，加适量食用油，倒入茭白，煮半分钟至其五成熟，再加入紫甘蓝、圆椒，拌匀，再煮半分钟至断生，把焯煮好的食材捞出沥干。

③将焯过水的食材装入碗中，放入蒜末，加入适量生抽、盐、鸡粉，淋入陈醋、芝麻油，拌匀，装盘即可。

营养成分

热量	74.5千卡
碳水化合物	24.3克
蛋白质	4.9克
脂肪	0.8克

调理食谱 丝瓜百合炒紫甘蓝

降低血压、预防动脉硬化

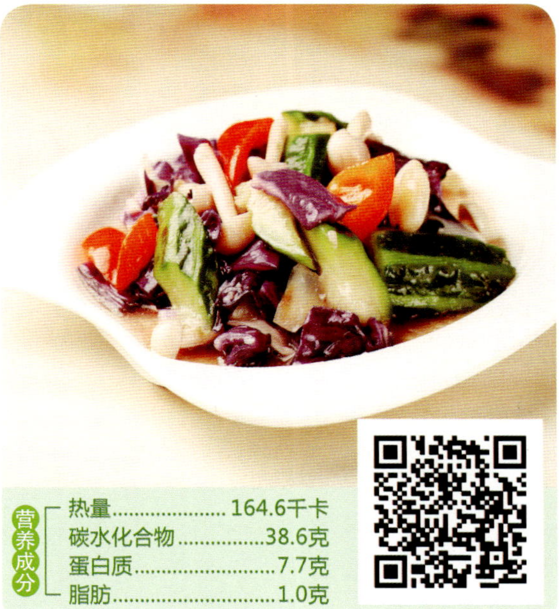

●**原料：** 丝瓜200克，紫甘蓝90克，白玉菇70克，鲜百合50克，彩椒块40克，蒜末、葱段各少许

●**调料：** 盐3克，鸡粉2克，生抽6毫升，水淀粉、食用油各适量

●**制作：**

①将白玉菇去根切段；丝瓜、紫甘蓝切块。

②锅中注水烧开，加入盐、紫甘蓝、丝瓜、白玉菇，煮约半分钟，至食材断生后捞出沥干。

③用油起锅，放入蒜末、葱段、百合、彩椒块、紫甘蓝、丝瓜和白玉菇，用大火翻炒至全部食材熟软。加入盐、鸡粉，淋入少许生抽，炒匀调味，再倒入适量水淀粉，炒匀至食材入味即可。

营养成分

热量	164.6千卡
碳水化合物	38.6克
蛋白质	7.7克
脂肪	1.0克

黄豆芽

降低餐后血糖

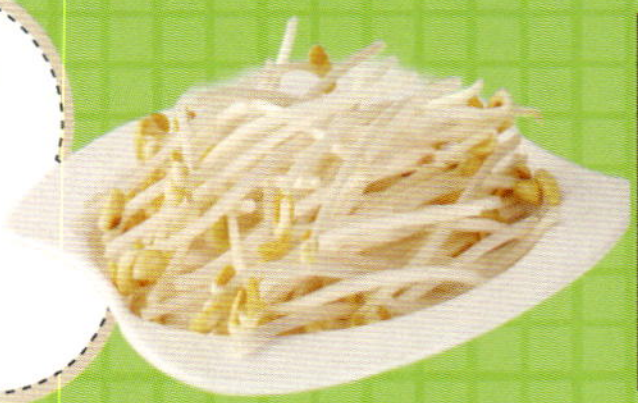

热量……44.0千卡
蛋白质……4.5克
脂肪……1.6克
碳水化合物……4.5克
膳食纤维……1.5克
交换份……500克/份

【降糖关键营养素】蛋白质、维生素E、维生素C

【血糖生成指数】22 低　　【最佳食用季节】四季均可

降糖原理

促进肝糖原合成，降低餐后血糖。黄豆芽中含有大量的维生素C，可促进胆固醇排泄，防止其在动脉内壁沉积。黄豆芽中含有的维生素B_1可以促进肝糖原的合成，并促进胰岛素的分泌，从而降低餐后血糖。黄豆芽中富含优质蛋白质，可以为糖尿病患者提供充分的能量供应，避免人体因能量不足发生酮症酸中毒。

对并发症的益处

降低胆固醇，预防动脉硬化。黄豆芽味甘、性凉，入脾、大肠经。具有清热明目、补气养血的功效。黄豆芽中还含有不饱和脂肪酸，可降低血中胆固醇和低密度、极低密度脂蛋白的含量，预防动脉粥样硬化的发生。

食用建议

青少年可多食，孕妇多食对缓解妊娠性高血压和产后便秘有一定效果；虚寒尿多者慎食。黄豆芽质地娇嫩，含水量大，一般有两种保存方法：一种是用水浸泡，另一种是放入冰箱冷藏。

搭配宜忌

✔ 黄豆芽+鲫鱼

鲫鱼中含丰富的优质蛋白质和多不饱和脂肪酸，两者同食可为糖尿病患者提供充足的营养和能量。

✘ 黄豆芽+猪肝

猪肝中含有铜元素，两者搭配会加速维生素C的氧化，不利于患者对维生素的吸收。

调理食谱 黄豆芽炒莴笋

稳定餐后血糖、促进胆固醇排泄

●**原料：** 黄豆芽90克，莴笋160克，彩椒50克，蒜末、葱段各少许

●**调料：** 盐3克，鸡粉2克，料酒10毫升，水淀粉4毫升，食用油适量

●**制作：**

①洗净食材，将莴笋去皮切丝，彩椒切成丝。

②锅中注水烧开，加入少许盐，倒入莴笋丝、彩椒丝，淋入适量食用油，焯煮后捞出沥干。

③锅中注入食用油烧热，放入蒜末、葱段，爆香，倒入黄豆芽，翻炒匀，淋入料酒，炒匀后放入笋和彩椒，翻炒，加入适量盐、鸡粉，炒匀调味；淋入适量水淀粉，炒匀即可。

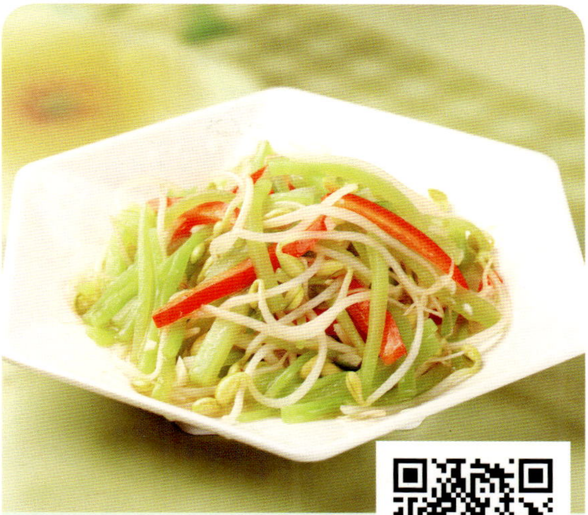

营养成分

热量	71.5千卡
碳水化合物	11.7克
蛋白质	6.3克
脂肪	1.7克

调理食谱 马齿苋炒黄豆芽

防止动脉硬化，利水消肿

●**原料：** 马齿苋100克，黄豆芽100克，彩椒50克

●**调料：** 盐2克，鸡粉2克，水淀粉4毫升，食用油适量

●**制作：**

①洗净食材，将彩椒切成条。

②锅中注水烧开，放入少许食用油，倒入黄豆芽、彩椒，煮半分钟，至其断生后捞出沥干。

③用油起锅，倒入马齿苋，放入黄豆芽、彩椒，翻炒片刻，加入少许盐、鸡粉，炒匀，再倒入适量水淀粉，快速翻炒均匀即可。

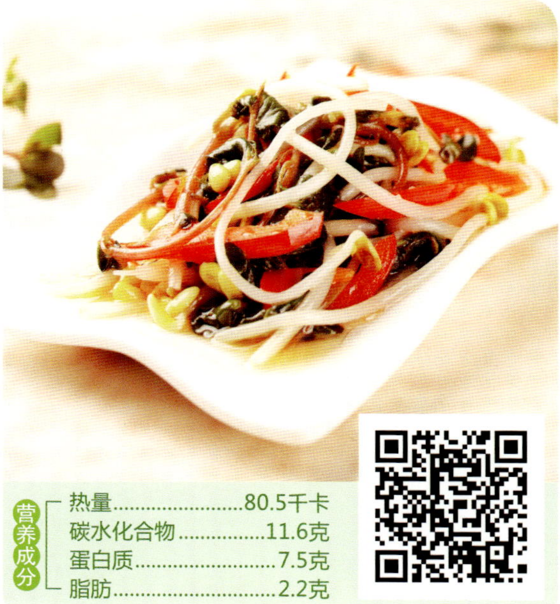

营养成分

热量	80.5千卡
碳水化合物	11.6克
蛋白质	7.5克
脂肪	2.2克

豌豆苗

抑制脂肪吸收

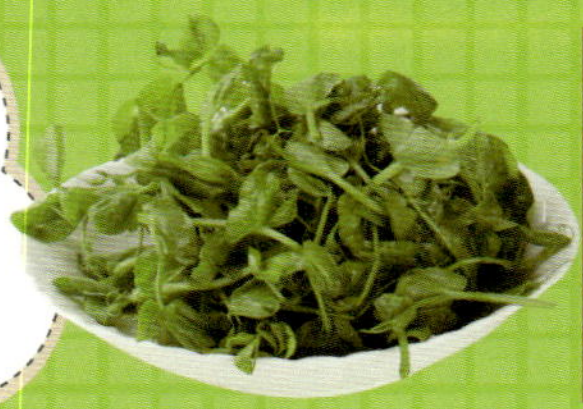

热量	34千卡
蛋白质	4.0克
脂肪	0.8克
碳水化合物	4.6克
膳食纤维	1.9克
交换份	500克/份

【降糖关键营养素】膳食纤维、维生素C、胡萝卜素

【血糖生成指数】<55 低　　【最佳食用季节】四季均可

降糖原理

减少糖分的吸收，降低能量摄入。豌豆苗含有的膳食纤维可减少机体对糖分的吸收，预防糖尿病并缓解症状。豌豆苗中丰富的维生素C和胡萝卜素能帮助消化，增强饱腹感，减少能量的摄入。

对并发症的益处

保护视力，预防眼部疾病。豌豆苗含钙质、B族维生素、维生素C和胡萝卜素，有利尿、止泻、消肿和助消化等作用。豌豆苗中胡萝卜素的含量很高，胡萝卜素在肝脏内可转化为维生素A，是预防糖尿病眼病、保护视力的重要营养素。

食用建议

豌豆苗气味清香，适合做汤、清炒，烹调的时候应少放盐及含盐的调味料，如果是日常食用，最好搭配一些肉、蛋类以补足人体所需能量。豌豆苗和猪肉同食，对预防糖尿病有较好的作用。

搭配宜忌

✔ 豌豆苗+豆腐

豆腐中含优质的植物蛋白质，易被人体消化、吸收，特别适合糖尿病患者食用，两者同食，可补充患者营养。

✘ 豌豆苗+羊肉

豌豆苗和羊肉搭配，两者功效相反，易造成营养的缺失，不利于糖尿病患者的营养补充。

调理食谱

豌豆苗鸡蛋汤

保护视力，预防眼部疾病

●**原料：** 豌豆苗200克，鸡蛋1个

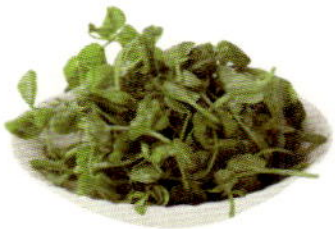

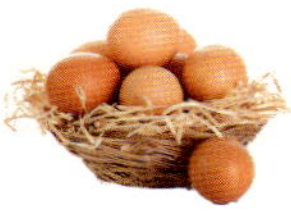

●**调料：** 盐3克，鸡粉2克，胡椒粉、食用油各适量

●**制作：**

①将鸡蛋打散、调匀，制成蛋液。

②锅中注水烧开，倒入少许食用油，加入适量盐、鸡粉、胡椒粉，放入豌豆苗，煮至熟软。

③倒入备好的鸡蛋液，煮至汤中浮起蛋花，装入汤碗中即可。

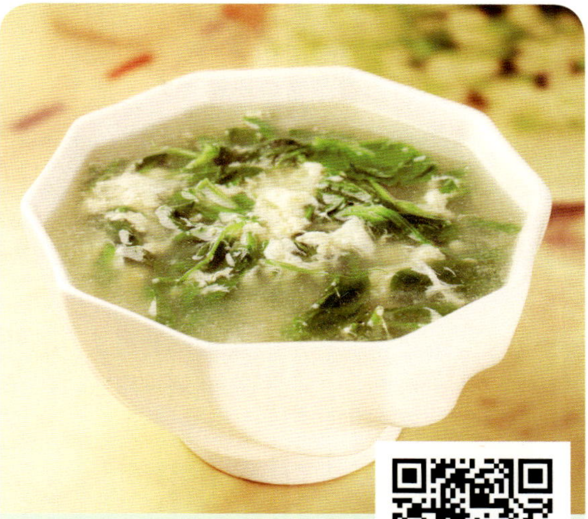

营养成分

热量	140千卡
碳水化合物	23.2克
蛋白质	14.7克
脂肪	6.0克

调理食谱

豌豆苗烩豆腐

降低血压，利尿消肿

●**原料：** 豆腐200克，豌豆苗180克，肉末90克，芹菜70克，蒜末少许

●**调料：** 盐3克，鸡粉、胡椒粉各少许，老抽3毫升，生抽5毫升，水淀粉、食用油各适量

●**制作：**

①将各食材切好备用。锅中注水烧开，加盐、豆腐块，煮半分钟，捞出沥干。

②用油起锅，放入肉末，翻炒至松散，加生抽、豌豆苗，炒至其变软，加盐、鸡粉、清水、豆腐块，待汤汁沸腾，淋入适量老抽、胡椒粉。

③小火续煮约2分钟，转大火收汁，倒入水淀粉，快速炒匀至汤汁收浓，倒入芹菜粒，撒上蒜末，快速炒至断生即可。

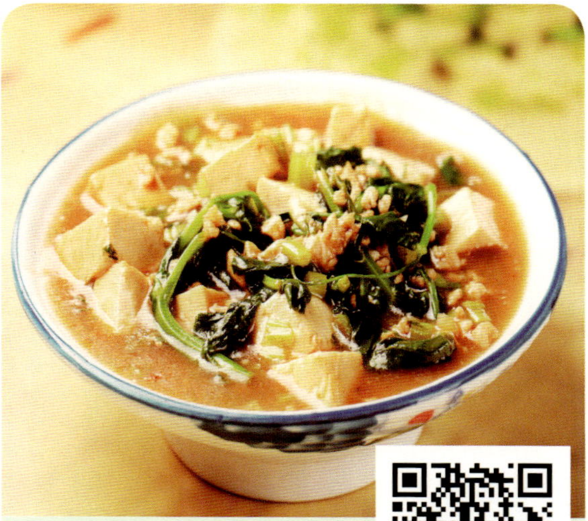

营养成分

热量	370.4千卡
碳水化合物	20.8克
蛋白质	42.2克
脂肪	14.5克

空心菜

保护视力

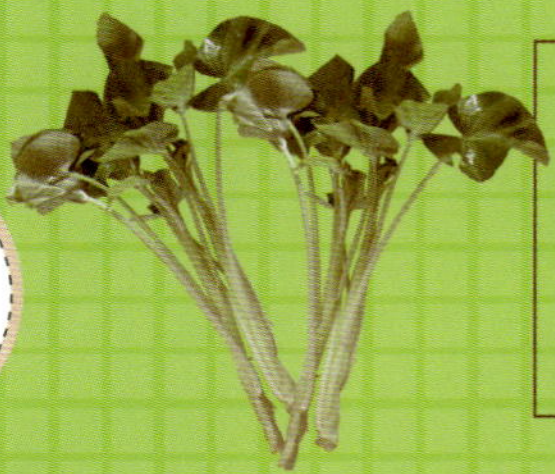

热量	14.0千卡
蛋白质	1.0克
脂肪	0.1克
碳水化合物	2.8克
膳食纤维	0.6克
交换份	500克/份

【降糖关键营养素】类胰岛素物质、胡萝卜素、粗纤维

【血糖生成指数】＜55 低　　【最佳食用季节】夏秋季

降糖原理

促进胃肠蠕动，降低血糖。空心菜中含有类胰岛素物质，能降低机体血糖水平，是糖尿病患者的食疗佳品。空心菜中丰富的胡萝卜素和粗纤维能促进胃肠蠕动、通便解毒，延长胃排空时间，利于减少患者能量摄入，继而达到降低血糖的目的。

对并发症的益处

杀菌消炎，提高人体免疫力。空心菜中粗纤维含量丰富，其中果胶能使体内有毒物质加速排泄，木质素能提高免疫细胞吞食细菌的活力，杀菌消炎，提高糖尿病患者的免疫力，增强抗感染能力，且能预防肠癌的发生。其利尿作用能降低糖尿病肾病的发生率。

食用建议

空心菜性寒，脾虚泄泻者不宜多食。选购空心菜时，色正、鲜嫩、茎条均匀、无枯黄叶、无病斑、无须根者为优。失水萎蔫、软烂、长出根的为次等品，不宜购买。

搭配宜忌

✔ 空心菜+豆腐干

空心菜和豆腐干同食，能为人体提供充足的能量，同时降低糖尿病酮症酸中毒的发病风险。

✘ 空心菜＋牛奶

空心菜与牛奶搭配易影响钙质的吸收，不利于糖尿病患者对营养物质的吸收和利用。

调理食谱 蒜蓉空心菜

促进肠胃蠕动，通便解毒

●**原料：** 空心菜300克，蒜末少许

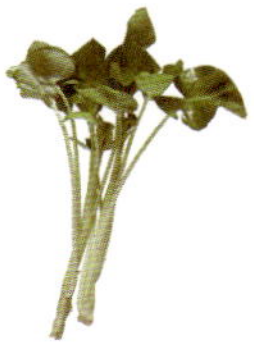

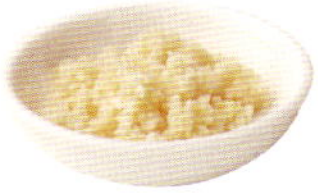

●**调料：** 盐、鸡粉各2克，食用油少许

●**制作：**

①洗净食材，将空心菜切成小段。

②用油起锅，放入蒜末，爆香，倒入空心菜段，用大火翻炒至其变软。

③转中火，加入少许盐、鸡粉，快速翻炒片刻，至食材入味即可。

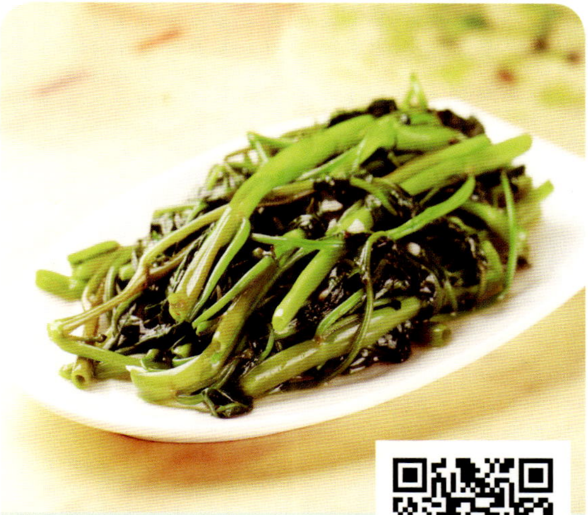

营养成分

热量	14千卡
碳水化合物	2.8克
蛋白质	1.0克
脂肪	0.1克

调理食谱 肉末空心菜

降低人体对糖分的吸收率

●**原料：** 空心菜200克，彩椒40克，肉末100克，姜丝少许

●**调料：** 盐、鸡粉各2克，老抽2毫升，料酒3毫升，生抽5毫升，食用油适量

●**制作：**

①洗净食材，将空心菜切成段，彩椒切粗丝。

②用油起锅，倒入肉末，用大火快速翻炒至松散，淋入少许料酒、老抽、生抽，炒匀提味。

③撒入姜丝，再放入空心菜段，翻炒至熟软，倒入彩椒丝，炒匀。

④加入少许盐、鸡粉，翻炒至食材入味即可。

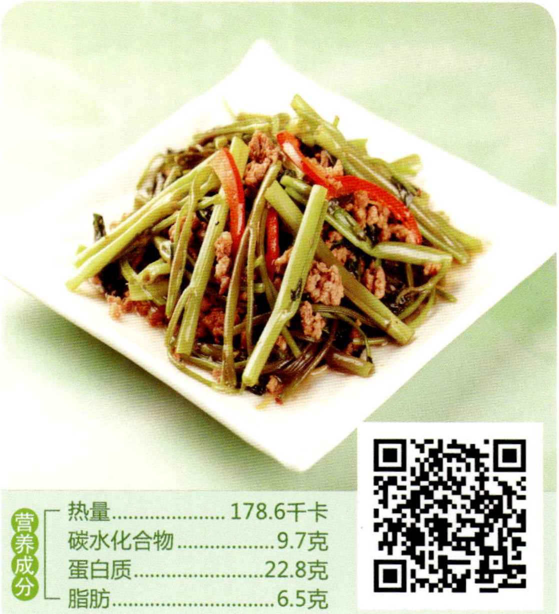

营养成分

热量	178.6千卡
碳水化合物	9.7克
蛋白质	22.8克
脂肪	6.5克

西蓝花

降低餐后血糖

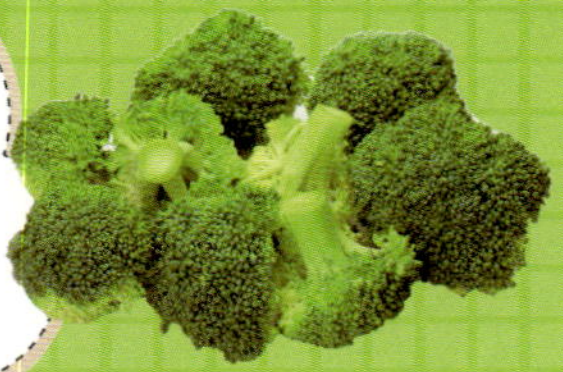

热量	33.0千卡
蛋白质	4.1克
脂肪	0.6克
碳水化合物	4.3克
膳食纤维	1.6克
交换份	500克/份

【降糖关键营养素】纤维素、硒

【血糖生成指数】<55 低　【最佳食用季节】四季均可

降糖原理

降低血糖水平，保护胰岛细胞。西蓝花中富含的纤维素能有效降低肠胃对葡萄糖的吸收，进而降低血糖，有效控制糖尿病患者的病情。且西蓝花中的硒可以起到保护和恢复胰岛功能的作用，有利于改善糖尿病患者的症状，降低尿中的葡萄糖和血红蛋白水平。

对并发症的益处

保护皮肤，降低胆固醇，提高免疫力。西蓝花中含有类黄酮，具有清理血管、阻止胆固醇氧化、防止血小板凝结的功效，可减少糖尿病并发心脏病和高血压的危险。同时西蓝花中含有丰富的抗坏血酸，能增强肝脏的解毒能力，提高机体免疫力。西蓝花中的维生素K还能保护皮肤，预防糖尿病合并皮肤病的发生。

食用建议

食用时西蓝花可供西餐配菜或做色拉；西蓝花虽然营养丰富，但常有残留的农药，还容易生菜虫，吃之前，宜将菜花放在盐水里浸泡几分钟，有助于去除残留农药。

搭配宜忌

✔ 西蓝花+平菇

平菇中含有较多多糖成分，能提高机体免疫力，有助于防癌抗癌，西蓝花与平菇搭配能减少糖尿病并发症的发生。

✘ 西蓝花+牛奶

牛奶中含钙丰富，但与西蓝花同食能影响钙的吸收，不利于糖尿病患者吸收矿物质。

调理食谱 杏鲍菇扣西蓝花

保护胰岛细胞，提高免疫力

●**原料：** 杏鲍菇120克，西蓝花300克，白芝麻、姜片、葱段各少许

●**调料：** 盐5克，鸡粉2克，蚝油8克，陈醋6毫升，生抽5毫升，料酒10毫升，水淀粉5毫升，食用油适量

●**制作：**

①将杏鲍菇切片；西蓝花切成小块。

②锅中注水烧开，倒入食用油、盐，放入西蓝花煮1分钟，捞出摆好。杏鲍菇倒入沸水锅中，加料酒，焯煮后捞出。

③用油起锅，放入姜片、葱段、杏鲍菇炒匀，淋入料酒、生抽、蚝油、清水，加入少许盐、鸡粉、陈醋，炒匀调味；倒入水淀粉炒匀，盛出杏鲍菇，放入用西蓝花围边的盘中再撒上白芝麻即可。

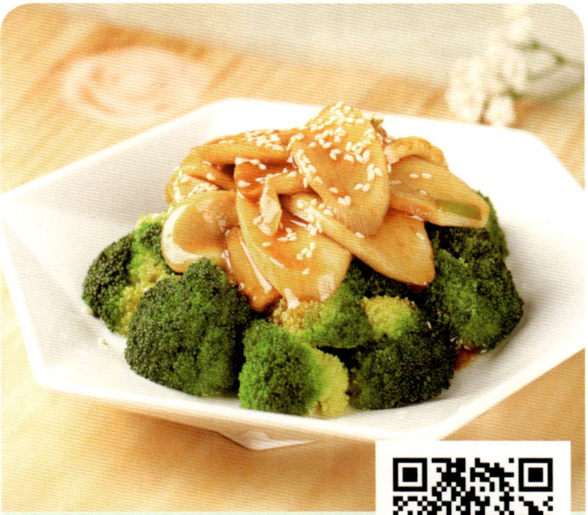

营养成分

- 热量……136.2千卡
- 碳水化合物……22.9克
- 蛋白质……13.9克
- 脂肪……1.9克

调理食谱 木耳鸡蛋西蓝花

降低血糖，预防动脉硬化

●**原料：** 鸡蛋2个，西蓝花100克，水发木耳40克，蒜末、葱段各少许

●**调料：** 盐4克，鸡粉2克，生抽5毫升，料酒10毫升，水淀粉4毫升，食用油适量

●**制作：**

①将木耳、西蓝花切块，鸡蛋加盐、打散。

②锅中注水烧开，放入盐、食用油、木耳，煮至沸再倒入西蓝花，焯煮片刻后捞出沥干。

③用油起锅，倒入蛋液，炒至五成熟盛出；锅中倒入适量食用油、蒜末、葱段、木耳、西蓝花、料酒、鸡蛋，炒匀，再加入适量盐、鸡粉、生抽，倒入水淀粉，快速炒匀即可。

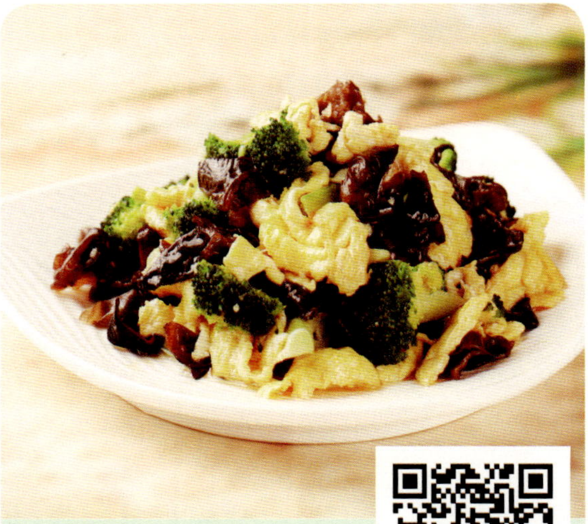

营养成分

- 热量……185.4千卡
- 碳水化合物……9.5克
- 蛋白质……18克
- 脂肪……9.5克

丝瓜

预防高脂血症

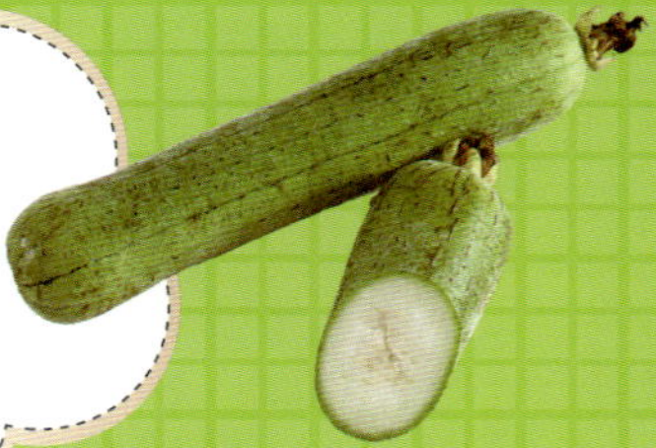

热量	20.0千卡
蛋白质	1.0克
脂肪	0.2克
碳水化合物	4.2克
膳食纤维	0.6克
交换份	500克/份

【降糖关键营养素】瓜氨酸、木聚糖

【血糖生成指数】<55 低　　【最佳食用季节】夏秋季

降糖原理

维护肠道健康，降低血糖。丝瓜所含的木聚糖经过水解后可形成肠道益生元低聚木糖，可维护肠道健康，增强饱腹感，利于糖尿病患者减少能量的摄入。丝瓜中所含的瓜氨酸是一种α-氨基酸，在提高免疫系统功能的同时，可维持正常的血糖水平。

对并发症的益处

提高抗氧化能力，增强机体免疫力。丝瓜中维生素C含量较高，维生素C是强抗氧化剂，能够保护胰岛细胞不受损害。丝瓜属于低热量、高钾低钠的食品，对于糖尿病患者预防及治疗高脂血症、冠心病及各种心脑血管并发症有一定帮助。

食用建议

丝瓜性凉，多食易致泄泻，脾胃虚寒者严重腹泻时不宜食用；阳痿者也不宜多食丝瓜，尤其不宜多食丝瓜皮，以免引起滑精。月经不调、身体疲乏、痰喘咳嗽、产后乳汁不通的女性适宜多吃丝瓜。

搭配宜忌

✔ 丝瓜+虾

虾中含丰富的钙，与丝瓜同食具有润肺、补肾、美肤的功效，且能降低糖尿病患者并发肾病的风险。

✘ 丝瓜+白萝卜

丝瓜与白萝卜搭配易伤元气，不利于糖尿病患者加强体质。

调理食谱 丝瓜马蹄炒木耳

稳定血糖、提高免疫力

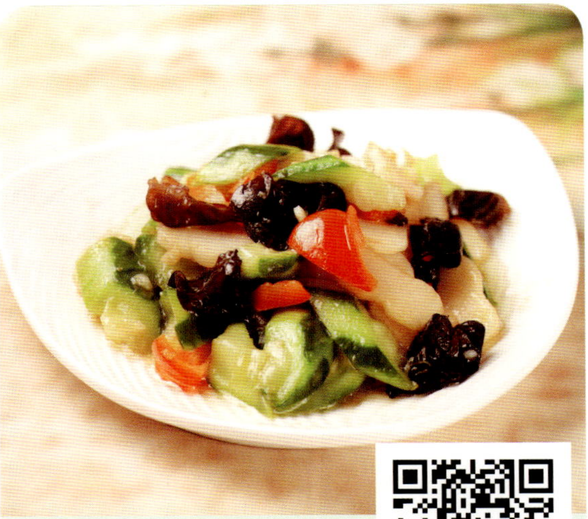

●原料：丝瓜100克，马蹄肉90克，彩椒50克，水发木耳40克，蒜末、葱段各少许

●调料：盐3克，鸡粉2克，蚝油6克，水淀粉、食用油各适量

●制作：

①将马蹄肉切片，木耳、丝瓜、彩椒切小块。

②锅中注水烧开，加入盐、木耳、食用油，煮约半分钟后倒入丝瓜块、彩椒块、马蹄片，煮约半分钟，至食材断生后捞出沥干。

③用油起锅，放入蒜末、葱段，爆香，倒入焯过水的食材，加入适量蚝油，快速炒匀再放入少许盐、鸡粉，最后倒入适量水淀粉，翻炒至食材熟透即可。

营养成分
- 热量……91千卡
- 碳水化合物……22.6克
- 蛋白质……3.3克
- 脂肪……0.6克

调理食谱 蚝油丝瓜

提高机体免疫力

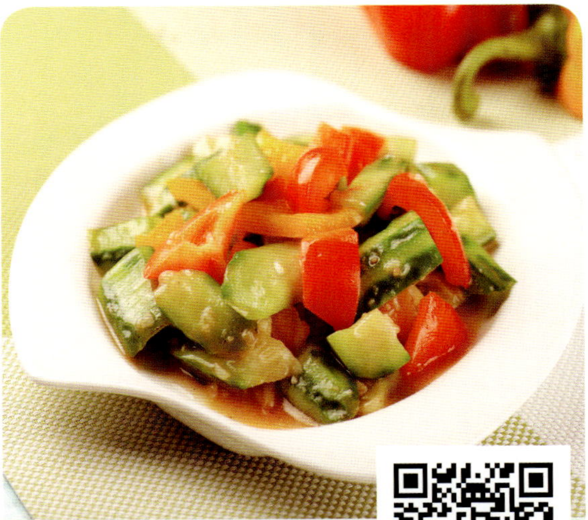

●原料：丝瓜200克，彩椒50克，姜片、蒜末、葱段各少许

●调料：盐2克，鸡粉2克，蚝油6克，水淀粉、食用油各适量

●制作：

①洗净食材，将丝瓜去皮切成小块，彩椒去籽切成小块。

②热锅注油，放入姜片、蒜末、葱段，爆香，倒入彩椒、丝瓜，翻炒均匀。

③放入少许清水，翻炒至食材熟软，加入盐、鸡粉、蚝油，炒匀调味；用大火收汁，倒入适量水淀粉，快速翻炒均匀即可。

营养成分
- 热量……49.5千卡
- 碳水化合物……11.6克
- 蛋白质……2.7克
- 脂肪……0.5克

青椒

稳定血糖

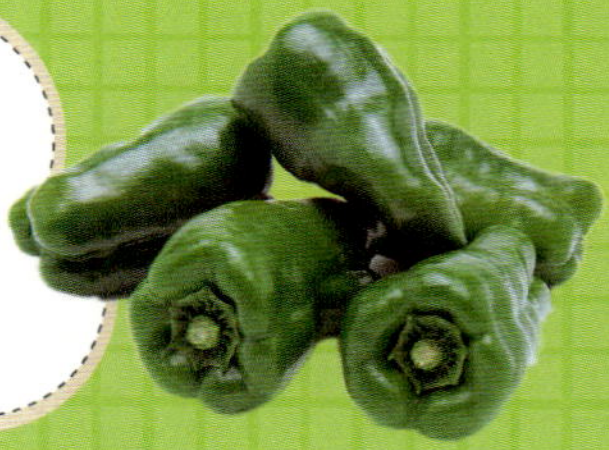

热量	23.0千卡
蛋白质	1.4克
脂肪	0.3克
碳水化合物	5.8克
膳食纤维	2.1克
交换份	400克/份

【降糖关键营养素】辣椒素、维生素C

【血糖生成指数】26 低 【最佳食用季节】夏秋季

降糖原理

降低血糖和血脂。青椒中富含维生素C，可以有效清除自由基、抑制脂质过氧化的能力，能提高免疫力；对于糖尿病患者，有增强胰岛素的作用，可以调节糖代谢，稳定血糖。研究表明，辣椒所含的辣椒素，可降低机体血糖水平，促进脂肪的新陈代谢，防止体内脂肪积存，降低脂肪含量。

对并发症的益处

促进消化，防治癌症。辣椒强烈的香辣味能刺激唾液和胃液的分泌，增加食欲，促进肠道蠕动，促进患者的消化功能。辣椒中的有效成分辣椒素是一种抗氧化物质，可阻止某些癌细胞的新陈代谢，终止细胞组织的癌变过程，降低癌症细胞的发生率，降低糖尿病患者的患癌风险。

食用建议

辣椒不宜多食，阴虚有热者勿食；眼疾、食管炎、胃肠炎、胃溃疡、痔疮患者应少吃或忌食；火热病症、阴虚火旺、肺结核病患者也应慎食。

搭配宜忌

✔ 青椒+苦瓜

青椒与苦瓜同食，是很好的低糖、低热量搭配，还可使人体吸收的营养更全面，利于糖尿病患者的营养吸收。

✘ 青椒+黄瓜

青椒与黄瓜搭配会影响人体对维生素C的吸收，降低其营养价值，影响糖尿病患者的营养需求。

调理食谱 青椒炒茄子

调节血糖，促进脂肪代谢

●原料：青椒50克，茄子150克，姜片、蒜末、葱段各少许

●调料：盐2克，鸡粉2克，生抽、水淀粉、食用油各适量

●制作：

①洗净食材，将茄子去皮切成片，青椒切成小块。

②锅中注水烧开，加入少许食用油，放入茄子，煮沸；倒入青椒，煮片刻至断生后捞出。

③用油起锅，放入姜片、蒜末、葱段，爆香，倒入青椒和茄子，加入适量鸡粉、盐、生抽，炒匀调味，倒入适量水淀粉，快速炒匀即可。

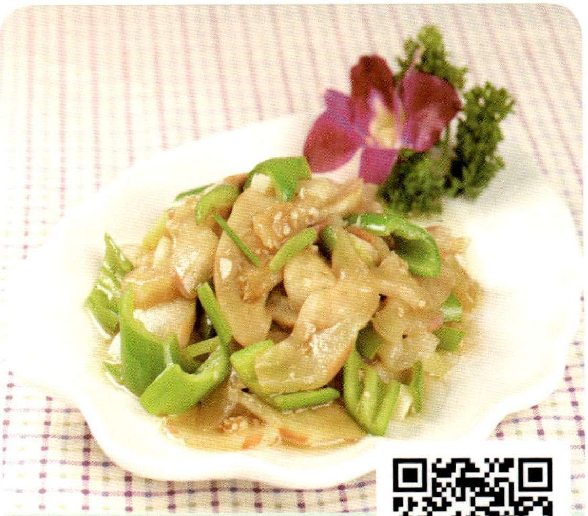

营养成分

- 热量……43千卡
- 碳水化合物……10.3克
- 蛋白质……2.8克
- 脂肪……0.5克

调理食谱 青椒炒莴笋

促进糖原代谢，预防癌症

●原料：青椒50克，莴笋160克，红椒30克，姜片、蒜末、葱末各少许

●调料：盐、鸡粉各2克，水淀粉、食用油各适量

●制作：

①洗净食材，将莴笋去皮切成细丝，青椒、红椒去籽再切成丝。

②用油起锅，放入姜片、蒜末、葱末，爆香，倒入莴笋丝，翻炒至食材变软，加入盐、鸡粉，炒匀调味。

③放入切好的青椒、红椒，翻炒匀；倒入适量水淀粉，炒匀，至食材熟透、入味。

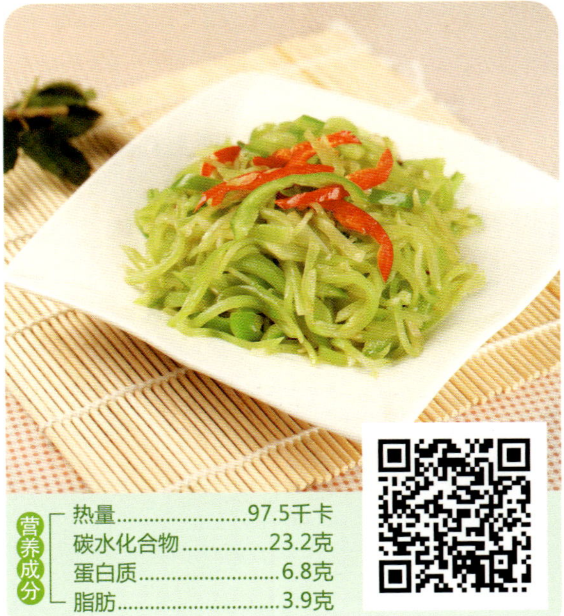

营养成分

- 热量……97.5千卡
- 碳水化合物……23.2克
- 蛋白质……6.8克
- 脂肪……3.9克

西红柿

提高免疫力

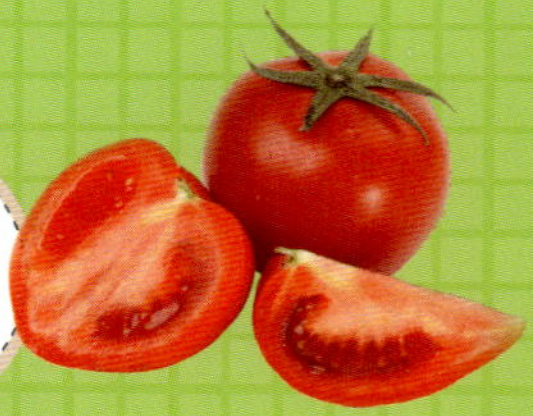

热量	19千卡
蛋白质	0.9克
脂肪	0.2克
碳水化合物	4.0克
膳食纤维	0.5克
交换份	500克/份

【降糖关键营养素】维生素、番茄红素、类黄酮

【血糖生成指数】15 低　　【最佳食用季节】夏季

降糖原理

降脂降糖，提高免疫功能。西红柿中含有的番茄红素具有抗氧化作用，能激活、修复受损衰老的胰岛B细胞，提高胰岛素受体的敏感性，安全降糖。其富含的维生素A、维生素C和B族维生素，能提高糖尿病患者的免疫功能。

对并发症的益处

降压利尿，预防血管硬化。西红柿中含有的果酸，能降低体内胆固醇，有利于保持血管壁的弹性。其中的类黄酮，既能降低毛细血管的通透性，防止其破裂，还对预防动脉硬化、高血压病和冠心病有一定帮助。西红柿所含的矿物质有降压、利尿的功效，对高血压病、肾脏病有良好的辅助治疗作用。

食用建议

未成熟的西红柿含有大量的毒性物质“西红柿碱”，多食易发生中毒，出现恶心、呕吐等症状，甚至会危及生命，故不要食用未成熟的西红柿。同时，不宜空腹吃西红柿，因其含有大量可溶性收敛剂等成分，与胃酸结合易形成不溶于水的块状物，食之往往引起腹痛。

搭配宜忌

✔ 西红柿+芹菜

两者同食有利于降血压、降血脂，健胃消食，改善消化系统功能，预防糖尿病并发症。

✘ 西红柿+黄瓜

西红柿中含大量维生素C，而黄瓜中含有维生素C分解酶，同食可使其中的维生素C遭到破坏。

调理食谱 西红柿生鱼豆腐汤 —— 修复胰岛细胞

●原料：生鱼块500克，西红柿100克，豆腐100克，姜片、葱花各少许

●调料：盐3克，鸡粉3克，料酒10毫升，胡椒粉少许，食用油适量

●制作：

①洗净食材，将豆腐切成块，西红柿切成瓣。

②用油起锅，放入姜片，爆香，倒入洗净的生鱼块，煎出香味，淋入适量料酒与开水；加入少许盐、鸡粉，倒入西红柿、豆腐，用中火煮3分钟至入味。

③揭开锅盖，放入胡椒粉拌匀，装入碗中，撒入少许葱花即可。

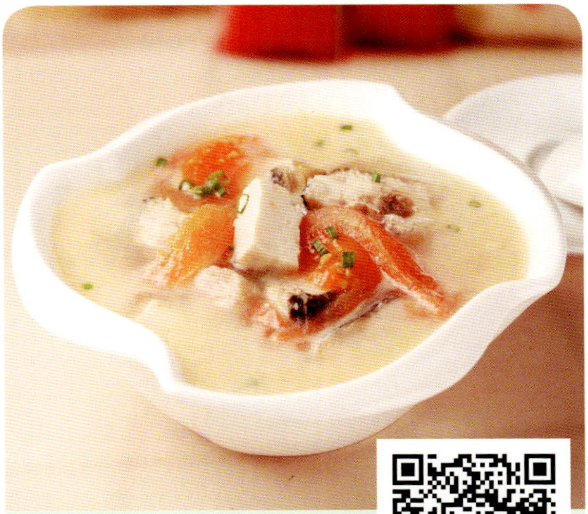

营养成分

- 热量……665千卡
- 碳水化合物……8.2克
- 蛋白质……92克
- 脂肪……29.9克

调理食谱 西红柿芹菜莴笋汁 —— 预防血管硬化，健脾开胃

●原料：西红柿100克，莴笋150克，芹菜70克

●调料：蜂蜜15克

●制作：

①洗净食材，将芹菜切成段，莴笋去皮切成丁，西红柿切成丁。

②锅中注入适量清水烧开，倒入莴笋丁，煮至沸；加入芹菜段，略煮片刻，捞出沥干。

③取榨汁机，将备好的食材倒入搅拌机，加入适量纯净水，榨取果蔬汁，开盖后加入蜂蜜，再次搅拌榨汁，将搅拌匀的果蔬汁倒入杯中即可。

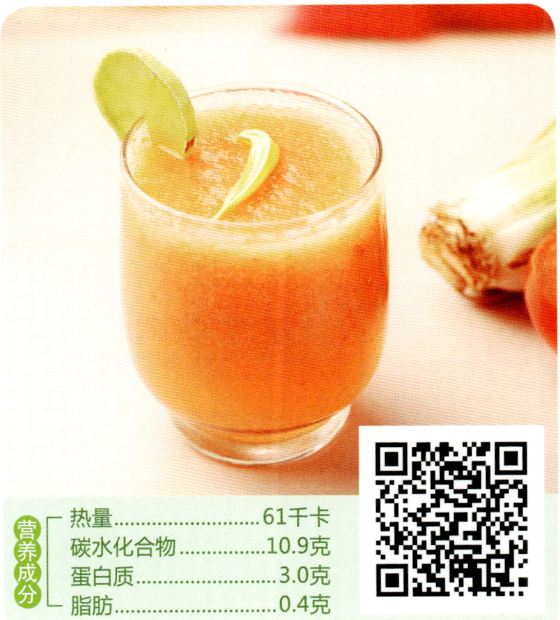

营养成分

- 热量……61千卡
- 碳水化合物……10.9克
- 蛋白质……3.0克
- 脂肪……0.4克

莴笋

促进血糖代谢

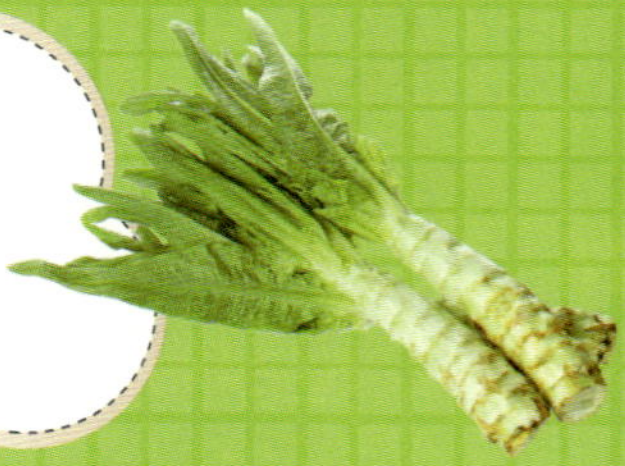

热量	14千卡
蛋白质	1.0克
脂肪	0.1克
碳水化合物	2.8克
膳食纤维	0.6克
交换份	500克/份

【降糖关键营养素】膳食纤维、烟酸

【血糖生成指数】15 低　　【最佳食用季节】春夏季

降糖原理

促进糖代谢，维持血糖稳定。莴笋中含有大量植物纤维素，能促进肠道蠕动，维持血糖稳定。莴笋中的碳水化合物含量较低，无机盐、维生素含量丰富，尤其是烟酸。烟酸是胰岛素的激活剂，糖尿病患者经常吃些莴苣，可改善糖的代谢功能。

对并发症的益处

降压消肿，调节机体代谢。莴笋中钾含量较高，有利于人体内水电解质平衡，促进排尿，减少心房所承受的压力，对高血压、水肿、心脏病患者有一定的食疗作用。莴笋中的碘有助于调节人体的基础代谢。

食用建议

莴笋茎叶中含有莴苣素，能使胃液增多，刺激消化、增进食欲。但由于莴笋中的莴苣生化物对视神经有刺激作用，因此有眼疾特别是夜盲症的人应少食。

搭配宜忌

✓ 莴笋+蒜苗

蒜苗有解毒杀菌的作用，两菜配炒可预防高血压。

✗ 莴笋+细辛

细辛性温，发散解表。两者功能、性味皆不相合，莴笋会降低细辛药效，故不宜同食。

调理食谱 莴笋炒什锦

稳定血糖，清除胆固醇

●**原料**：莴笋160克，马蹄肉150克，香干120克，胡萝卜50克，水发木耳40克，蒜末、葱段各少许

●**调料**：盐3克，鸡粉2克，蚝油7克，生抽4毫升，水淀粉、芝麻油、食用油各适量

●**制作**：

①将各食材切好备用。

②锅中注水烧开，加盐、食用油、木耳，略煮后放入胡萝卜片、莴笋片，煮沸，倒入马蹄肉，至食材断生后捞出。

③用油起锅，放入蒜末、葱段、香干、生抽、焯过水的食材、盐、鸡粉、蚝油，炒匀调味。倒入水淀粉勾芡，淋入芝麻油。翻炒至食材熟透、入味即可。

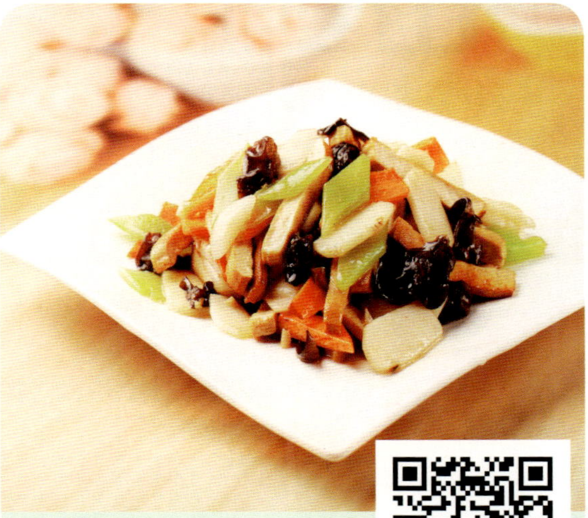

营养成分

热量	313千卡
碳水化合物	38.4克
蛋白质	23.5克
脂肪	10克

调理食谱 凉拌莴笋

预防动脉硬化，利尿解毒

●**原料**：莴笋100克，胡萝卜90克，黄豆芽90克，蒜末少许

●**调料**：盐3克，鸡粉少许，白糖2克，生抽4毫升，陈醋7毫升，芝麻油、食用油各适量

●**制作**：

①将胡萝卜、莴笋去皮，切成细丝。

②锅中注水烧开，加入少许盐、食用油，倒入胡萝卜丝、莴笋丝，煮约1分钟，再放入黄豆芽，煮约半分钟，至食材熟透后捞出沥干，装入碗中，撒上蒜末。

③加入少许盐、鸡粉、白糖，淋入适量生抽、陈醋、芝麻油，搅拌至食材入味即可。

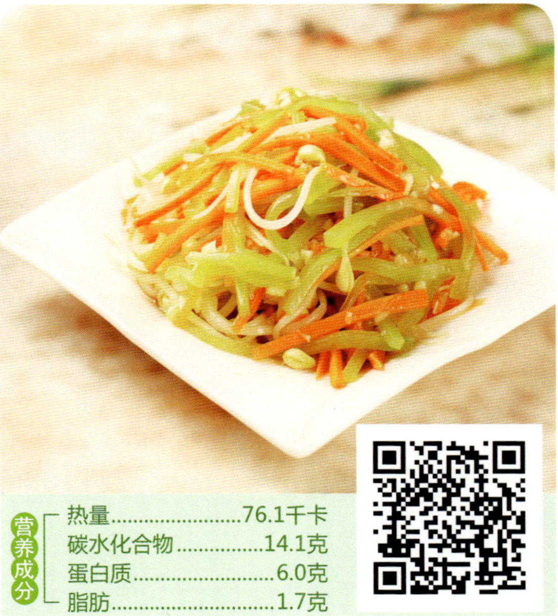

营养成分

热量	76.1千卡
碳水化合物	14.1克
蛋白质	6.0克
脂肪	1.7克

山药

调节胰岛素分泌

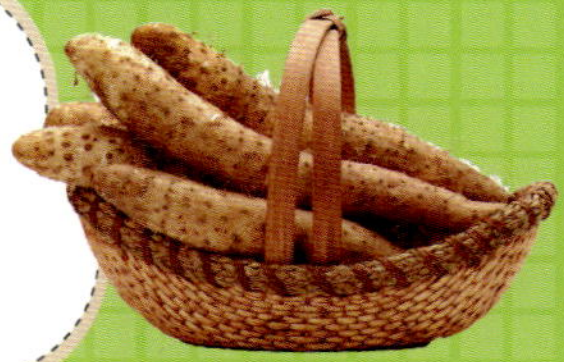

热量	56千卡
蛋白质	1.9克
脂肪	0.2克
碳水化合物	12.4克
膳食纤维	0.8克
交换份	150克/份

【降糖关键营养素】黏液蛋白

【血糖生成指数】51 低　　【最佳食用季节】冬春季

降糖原理

控制血糖。山药中的多糖成分能抑制淀粉酶的功能，阻碍食物中碳水化合物的消化，减少小肠对糖的吸收，从而降低餐后血糖。其中的黏液蛋白是一种多糖蛋白质的混合物，对人体具有特殊的保健作用，可减少皮下脂肪堆积，调节胰岛素分泌。

对并发症的益处

预防动脉硬化。山药中含有大量的维生素及微量元素，能防止脂肪沉积在心血管上，保持血管弹性，阻止动脉粥样硬化过早发生。其中的主要成分淀粉，可以转化为淀粉的分解产物糊精，糊精则可帮助糖尿病患者提高消化功能。

食用建议

由于山药皮中含有皂角素，黏液里含有植物碱，少数人接触会引起山药过敏而发痒，因此处理山药时应避免直接接触。对于多汗、反复感冒的气虚患者，秋季应适量增加山药的摄入，以增强免疫力。

搭配宜忌

✔ 山药+鸭肉

能有效降低胆固醇含量，补阴养肺，健脾养胃，补肾益气，尤其适合久病体虚的糖尿病患者食用。

✘ 山药+胡萝卜

胡萝卜中含维生素C分解酶，与山药同食，则山药中的维生素C被分解破坏。

调理食谱 丝瓜炒山药

降低血糖、调节血脂

●**原料：** 丝瓜120克，山药100克，枸杞10克，蒜末、葱段各少许

●**调料：** 盐3克，鸡粉2克，水淀粉5毫升，食用油适量

●**制作：**

①洗净食材，丝瓜切成小块，山药去皮切片。

②锅中注水烧开，加入少许食用油、盐，倒入山药片，撒上枸杞，略煮片刻；再倒入丝瓜，煮约半分钟；至所有食材断生后捞出沥干。

③用油起锅，放入蒜末、葱段，爆香，倒入焯过水的食材，翻炒匀，加入少许鸡粉、盐，炒匀调味，最后淋入适量水淀粉，快速炒匀，至食材熟透即可。

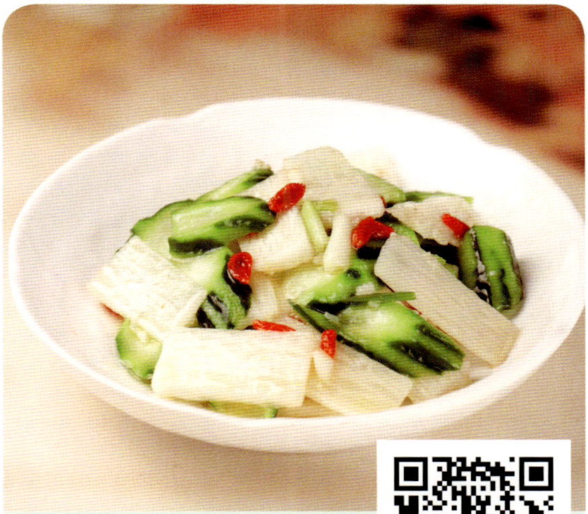

营养成分

热量……105.8千卡
碳水化合物……23.9克
蛋白质……4.5克
脂肪……0.6克

调理食谱 山药冬瓜汤

预防动脉硬化、降低血压

●**原料：** 山药100克，冬瓜200克，姜片、葱段各少许

●**调料：** 盐2克，鸡粉2克，食用油适量

●**制作：**

①洗净食材，将山药、冬瓜去皮切片。

②用油起锅，放入姜片，爆香，倒入切好的冬瓜，炒匀，注入适量清水，放入山药，烧开后月小火煮15分钟至食材熟透。

③揭盖，放入适量盐、鸡粉，拌匀调味，将锅中汤料装入碗中，放入葱段，可适当点缀枸杞进行装饰。

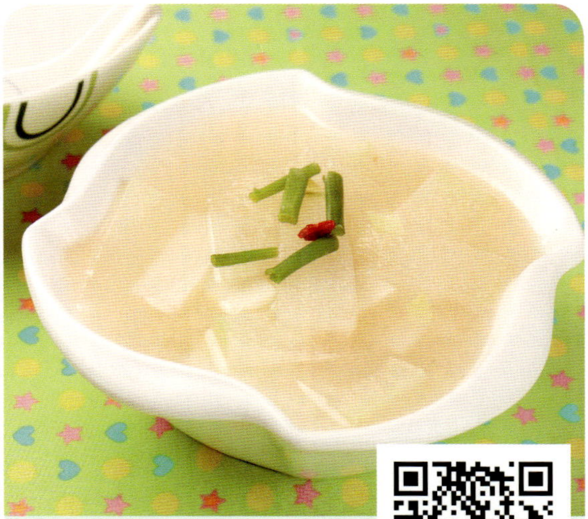

营养成分

热量……100千卡
碳水化合物……23克
蛋白质……3.3克
脂肪……0.4克

生菜

延缓餐后血糖上升

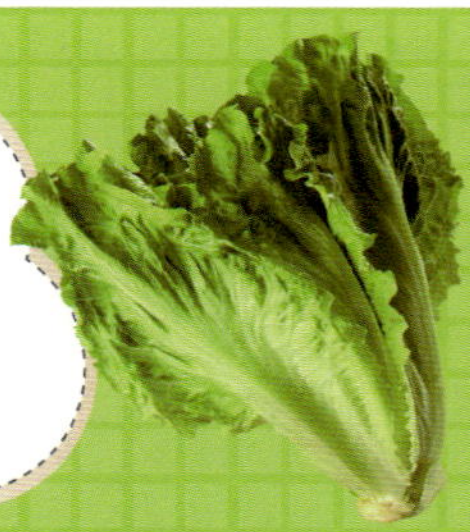

热量	15千卡
蛋白质	1.4克
脂肪	0.4克
碳水化合物	2.1克
膳食纤维	0.6克
交换份	500克/份

【降糖关键营养素】膳食纤维

【血糖生成指数】15 低　　【最佳食用季节】四季均可

降糖原理

促进消化和吸收，延缓餐后血糖上升。生菜中富含膳食纤维以及多种矿物质，可以促进胃肠道的血液循环，对于脂肪、蛋白质等大分子物质，能够起到帮助消化的作用，对于人的消化系统大有裨益，可延缓糖尿病患者餐后血糖上升。

对并发症的益处

降低胆固醇含量，清除血液垃圾。生菜中所含的膳食纤维和维生素C可降低胆固醇，能辅助糖尿病患者治疗神经衰弱等症状。其中的矿物质还能清除血液中的垃圾，对因糖尿病引起的心脑血管疾病具有食疗作用。

食用建议

生菜生吃前一定要洗净，烹煮前先用小苏打水浸泡10分钟，以清除残留的农药。生菜对乙烯极为敏感，储藏时应远离苹果、梨和香蕉，以免诱发赤褐斑点。

搭配宜忌

✔ 生菜+豆腐

豆腐是高蛋白质、低脂肪、低胆固醇食物，与生菜中的维生素一起搭配，具有清肝利胆、滋阴补肾的作用。

✘ 生菜+蜂蜜

蜂蜜具有清热补中、解毒润燥的作用，与生菜一起吃易导致腹泻。

调理食谱 炝炒生菜

稳定餐后血糖、促进消化吸收

●**原料：** 生菜200克

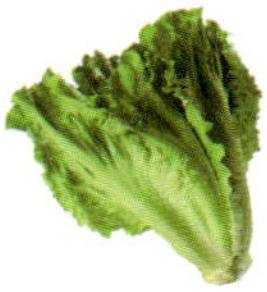

●**调料：** 盐2克，鸡粉2克，食用油适量

●**制作：**

①将洗净的生菜切成瓣。

②锅中注入食用油，烧热，放入生菜，快速翻炒至熟软。

③加入适量盐、鸡粉，炒匀调味即可。

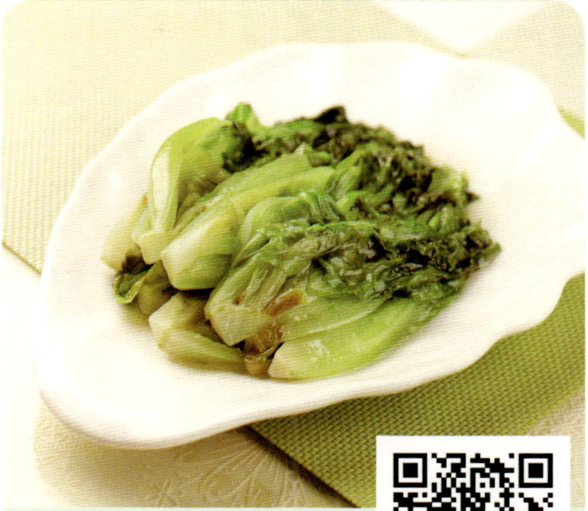

营养成分

热量	15千卡
碳水化合物	2.1克
蛋白质	1.4克
脂肪	0.4克

调理食谱 香菇扒生菜

提高糖耐量、预防心血管疾病

●**原料：** 生菜400克，彩椒50克，香菇70克，姜片、蒜末各少许

●**调料：** 盐3克，鸡粉2克，蚝油6克，老抽2毫升，生抽4毫升，水淀粉、食用油各适量

●**制作：**

①将生菜切开，香菇切块，彩椒切粗丝。

②锅中注水烧开，加食用油、生菜，煮1分钟，至其熟软后捞出；再倒入香菇，煮半分钟，至食材六成熟后捞出。

③用油起锅，倒入清水、香菇、盐、鸡粉、蚝油、生抽；炒匀，略煮待汤汁沸腾，加老抽、水淀粉，翻炒至汤汁收浓，关火待用。将生菜放入盘子，盛出锅中食材，撒上彩椒丝，摆好盘即成。

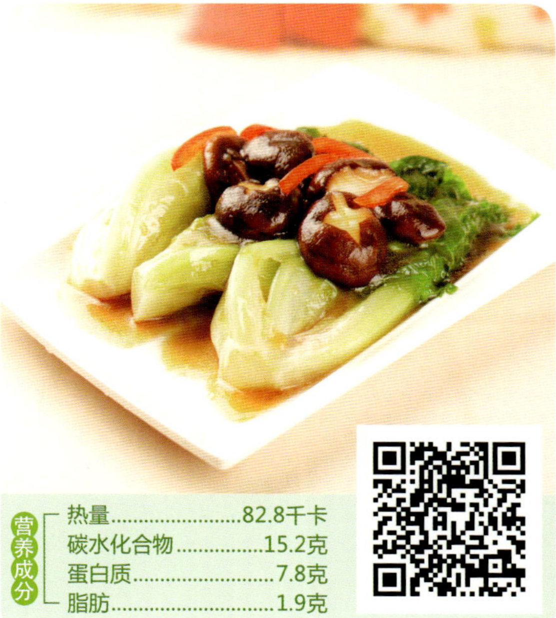

营养成分

热量	82.8千卡
碳水化合物	15.2克
蛋白质	7.8克
脂肪	1.9克

马蹄

提高糖类代谢

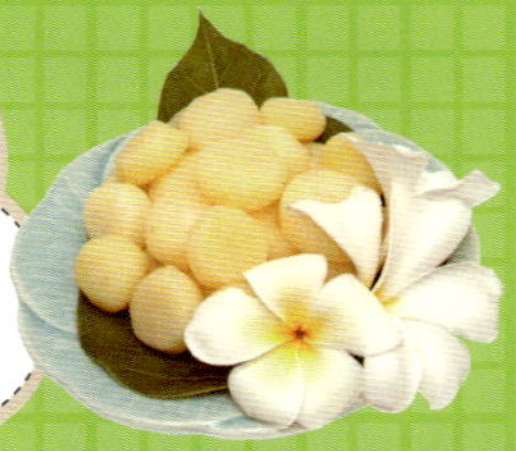

热量	59千卡
蛋白质	1.2克
脂肪	0.2克
碳水化合物	14.2克
膳食纤维	1.1克
交换份	150克/份

【降糖关键营养素】磷、维生素

【血糖生成指数】<55 低　　【最佳食用季节】冬季

降糖原理

调节酸碱平衡，促进糖类代谢。马蹄所含磷是根茎类蔬菜中最高的，可促进体内糖、脂肪、蛋白质三大物质的代谢，调节酸碱平衡。马蹄富含丰富的B族维生素、维生素C，可以促进人体代谢，有助于糖尿病患者维持生理功能。

对并发症的益处

降低血压，润肠通便。马蹄中所含的名为“荸荠英”的物质，对降低血压有一定效果。其质嫩多汁，可有效缓解糖尿病患者的口渴症状。马蹄所含的粗脂肪增加了润肠通便的作用，有利于糖尿病患者缓解便秘症状。

食用建议

因为马蹄生长在泥中，外皮和内部都有可能附着较多的细菌和寄生虫，所以一定要洗净煮透后方可食用，不宜生吃。烦热口渴、咽干燥痛、消化不良者宜食用马蹄;由于马蹄性寒，女性月经期间忌食,脾肾虚寒及血虚者应慎食。

搭配宜忌

✔ 马蹄+香菇

香菇有降血压、降血脂的功效。两者同食，对高血压病、高脂血症、冠心病及糖尿病等病患者具有辅助治疗作用。

✘ 马蹄+热性食物

马蹄味甘、性寒，不宜与热性食物同食，如牛肉、羊肉以及滋补品，否则容易伤胃。

调理食谱 马蹄炒荷兰豆

降血糖，调节血压

●原料：马蹄肉90克，荷兰豆75克，红椒15克，姜片、蒜末、葱段各少许

●调料：盐3克，鸡粉2克，料酒4毫升，水淀粉、食用油各适量

●制作：

①洗净食材，将马蹄肉切成片，红椒切成小块。

②锅中注水烧开，放入适量食用油、盐，倒入荷兰豆，煮半分钟，放入马蹄肉、红椒，搅匀，再煮半分钟，把焯好的荷兰豆、马蹄肉、红椒捞出待用。

③用油起锅，放入姜片、蒜末、葱段，爆香，倒入焯好的食材，淋入料酒，炒香，加入适量盐、鸡粉，炒匀调味，倒入适量水淀粉，快速翻炒均匀即可。

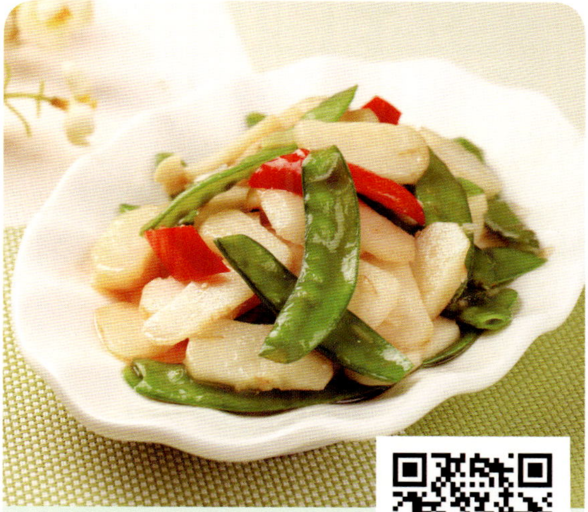

营养成分

热量	97.7千卡
碳水化合物	26.8克
蛋白质	15.3克
脂肪	2.2克

调理食谱 马蹄炒芹菜

促进新陈代谢，有助于降血压

●原料：马蹄100克，芹菜80克，彩椒40克

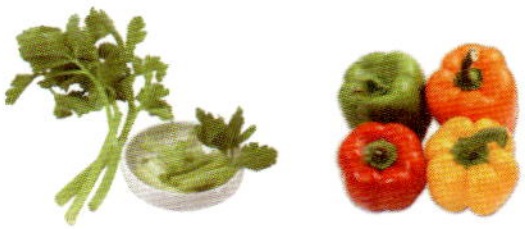

●调料：盐2克，鸡粉2克，料酒10毫升，水淀粉5毫升，食用油适量

●制作：

①洗净食材，将芹菜切成段，马蹄去皮切成片，彩椒切成条。

②锅中注入适量食用油烧热，倒入彩椒、芹菜、马蹄，翻炒均匀，炒至熟。

③放入适量盐、鸡粉，淋入料酒，倒入适量水淀粉，翻炒均匀即可。

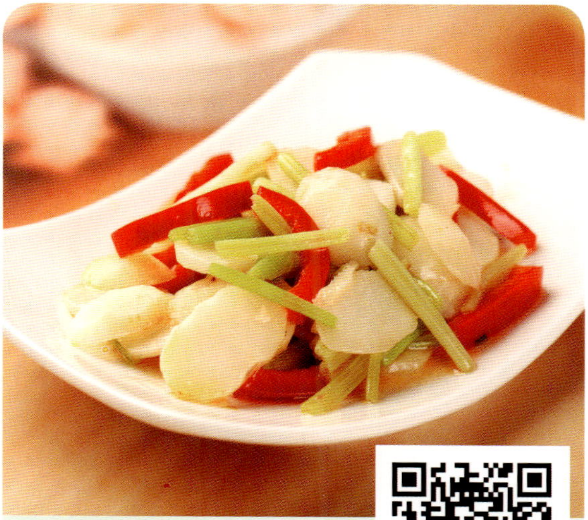

营养成分

热量	82.6千卡
碳水化合物	19.9克
蛋白质	2.4克
脂肪	0.4克

金针菇

增加胰岛素敏感性

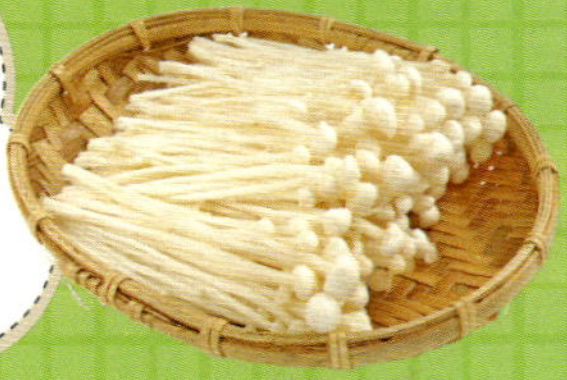

热量	26千卡
蛋白质	2.4克
脂肪	0.4克
碳水化合物	6.0克
膳食纤维	2.7克
交换份	300克/份

【降糖关键营养素】锌、氨基酸

【血糖生成指数】＜55 低　　【最佳食用季节】四季均可

降糖原理

延缓血糖上升，增加胰岛素敏感性。锌是胰脏制造胰岛素的必要元素，金针菇能补充人体所需的锌，延缓血糖的上升，其所富含的18种氨基酸，在低糖的基础上可为糖尿病患者提供丰富的营养成分。

对并发症的益处

预防高血脂，降低胆固醇含量。金针菇属于高钾低钠食品，能有效地增强人体的生物活性，降低胆固醇含量，促进体内新陈代谢，可防治高血压，减少心血管疾病的发生。

食用建议

金针菇性寒，且富含纤维素，脾胃虚寒、慢性腹泻者应少吃。另外，金针菇中含有一种名为秋水仙碱的物质，宜在食用前用沸水进行焯烫，以免中毒。

搭配宜忌

✔ 金针菇+西蓝花

金针菇中的“朴菇素”与西蓝花中丰富的抗坏血酸，能增强机体的解毒能力，提高免疫力。

✘ 金针菇+驴肉

金针菇与驴肉同食易诱发腹痛、腹泻、心绞痛，严重时甚至会威胁生命。

调理食谱 菠菜拌金针菇 —— 延缓血糖上升

●原料：菠菜200克，金针菇180克，彩椒50克，蒜末少许

●调料：盐3克，鸡粉少许，陈醋8毫升，芝麻油、食用油各适量

●制作：

①将金针菇去根部，菠菜切段，彩椒切成粗丝。

②锅中注入清水烧开，加食用油、盐、菠菜，煮约1分钟后捞出待用；再倒入金针菇、彩椒丝，煮约半分钟，至食材熟软后捞出待用。

③取一个干净的碗，倒入菠菜、金针菇、彩椒丝、蒜末、盐、鸡粉、陈醋；滴上少许芝麻油，搅拌一会儿，至食材入味，盛出摆好盘即成。

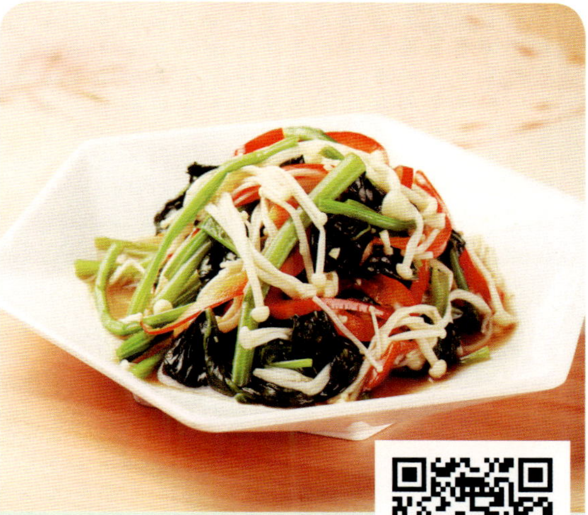

营养成分

热量	104.3千卡
碳水化合物	23克
蛋白质	10.2克
脂肪	1.4克

调理食谱 金针菇拌黄瓜 —— 预防高脂血症

●原料：金针菇110克，黄瓜90克，胡萝卜40克，蒜末、葱花各少许

●调料：盐3克，食用油2毫升，陈醋3毫升，生抽5毫升，鸡粉、辣椒油、芝麻油各适量

●制作：

①将黄瓜、胡萝卜切丝，金针菇去根。

②锅中注水烧开，放入食用油，加2克盐；倒入胡萝卜，煮半分钟；放入金针菇，煮1分钟，至食材熟透。

③将煮好的金针菇和胡萝卜捞出，将黄瓜丝倒入碗中，放入盐、金针菇、胡萝卜、蒜末、葱花，适量鸡粉、陈醋、生抽，淋入少许辣椒油、芝麻油，拌匀后装入盘中即可。

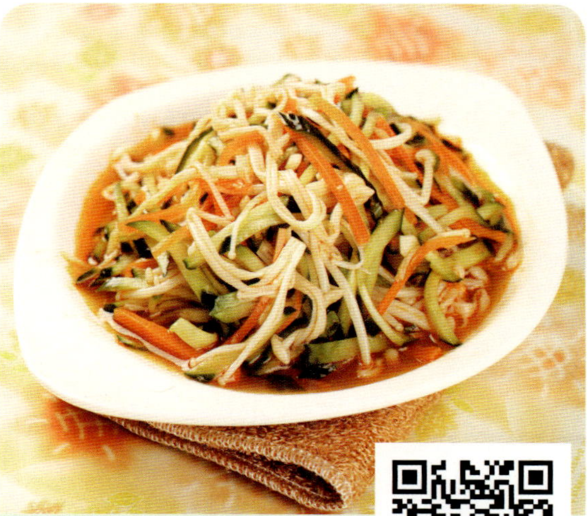

营养成分

热量	56.9千卡
碳水化合物	12.7克
蛋白质	3.8克
脂肪	0.7克

黑木耳

修复受损胰岛细胞

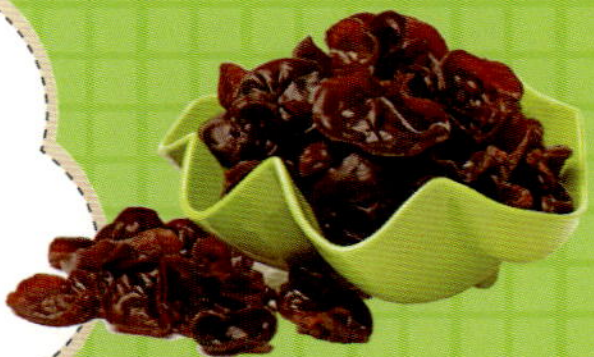

热量	21千卡
蛋白质	1.5克
脂肪	0.2克
碳水化合物	6.0克
膳食纤维	2.6克
交换份	300克/份

【降糖关键营养素】木耳多糖、钾

【血糖生成指数】＜55 低　　【最佳食用季节】四季均可

降糖原理

降低血脂、血糖，修复受损胰岛细胞。黑木耳中含木耳多糖，具有降血糖、降血脂的功效，同时能修复受损胰岛细胞，补充人体所需能量。其所含的钾元素，对糖尿病合并高血压患者有很好的食疗效果。

对并发症的益处

防治动脉硬化，促进新陈代谢。黑木耳含有丰富的维生素K，能减少血液凝集，预防血栓的形成，缓解动脉硬化的症状。其所含丰富的植物胶原成分，具有较强的吸附作用，能起到清胃涤肠的作用，有助于糖尿病合并便秘患者食用。

食用建议

新鲜的黑木耳中含有引起日光性皮炎的一种物质，因此新鲜黑木耳不宜食用。另外，黑木耳最好的清洗方法是使用盐水冲洗，但不能在水中浸泡过长时间，否则会造成木耳内的维生素流失，使营养价值降低。

搭配宜忌

✔ 黑木耳+豇豆

豇豆具有解渴健脾、补肾止泻、益气生津的功效，木耳和豇豆同食对高血压病、高脂血症、糖尿病等症有预防作用。

✘ 黑木耳+田螺

两者同食会引发中毒，可以用莲房治疗。

调理食谱 彩椒木耳炒马蹄

修复受损胰岛细胞

●**原料：** 彩椒100克，胡萝卜100克，水发木耳50克，马蹄90克，蒜末、葱段各少许

●**调料：** 盐3克，料酒10毫升，鸡粉2克，水淀粉4毫升，食用油适量

●**制作：**

①将所有食材切好备用。

②锅中注入清水烧开，放入食用油、盐、木耳、马蹄、胡萝卜，煮至沸；放入彩椒，再次煮沸后捞出待用。

③用油起锅，放入蒜末、葱段，倒入食材，翻炒匀，然后淋入料酒，炒匀提味；加入适量盐、鸡粉，炒匀调味；淋入少许水淀粉，翻炒均匀。关火后将锅中食材盛出，装入盘中即可。

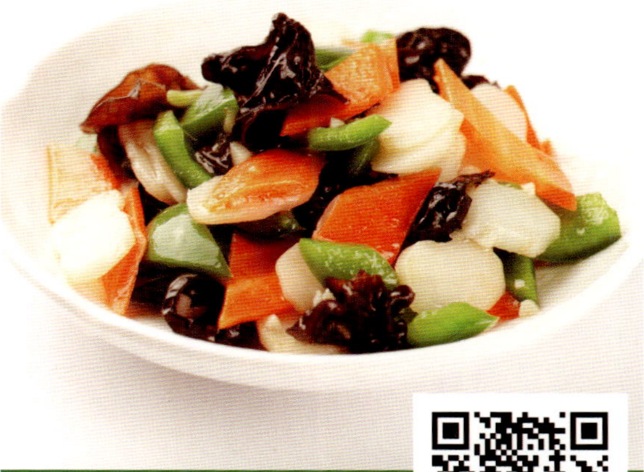

营养成分

- 热量……211.6千卡
- 碳水化合物……60.8克
- 蛋白质……9.4克
- 脂肪……1.2克

调理食谱 胡萝卜炒木耳

预防血栓的形成

●**原料：** 胡萝卜100克，水发木耳70克，葱段、蒜末各少许

●**调料：** 盐3克，鸡粉4克，蚝油10克，料酒5毫升，水淀粉7毫升，食用油适量

●**制作：**

①将木耳切成小块；洗净胡萝卜切成片。

②锅中注入清水烧开，加盐、鸡粉、木耳、胡萝卜、食用油，略煮片刻，至其断生，然后捞出焯煮的食材，沥干待用。

③用油起锅，放入蒜末、木耳、胡萝卜、少许料酒、蚝油，翻炒片刻，至食材八成熟，再加入少许盐、鸡粉，炒匀调味；倒入适量水淀粉勾芡，然后撒上葱段，用中火翻炒至食材熟透、入味，盛出装入盘中即成。

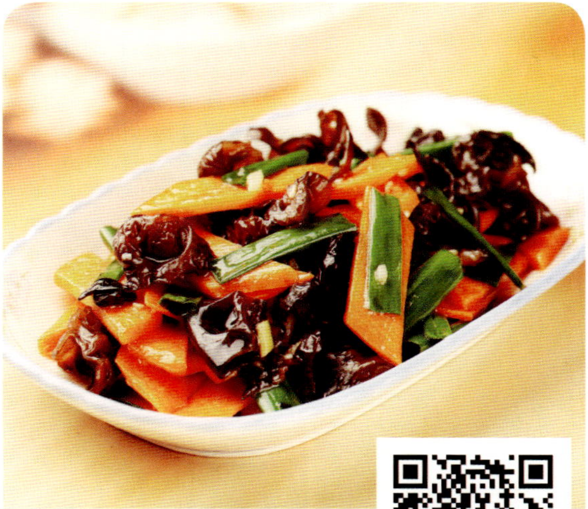

营养成分

- 热量……180.5千卡
- 碳水化合物……54.7克
- 蛋白质……9.5克
- 脂肪……1.3克

银耳

稳定血糖

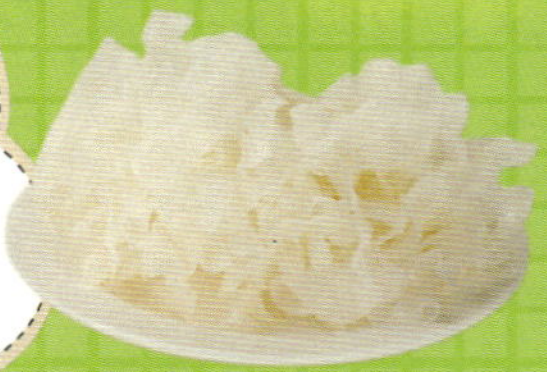

- 热量……200千卡
- 蛋白质……10克
- 脂肪……1.4克
- 碳水化合物……67.3克
- 膳食纤维……30.4克
- 交换份……20克/份

【降糖关键营养素】银耳多糖、膳食纤维

【血糖生成指数】<55 低　　【最佳食用季节】秋季

降糖原理

提高胰岛素降糖活性，稳定血糖水平。银耳中含有较多的银耳多糖，能提高胰岛素的降糖活性。银耳热量较低，又含有丰富的膳食纤维，有助于胃肠蠕动，减少脂肪吸收，延缓血糖上升。

对并发症的益处

减少胆固醇含量。银耳中的胶质能防止糖尿病患者吸收过多的胆固醇，避免血管硬化。银耳富含维生素D，能防止钙的流失；其所含丰富的碳水化合物，可为人体代谢提供充分的能量供应。

食用建议

银耳能清肺热，故外感风寒者忌用。此外，银耳霉变后产生很强的毒素，对身体危害重大，严重者甚至死亡。此外，冰糖银耳含糖量高，睡前不宜食用，以免血黏度增高。

搭配宜忌

✔ 银耳+百合

百合甘凉清润，主入心、肺经，与银耳同食可清肺润燥、滋阴润肺。

✘ 银耳+白萝卜

玉米与白萝卜同食，容易引起皮炎。

调理食谱 银耳炒肉丝

减少脂肪吸收，延缓血糖上升

●原料：水发银耳200克，猪瘦肉200克，红椒30克，姜片、蒜末、葱段各少许

●调料：料酒4毫升，生抽3毫升，盐、鸡粉、水淀粉、食用油各适量

●制作：

①将以上食材切好备用。

②将瘦肉丝装入碗中，放入盐、鸡粉、水淀粉、食用油，抓匀，腌渍10分钟至入味。锅中注入清水烧开，加入食用油、盐、银耳，煮至沸腾后捞出待用。

③用油起锅，放入姜片、蒜末、肉丝、料酒，炒至肉丝变色；倒入银耳、红椒丝、盐、鸡粉、生抽、水淀粉、葱段，翻炒匀后盛出装盘即可。

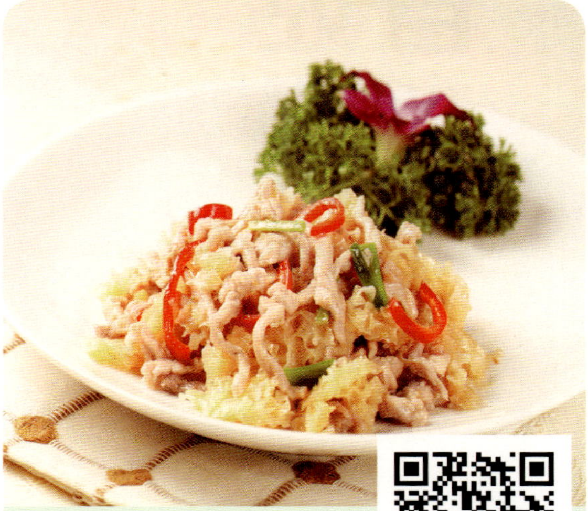

营养成分

热量	759.6千卡
碳水化合物	150克
蛋白质	69.3克
脂肪	19克

调理食谱 银耳枸杞炒鸡蛋

提供充分的能量供应

●原料：水发银耳100克，鸡蛋3个，枸杞10克，葱花少许

●调料：盐3克，鸡粉2克，水淀粉14毫升，食用油适量

●制作：

①将银耳切去黄色根部后切块；鸡蛋打入碗中，加入盐、鸡粉、水淀粉打散调匀。

②锅中注入清水烧开，加入银耳、盐，拌匀，煮半分钟至其断生。

③用油起锅，倒入蛋液，炒熟后盛出备用。锅底留油，倒入银耳和鸡蛋；放入洗净的枸杞，加入葱花，翻炒匀；加入盐、鸡粉，炒匀调味。淋入适量水淀粉，快速翻炒均匀后盛出装盘即可。

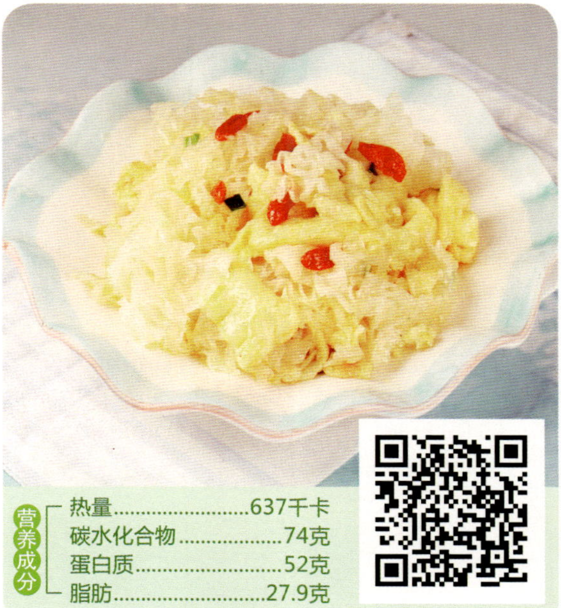

营养成分

热量	637千卡
碳水化合物	74克
蛋白质	52克
脂肪	27.9克

香菇

改善糖耐量

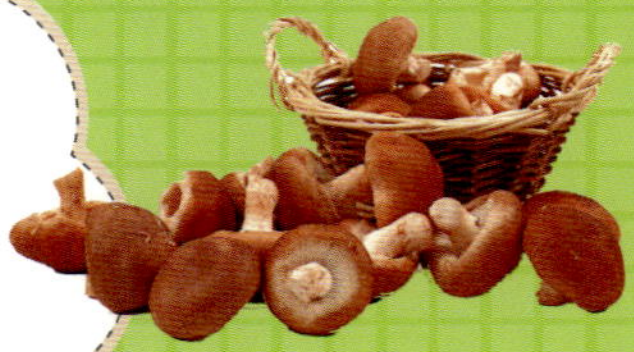

热量	19千卡
蛋白质	2.2克
脂肪	0.3克
碳水化合物	5.2克
膳食纤维	3.3克
交换份	500克/份

【降糖关键营养素】香菇多糖、钾

【血糖生成指数】<55 低　　【最佳食用季节】冬季

降糖原理

调节糖代谢，降低血糖。香菇多糖能提高辅助性T细胞的活力而增强人体体液免疫功能，调节糖代谢，改善糖耐量。其所富含的钾，具有降血糖的功效。另外，香菇中的维生素与矿物质，还能促进人体新陈代谢，提高糖尿病患者的免疫力。

对并发症的益处

降低血脂，提高免疫力。香菇含有胆碱、酪氨酸、氧化酶，能起到降血压、降胆固醇、降血脂的作用，可预防动脉硬化、肝硬化等疾病。还含有人体所需的8种氨基酸中的7种，并且菌体细胞液营养丰富，易被人体吸收，可增强糖尿病患者的抵抗力。

食用建议

气虚头晕、贫血、自身抵抗力下降以及年老体弱者宜食；高脂血症、高血压病、糖尿病、肥胖者宜食。香菇为动风食物，顽固性皮肤瘙痒症患者忌食；脾胃寒湿气滞、痛风患者忌食。无论是新鲜的香菇，还是干货，在水中的浸泡时间都不宜过长，以免造成营养成分的流失。

搭配宜忌

✔ 香菇+鸡腿

两者同食，能为人体提供高质量、丰富的蛋白质。

✘ 香菇+河蟹

香菇与河蟹均富含维生素D，两者同食，会使人体中的维生素D含量过高，造成钙质增加，长期食用易引起结石。

调理食谱 马蹄炒香菇

调节糖代谢，降低血糖

●原料：马蹄肉100克，香菇60克，葱花少许

●调料：盐3克，鸡粉2克，蚝油4克，水淀粉、食用油各适量

●制作：

①将马蹄肉切片，香菇切粗丝。锅中注入清水烧开，加入盐、香菇丝，煮约半分钟；再放入马蹄肉，煮半分钟，捞出待用。

②用油起锅，倒入香菇丝、马蹄肉、盐、鸡粉，炒匀调味。

③倒入适量蚝油，炒匀；再注入少许水淀粉，用大火翻炒一会儿，至食材熟透后盛出入盘中撒上葱花即成。

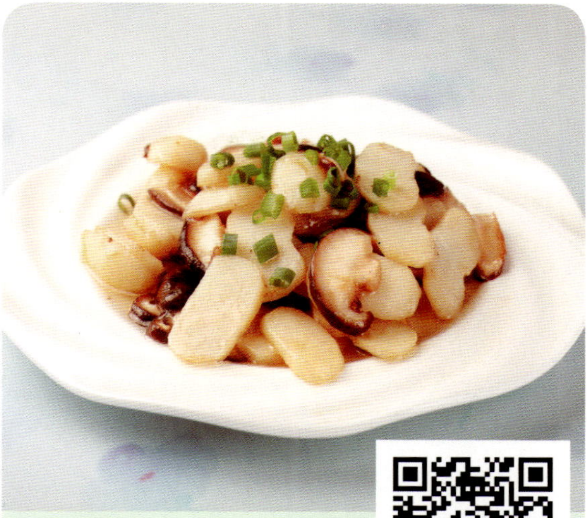

营养成分

- 热量……70.4千卡
- 碳水化合物……17.3克
- 蛋白质……2.5克
- 脂肪……0.4克

调理食谱 香菇扒油麦菜

促进新陈代谢，提高免疫力

●原料：油麦菜200克，香菇40克，蒜末少许

●调料：盐3克，鸡粉2克，蚝油6克，生抽2毫升，料酒4毫升，水淀粉、食用油适量

●制作：

①将香菇切片，锅中注入清水烧开，加食用油、盐、油麦菜，煮半分钟，至其熟软，捞出待用；再倒入香菇片，煮约1分钟，捞出沥干待用。

②用油起锅，放入蒜末、香菇片、料酒、蚝油、生抽、清水、盐、鸡粉，翻炒匀；大火煮至汤汁收浓，倒入水淀粉勾芡，至食材熟软后关火，待用。

③取一个干净的盘子，摆放好焯熟的油麦菜。盛入锅中的食材，摆好盘即成。

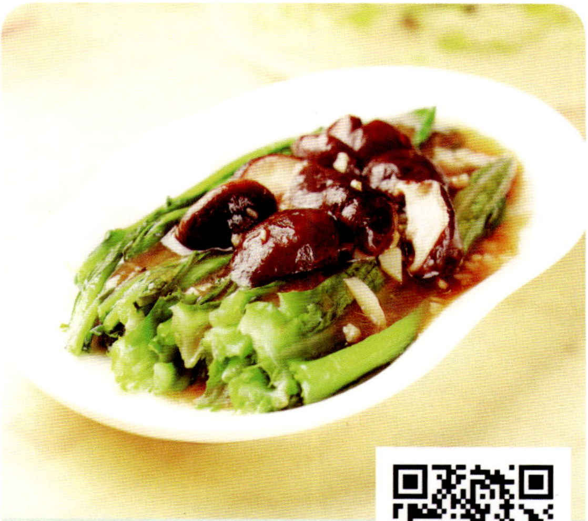

营养成分

- 热量……23.6千卡
- 碳水化合物……6.3克
- 蛋白质……3.1克
- 脂肪……0.9克

海带

稳定血糖

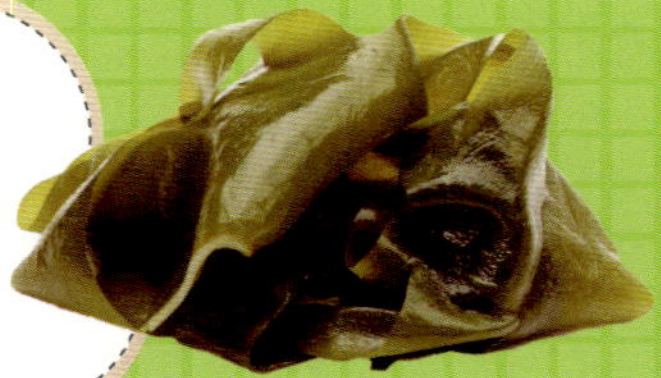

热量	12千卡
蛋白质	1.2克
脂肪	0.1克
碳水化合物	2.1克
膳食纤维	0.5克
交换份	500克/份

【降糖关键营养素】岩藻多糖、碘、钙

【血糖生成指数】＜55 低　　【最佳食用季节】四季均可

降糖原理

有助于延缓胃排空，稳定血糖。海带中富含岩藻多糖，能延缓胃排空和食物通过小肠的时间，维持患者餐后的血糖值。其所含的碘具有类激素样作用，可促进胰岛素的分泌，发挥降糖作用；所含的钙能促进胰腺β细胞分泌胰岛素，提高降糖效果。

对并发症的益处

预防心血管疾病，调节血压和血脂。海带中含有大量的多不饱和脂肪酸二十碳五烯酸（EPA），能够降低血液黏度，防止血管硬化。海带中含有的钾、钙等多种矿物元素可减少人体对胆固醇的吸收，其所含的膳食纤维能有效促进胆固醇的排泄，发挥降低血压和血脂的功效。

食用建议

适合高血压病、高脂血症患者，尤其适合缺碘和甲状腺肿大者。孕妇及乳母应少食，甲亢患者不宜食。海带虽然对糖尿病患者有益，但是不能长期将海带当作主食，以免摄入过多的碘，对身体健康产生不良影响。

搭配宜忌

✔ 海带+豆腐

海带含碘丰富，能够中和豆腐中的“皂角苷”引起的碘缺乏。将两种食物搭配食用可以起到互补作用。另外，海带和豆腐都有阻碍人体吸收尼古丁的功能，帮助身体排出毒素。

✘ 海带+茶

海带中含有铁离子，茶水中含有鞣酸，两者结合会阻碍铁的吸收。

调理食谱 海带拌豆苗

延缓胃排空，维持餐后血糖值

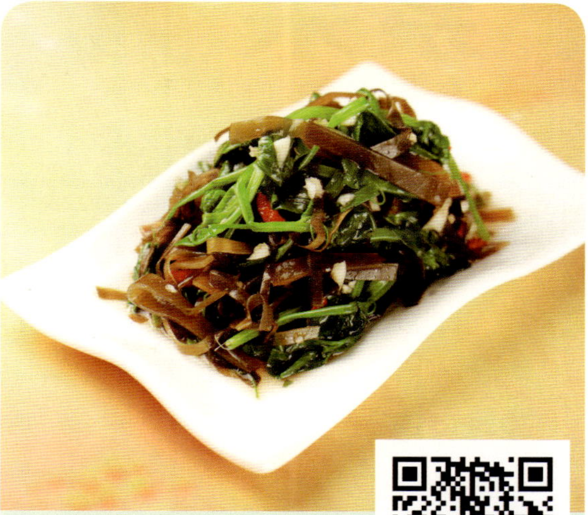

●原料： 海带70克，枸杞10克，豌豆苗100克，蒜末少许

●调料： 盐2克，鸡粉2克，陈醋6毫升，蒸鱼豉油8毫升，芝麻油2毫升，食用油适量

●制作：

①将海带切成丝；锅中注入清水烧开，放入海带丝和豆苗，拌匀；加入少许食用油、盐，放入洗净的豌豆苗，搅拌均匀。

②倒入洗净的枸杞，略煮一会儿；捞出食材，沥干备用。

③把焯好的食材装入碗中，放入蒜末，加入适量鸡粉、盐，淋入蒸鱼豉油、陈醋，加入少许芝麻油，搅拌均匀，使食材入味，然后将拌好的食材装入盘中即可。

营养成分

热量	42.4千卡
碳水化合物	6.1克
蛋白质	4.9克
脂肪	0.9克

调理食谱 芹菜拌海带丝

促进胰岛素的分泌

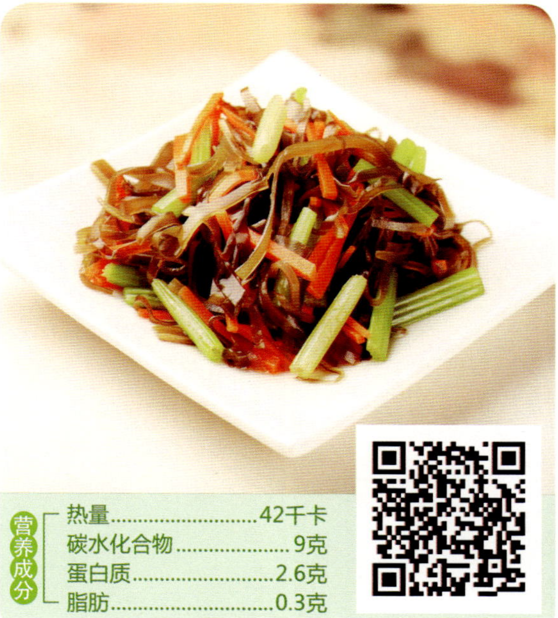

●原料： 水发海带100克，芹菜梗85克，胡萝卜35克

●调料： 盐3克，芝麻油5毫升，凉拌醋10毫升，食用油少许

●制作：

①将芹菜梗切小段；海带和胡萝卜切丝。

②锅中注入清水烧开，加盐、食用油、海带丝、胡萝卜丝，煮约1分钟；再倒入芹菜梗，煮约半分钟；至全部食材断生后捞出，沥干水分，待用。

③把焯煮过的食材装入碗中，加入适量盐，倒入少许凉拌醋。

④再淋入适量芝麻油，搅拌一会儿，至食材入味，然后取一个干净的盘子，盛入拌好的食材即成。

营养成分

热量	42千卡
碳水化合物	9克
蛋白质	2.6克
脂肪	0.3克

紫菜

调节血脂

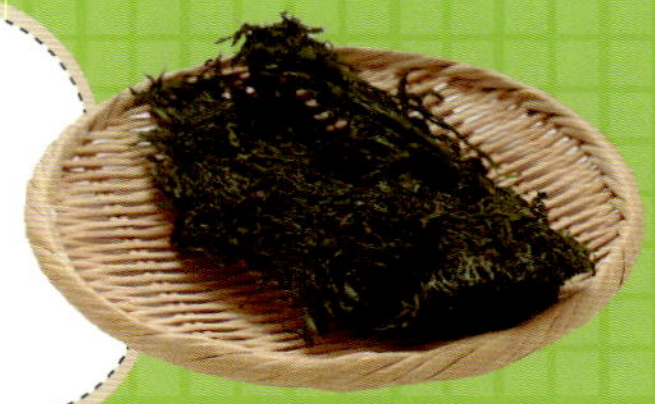

热量	207千卡
蛋白质	26.7克
脂肪	1.1克
碳水化合物	44.1克
膳食纤维	21.6克
交换份	20克/份

【降糖关键营养素】紫菜多糖、镁

【血糖生成指数】＜55 低　　【最佳食用季节】四季均可

降糖原理

降低空腹血糖值。紫菜中的紫菜多糖含有多种生物学活性物质，能显著降低空腹血糖值。其所含的镁能促进葡萄糖进入细胞中，维持血糖水平。

对并发症的益处

调节血脂，降低血压。紫菜中的紫菜多糖能明显增强细胞免疫和体液免疫功能，可显著降低血清胆固醇含量，有效预防糖尿病并发的高血脂和高血压。

食用建议

不宜多食。消化功能差、素体脾虚者建议少食；腹痛便溏者忌食。另外，紫菜多糖对空腹血糖有显著降低作用，建议糖尿病患者在饭前食用。

搭配宜忌

✔ 紫菜+鸡蛋

紫菜中富含人体所需的维生素和氨基酸，与鸡蛋同食能补充维生素$_{12}$和钙质。

✘ 紫菜+柿子

紫菜富含钙离子，与鞣酸含量过多的柿子同食，会生成不溶性结合物，影响钙的吸收，导致肠胃不适。

调理食谱 红烧紫菜豆腐

降低餐后血糖

●原料：水发紫菜70克，豆腐200克，葱花少许

●调料：盐3克，白糖3克，生抽4毫升，水淀粉5毫升，芝麻油2毫升，老抽、鸡粉、食用油各适量

●制作：

①将豆腐切块。锅中注入清水烧开，放入盐、食用油、豆腐块，煮1分钟。捞出备用。

②用油起锅，倒入豆腐块，略微翻炒。加入清水、紫菜，放入适量盐、鸡粉、生抽、老抽，翻炒匀；加入白糖，炒匀调味。倒入适量水淀粉勾芡。淋入芝麻油，炒匀。继续翻炒使其入味。

③盛出炒好的食材，装入盘中，撒上葱花即可。

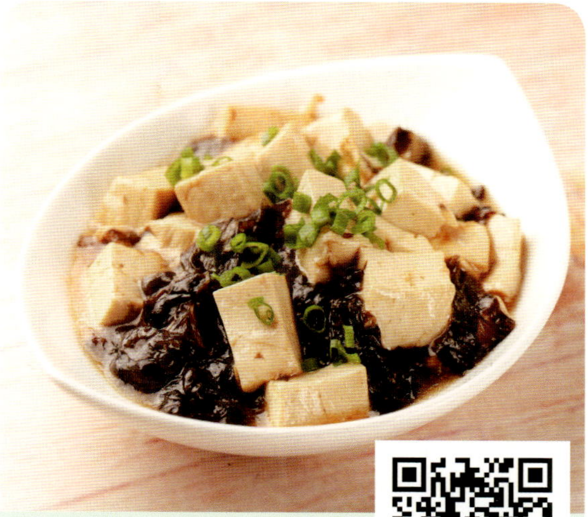

营养成分

- 热量……306.9千卡
- 碳水化合物……39.3克
- 蛋白质……34.9克
- 脂肪……8.2克

调理食谱 豆腐紫菜鲫鱼汤

增强机体免疫功能

●原料：鲫鱼300克，豆腐90克，水发紫菜70克，姜片、葱花各少许

●调料：盐3克，鸡粉2克，料酒、胡椒粉、食用油各适量

●制作：

①将豆腐切成小方块，装入盘中，待用。

②用油起锅，放入姜片、鲫鱼，煎出焦香味，将鲫鱼翻面，煎至呈焦黄色。淋入料酒、清水，加入盐、鸡粉，拌匀。

③盖上盖，用大火烧开，再煮3分钟至熟。揭盖，倒入切好的豆腐，放入紫菜，加入适量胡椒粉，拌匀，煮2分钟，至食材熟透。把鲫鱼盛入碗中，倒入余下的汤，撒上葱花即可。

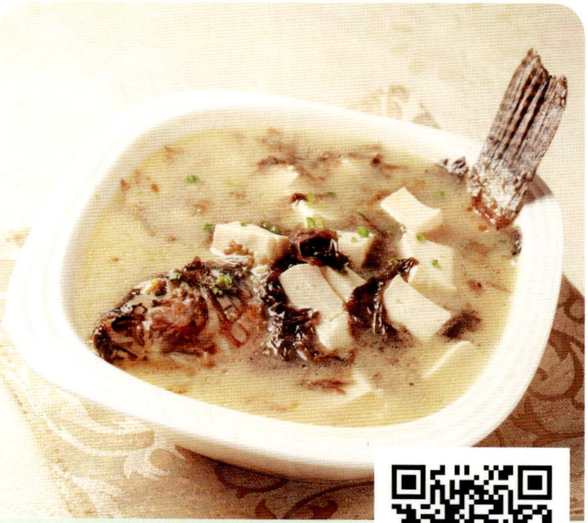

营养成分

- 热量……541.8千卡
- 碳水化合物……46.1克
- 蛋白质……77.3克
- 脂肪……12.2克

蛤蜊

调节血脂

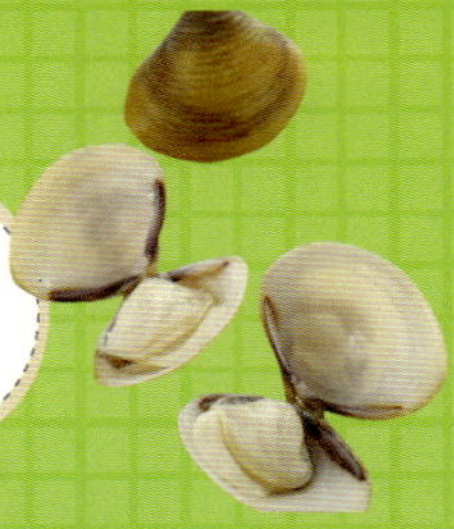

热量……62千卡
蛋白质……10.1克
脂肪……1.1克
碳水化合物……2.8克
钙……133毫克
交换份……100克/份

【降糖关键营养素】钙、硒
【血糖生成指数】40 低
【最佳食用季节】四季均可

降糖原理

强化胰岛功能，降低血糖值。蛤蜊中富含硒和钙，硒具有类似胰岛素的作用，可发挥降低血糖的功效；钙对于糖尿病患者来说，除了有助于防止骨钙丢失，还能促进胰腺分泌胰岛素，提高降糖效果。

对并发症的益处

降低胆固醇，调节血脂。蛤蜊含有δ 7－胆固醇和24－亚甲基胆固醇，具有抑制胆固醇在肝脏合成和加速胆固醇排泄的作用，使体内胆固醇水平下降，对于糖尿病并发高脂血症有良好的防治作用。

食用建议

选购蛤蜊时，可拿起轻敲，若为“咯咯”较清脆的声音，则是活的；若为“砰砰”声，则是死的。蛤蜊等贝类本身极富鲜味，烹制时不要再加味精，也不宜多放盐，以免失去鲜味。

搭配宜忌

✓ 蛤蜊+豆腐

蛤蜊的营养特点是高蛋白质、高钙、高微量元素、低脂肪，味道鲜美，营养全面，与豆腐一起食用可有效去热寒。

✗ 蛤蜊+橙

蛤蜊属于海鲜类，橙和芹菜都富含维生素C，还原性高，同食会破坏维生素C的吸收。

调理食谱 黄豆蛤蜊豆腐汤

促进胰腺分泌胰岛

●**原料：** 水发黄豆95克，豆腐200克，蛤蜊200克，姜片、葱花各少许

●**调料：** 盐2克，鸡粉、胡椒粉各适量

●**制作：**

①将洗净的豆腐切成小方块；将蛤蜊打开，洗净，备用；锅中注入适量清水烧开，倒入洗净的黄豆，盖上盖，用小火煮20分钟，至其熟软。

②揭开盖，倒入豆腐、蛤蜊，放入姜片，适量盐、鸡粉，搅匀调味，用小火再煮8分钟，至食材熟透，撒入胡椒粉，搅拌均匀。

③关火后盛出煮好的汤料，装入碗中，撒上葱花即可。

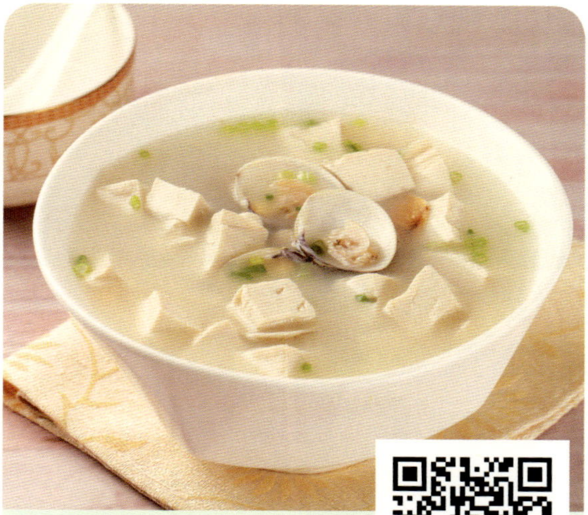

营养成分

- 热量……627.1千卡
- 碳水化合物……46.5克
- 蛋白质……69.7克
- 脂肪……44.6克

调理食谱 蛤蜊豆腐炖海带

降低血糖，调节血脂

●**原料：** 蛤蜊300克，豆腐200克，水发海带100克，姜片、蒜末、葱花各少许

●**调料：** 盐3克，鸡粉2克，料酒、生抽各4毫升，水淀粉、芝麻油、食用油各适量

●**制作：**

①将豆腐、海带切块；锅中注入清水烧开，加盐、海带、豆腐块，煮半分钟，捞出。

②用油起锅，放入蒜末、姜片、焯过水的食材、料酒、生抽、清水，大火煮片刻，待汤汁沸腾，倒入蛤蜊，炖煮约3分钟，加入盐、鸡粉、水淀粉勾芡，淋入少许芝麻油，炒匀，至散出香味。

③关火后盛出炖好的菜肴，装入盘中，撒上葱花即成。

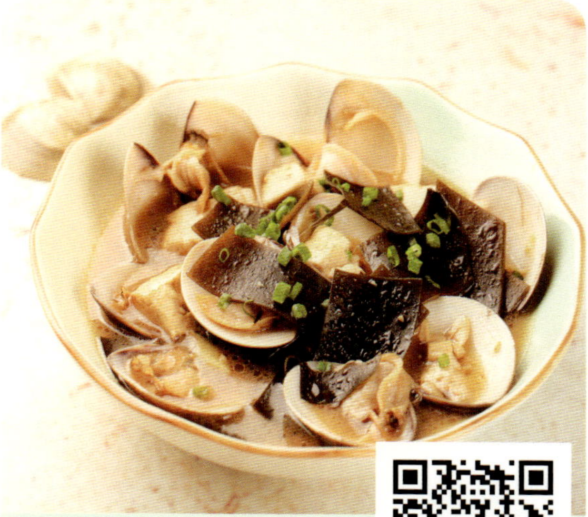

营养成分

- 热量……360千卡
- 碳水化合物……18.9克
- 蛋白质……47.7克
- 脂肪……10.8克

牡蛎

调节血脂

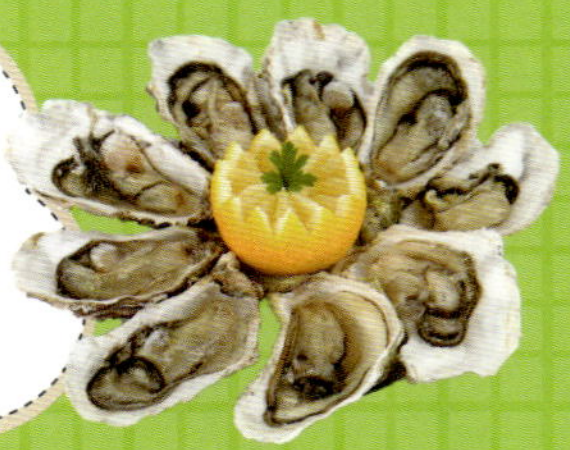

热量	73千卡
蛋白质	5.3克
脂肪	2.1克
碳水化合物	8.2克
锌	9.39毫克
交换份	100克/份

【降糖关键营养素】锌、钙、硒

【血糖生成指数】＜55 低　　【最佳食用季节】四季均可

降糖原理

提高胰岛素含量，维持血糖水平。锌是胰脏制造胰岛素的必要元素，补锌有助于提高体内胰岛素含量，达到降糖功效。钙元素促进胰岛素的分泌；硒元素能够发挥类似胰岛素作用，促进葡萄糖运转，两者都具有调节血糖水平的作用。

对并发症的益处

益智健脑，调节血脂和血压。牡蛎中含有的牛磺酸、DHA、EPA是脑部发育所需的重要营养素，对于糖尿病并发脑病有防治作用；其所含的氨基乙磺酸又有降低血胆固醇浓度的作用，因此可预防动脉硬化，对降低血压和血脂有一定的预防作用。

食用建议

牡蛎又被称为“海里的牛奶”，富含蛋白质及人体所需的锌，食用牡蛎可预防皮肤干燥，促进新陈代谢，适宜糖尿病患者以及阴虚烦热失眠、高血压、高血脂、动脉硬化者和更年期女性食用。但是对水产类腹泻者不宜多食。

搭配宜忌

✔ 牡蛎+鸡蛋

牡蛎与鸡蛋一起食用可以促进骨骼生长，同时具有祛痘亮肤的美容功效。

✘ 牡蛎+芹菜

牡蛎中含有大量的锌，芹菜属于高纤维素食物，两者结合会减少人体对锌的吸收。

调理食谱 韭黄炒牡蛎

促进胰岛素分泌，维持血糖水平

●原料：牡蛎肉400克，韭黄200克，彩椒50克，姜片、蒜末、葱花各少许

●调料：生粉15克，生抽8毫升，鸡粉、盐、料酒、食用油各适量

●制作：

①将韭黄切段；彩椒切条，装盘，备用。

②将牡蛎肉装入碗中，加料酒、鸡粉、盐、生粉，拌匀。锅中注入清水烧开，倒入牡蛎，略煮片刻后捞出待用。

③热锅注油烧热，放入姜片、蒜末、葱花，爆香，倒入牡蛎，翻炒均匀；淋入生抽，炒匀，再倒入适量料酒，炒匀提味。放入彩椒，炒匀；倒入韭黄段，炒匀。加入少许鸡粉、盐，炒匀调味。关火后盛出炒好的菜肴即可。

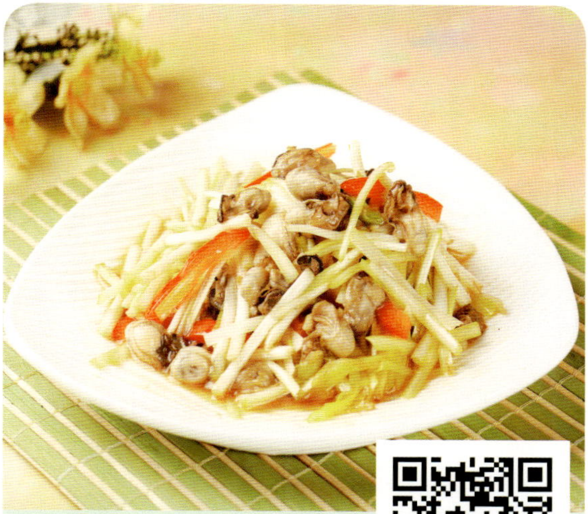

营养成分

热量……345.5千卡

碳水化合物……43.8克

蛋白质……26.5克

脂肪……8.9克

调理食谱 牡蛎生菜汤

预防糖尿病并发症

●原料：牡蛎肉（生蚝肉）100克，生菜100克，香菜20克，高汤150毫升，姜片少许

●调料：盐3克，鸡粉3克，胡椒粉少许，食用油适量

●制作：

①将香菜切末；牡蛎肉（生蚝肉）装入碗中，加入盐、鸡粉、料酒，拌匀，腌渍10分钟，至其入味。

②用油起锅，放入姜片，爆香；倒入高汤，加适量清水，煮沸；倒入腌好的牡蛎肉，搅匀。

③盖上盖，中火煮2分钟，至其熟透揭开盖，放入生菜，加入适量盐、鸡粉、胡椒粉，搅匀调味；盛出煮好的汤料，装入汤碗中，撒上香菜末即可。

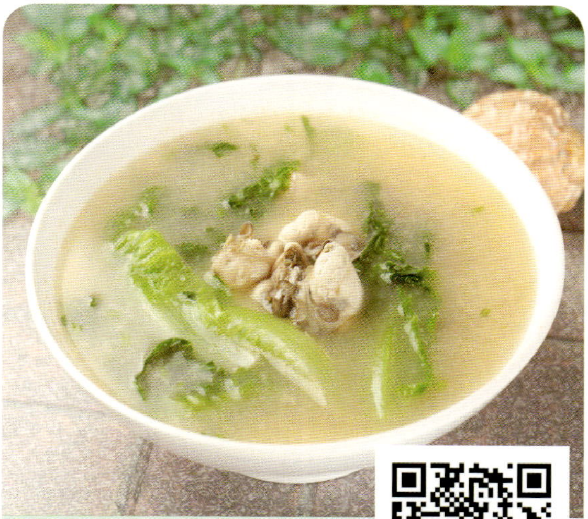

营养成分

热量……152千卡

碳水化合物……16.8克

蛋白质……10.4克

脂肪……5.4克

海参

提高免疫力

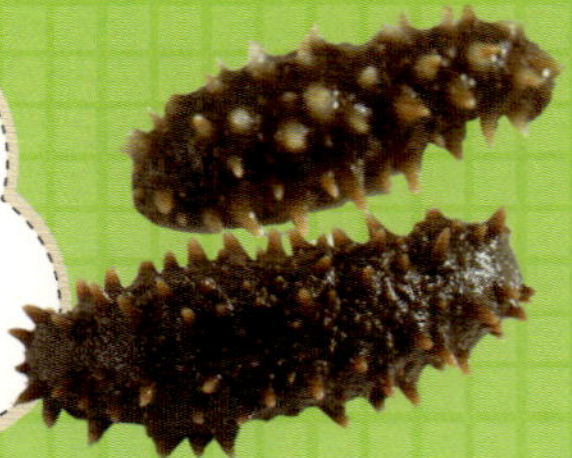

热量……78千卡
蛋白质……16.5克
脂肪……0.2克
碳水化合物……2.5克
钙……285毫克
交换份……350克/份

【降糖关键营养素】酸性黏多糖、海参皂苷、硫酸软骨素

【血糖生成指数】<55 低　【最佳食用季节】四季均可

降糖原理

提高免疫力，修复胰岛功能。海参中含有的酸性黏多糖、海参苷和硫酸软骨素具有提高人体免疫力、降低胆固醇、愈合伤口和修复胰岛的功能，可降低血糖。

对并发症的益处

低脂低胆固醇有助于降血脂。海参是典型的高蛋白质、低脂肪、低胆固醇食物，对于高血压和冠心病患者堪称食疗佳品；同时它具有提高人体免疫力和修复再生功能的显著功效，对于糖尿病患者的高血脂、高血压等并发症有很好的防治效果。

食用建议

发好的海参不宜久存，最好不超过3天，存放期间用凉水浸泡，每天换水2~3次，不要沾油，或放入不结冰的冰箱中；如是干货保存，最好放在密封的木箱中，注意防潮。

搭配宜忌

✓ 海参+羊肉

海参生于海中，其性温补，对虚损劳弱有补肾益精、养血润燥、滋阴健阳等作用；羊肉甘温，能温肾助阳、补益精血，海参、羊肉相配，补肾、益肾、养血功效尤为增强。

✗ 海参+山楂、石榴、柿子

山楂、石榴、柿子等水果中含有较多的鞣酸，与海参同食，不仅会导致蛋白质凝固难以消化，还会出现腹疼、恶心、呕吐等症状。

调理食谱 鲍汁海参

提高免疫，降低血糖水平

●**原料：** 水发海参420克，西蓝花400克，鲍鱼汁40克，高汤、葱条、姜片各适量

●**调料：** 盐、白糖、老抽、料酒、水淀粉、食用油各适量

●**制作：**

①将海参切条，西蓝花切小朵；锅中注入清水烧开，加食用油、盐、西蓝花，焯煮1分钟捞出；锅中再加入料酒、海参，大火煮沸，捞出待用。

②用油起锅，撒上葱条、姜片、海参、料酒、高汤、鲍鱼汁、白糖、盐、老抽调味，大火煮沸；倒入水淀粉，炒匀。

③关火后拣出葱条、姜片，将装有西蓝花的碗倒扣在盘中，用海参围边，最后淋上锅中的汤汁即成。

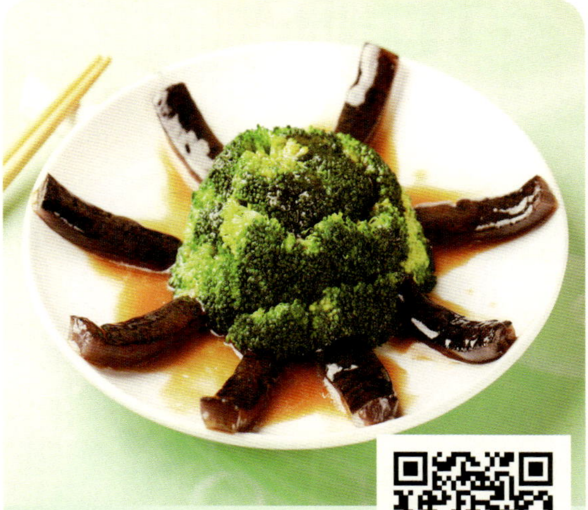

营养成分
- 热量……574.8千卡
- 碳水化合物……48克
- 蛋白质……64.1克
- 脂肪……18克

调理食谱 葱爆海参

降低胆固醇，防治糖尿病并发症

●**原料：** 海参300克，葱段50克，姜片40克，高汤200毫升

●**调料：** 盐、鸡粉各3克，白糖2克，蚝油5克，料酒4毫升，生抽6毫升，水淀粉、食用油各适量

●**制作：**

①将海参切形。锅中注入清水烧开，加盐、鸡粉、海参，煮1分钟后捞出待用。

②用油起锅，放入姜片、葱段、海参、料酒、高汤、蚝油、生抽、盐、鸡粉、白糖，炒匀调味。转大火收汁，撒上余下的葱段，再倒入适量水淀粉翻炒一会儿，至汤汁收浓。

③关火后将菜肴盛出，装入盘中即成。

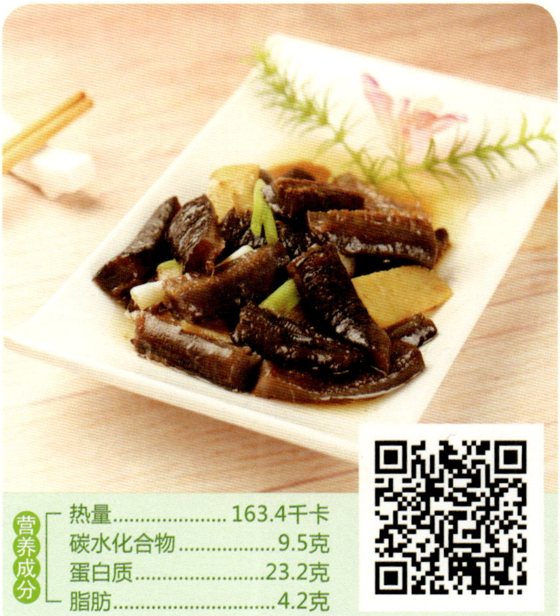

营养成分
- 热量……163.4千卡
- 碳水化合物……9.5克
- 蛋白质……23.2克
- 脂肪……4.2克

带鱼

调节血脂

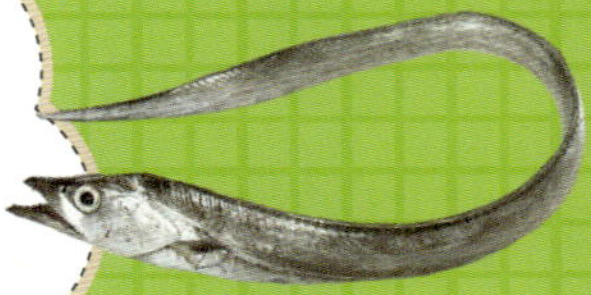

- 热量……127千卡
- 蛋白质……17.7克
- 脂肪……4.9克
- 碳水化合物……3.1克
- 镁……43毫克
- 交换份……80克/份

【降糖关键营养素】不饱和脂肪酸、镁

【血糖生成指数】＜55 低　　【最佳食用季节】四季均可

降糖原理

降低血糖。带鱼中的脂肪多为不饱和脂肪酸，这种脂肪酸的碳链较长，具有降压、降血糖的作用。其所含的镁元素能促进葡萄糖进入细胞，降低血糖值，发挥降糖的功效。

对并发症的益处

降低胆固醇含量，调节血脂。带鱼中的优质不饱和脂肪酸有降低胆固醇的作用，对于糖尿病并发的高血脂有很好的辅助治疗功效。其所含的卵磷脂能有效延缓大脑衰老，对糖尿病并发脑病有一定预防效果。

食用建议

带鱼富含人体必需的多种矿物质以及维生素，适宜老人、儿童、孕产妇食用。带鱼属动风发物，疥疮、湿疹等皮肤病患者或皮肤过敏者忌食。

搭配宜忌

✓ 带鱼+木瓜

带鱼和木瓜同食，具有补气养血的功效，尤其适合久病体虚者及哺乳期的妇女使用。

✗ 带鱼+甘草

带鱼与甘草同食，会影响甘草的药效，同时也会减少带鱼的营养吸收。

调理食谱 马蹄带鱼汤

维持血糖稳定

●**原料：** 马蹄肉100克，带鱼120克，枸杞、姜片、葱花各少许

●**调料：** 盐2克，鸡粉2克，料酒3毫升，胡椒粉、食用油各适量

●**制作：**

①将带鱼处理干净后切块，马蹄肉切成片。

②用油起锅，放入姜片，爆香、带鱼块，炒香，然后加入料酒、清水、盐、鸡粉、枸杞，盖上盖，用大火加热煮沸；揭盖，放入马蹄，搅匀。

③盖上盖，煮2分钟，至食材熟透后揭盖，撒入少许胡椒粉，搅拌均匀后盛出煮好的汤料，装入碗中，撒上葱花即可。

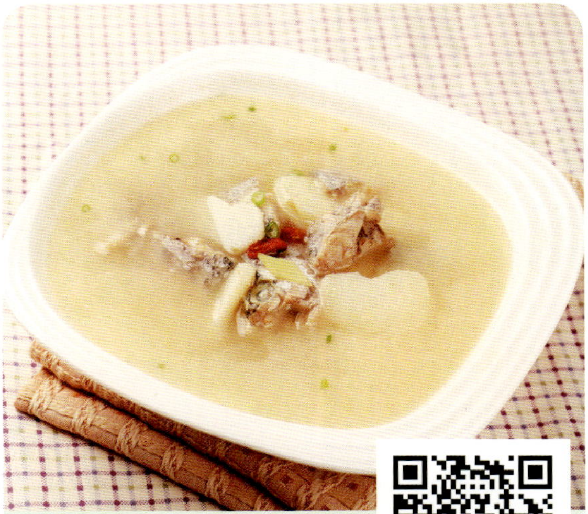

营养成分

- 热量……205.5千卡
- 碳水化合物……16.5克
- 蛋白质……6.1克
- 脂肪……22.3克

调理食谱 葱香带鱼

调节血脂

●**原料：** 带鱼肉350克，葱条35克，姜片30克

●**调料：** 盐3克，鸡粉2克，鱼露3毫升，料酒6毫升，食用油少许

●**制作：**

①将带鱼肉切成均等段，打上花刀，放入姜片、鱼露、盐、鸡粉、料酒，拌匀，腌渍约15分钟至入味；取蒸盘，放上葱条，摆上带鱼块，待用。

②蒸锅上火烧开，放入装有带鱼的蒸盘，然后盖上锅盖，用中火蒸约8分钟至带鱼熟透。

③关火后揭开盖，取出蒸好的带鱼，淋上少许热油即成。

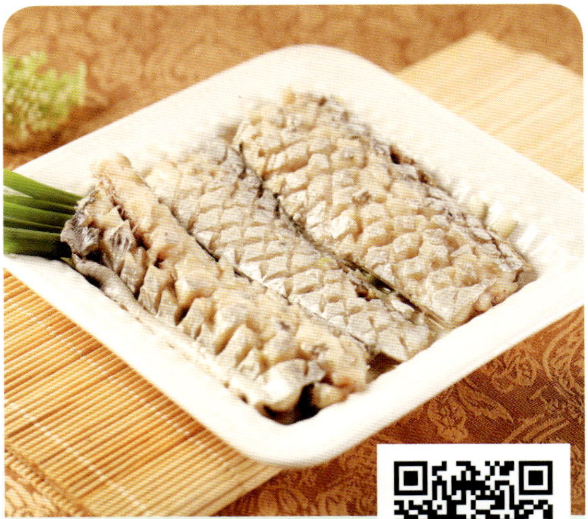

营养成分

- 热量……465.2千卡
- 碳水化合物……15.7克
- 蛋白质……62.9克
- 脂肪……17.5克

鳝鱼

改善糖代谢

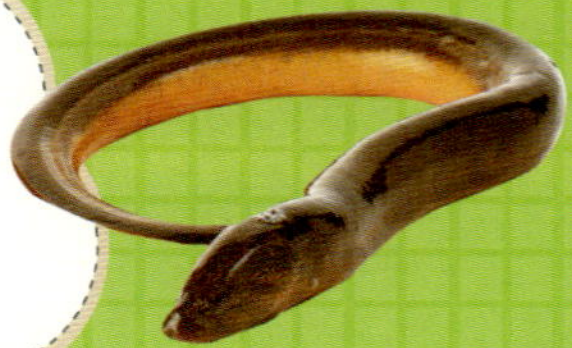

热量	89千卡
蛋白质	18克
脂肪	1.4克
碳水化合物	1.2克
维生素A	50毫克
交换份	80克/份

【降糖关键营养素】鳝鱼素、维生素A、不饱和脂肪酸DHA和EPA

【血糖生成指数】<55 低　【最佳食用季节】春夏季

降糖原理

调节血糖水平。鳝鱼中的鳝鱼素可以双向调节人体血糖水平，维持血糖稳定。其中含有EPA和DHA这两种不饱和脂肪酸，有很强的抗氧化作用，能保护胰腺β细胞。

对并发症的益处

维生素A含量高，可预防眼部疾病。鳝鱼中含有大量的维生素A，能保护视力，维持上皮组织健康，提高人体免疫力，对于糖尿病并发眼病有一定防治功效。不饱和脂肪酸DHA和EPA可以降低胆固醇，预防动脉硬化，对于糖尿病患者常见的高脂血症、冠心病有防治作用。除此之外，鳝鱼中脂肪含量低，适宜糖尿病患者食用。

食用建议

鳝鱼富含蛋白质、人体必需氨基酸、DHA和卵磷脂，一般人群均可食用；尤适宜糖尿病、贫血患者。鳝鱼动风，有瘙痒性皮肤病者忌食；痢疾、腹胀属实者不宜食用。

搭配宜忌

✔ 鳝鱼+藕

鳝鱼属于酸性食品，多吃会在体内产生一种酸性代谢物质，藕则属于碱性食品，两者同食可维持人体内酸碱平衡。

✘ 鳝鱼+菠菜

鳝鱼和菠菜同食，易引起腹泻。

调理食谱 洋葱炒鳝鱼

稳定血糖

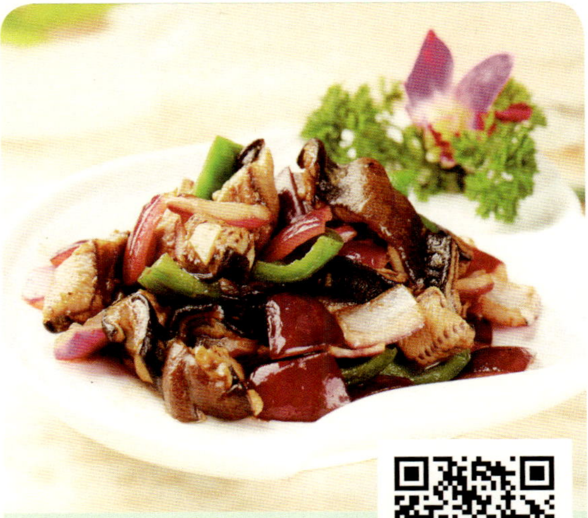

原料： 鳝鱼200克，洋葱100克，圆椒55克，姜片、蒜末、葱段各少许

调料： 盐3克，料酒16毫升，生抽10毫升，水淀粉9毫升，芝麻油3毫升，鸡粉、食用油各适量

制作：

①将洋葱、圆椒、鳝鱼切块；将鳝鱼装入碗中，加入盐、料酒、水淀粉，拌匀，腌渍10分钟；锅中注入清水烧开，倒入鳝鱼，略煮片刻，捞出待用。

②锅中倒入食用油烧热，放入姜片、蒜末、葱段、圆椒、洋葱、鳝鱼、料酒、生抽、盐、鸡粉、水淀粉，翻炒均匀。

③倒入少许芝麻油，翻炒出香味。盛出炒好的菜肴，装盘即可。

营养成分

- 热量……227.5千卡
- 碳水化合物……14.9克
- 蛋白质……37.8克
- 脂肪……3.1克

调理食谱 生蒸鳝鱼段

降低胆固醇浓度，预防动脉硬化

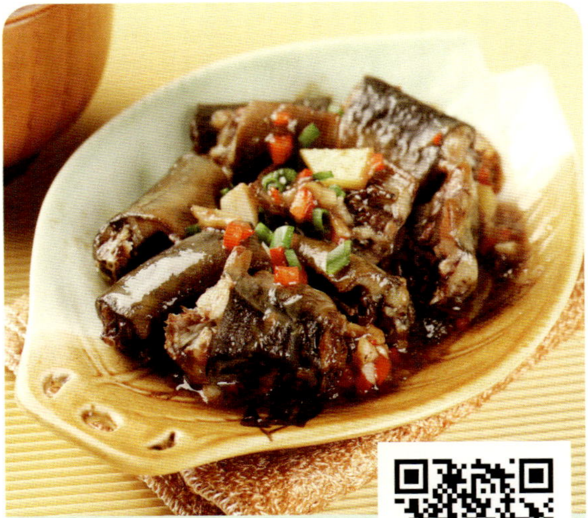

原料： 鳝鱼300克，红椒35克，姜片、蒜末、葱花各少许

调料： 盐2克，料酒3毫升，鸡粉2克，生粉6克，胡椒粉、生抽、食用油各适量

制作：

①将洗净的红椒切成粒；鳝鱼去头，切成段后装入碗中，放入蒜末、姜片、红椒粒、盐、料酒、鸡粉、胡椒粉、生抽、生粉、食用油、拌匀，腌渍15分钟。

②将鳝鱼段装入盘中后放入烧开的蒸锅中，用中火蒸10分钟至熟后取出。

③浇上少许热油，撒上少许葱花即可。

营养成分

- 热量……341.2千卡
- 碳水化合物……22.0克
- 蛋白质……59.3克
- 脂肪……8.4克

鲫鱼

增强抵抗力

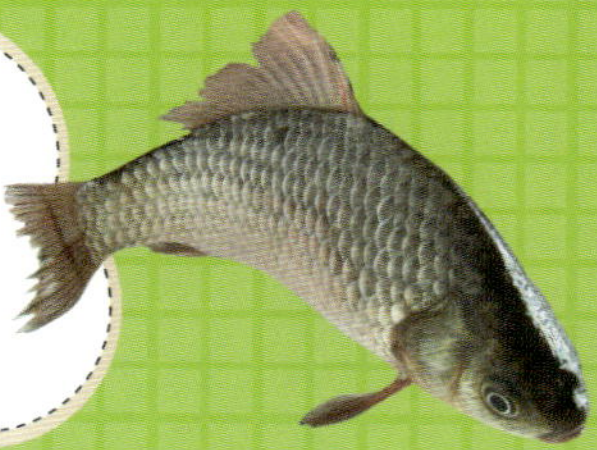

热量	108千卡
蛋白质	17.1克
脂肪	2.7克
碳水化合物	3.8克
钙	79毫克
交换份	80克/份

【降糖关键营养素】优质蛋白质

【血糖生成指数】＜55 低　　【最佳食用季节】冬季

降糖原理

鲫鱼中所含的优质蛋白质种类齐全，且易于消化和吸收，可提高糖尿病患者的免疫力，有助于维持患者的血糖值。同时，鲫鱼还含有丰富的氨基酸，可以降低血液黏稠度，降低糖尿病患者并发心脑血管病的发病率。

对并发症的益处

增强抵抗力，预防肝肾疾病。鲫鱼中所含的的优质蛋白质也是肝病、心脑血管疾病患者的重要蛋白质来源，常食可增强抗病能力；同时鲫鱼利尿消肿，适宜肾病患者食用，对于糖尿病并发肾病有一定的防治作用。

食用建议

一般人群均可食用，尤其适宜久病体虚之人食用；鲫鱼通乳，适宜产后乳汁缺少之人食用。感冒发热期间不宜多食。在煮鲫鱼汤时，可以先用油煎一下鲫鱼，再用开水小火慢煮，这样鱼肉内的嘌呤就会逐渐溶解到汤里，汤会呈现乳白色，味道更加鲜美。

搭配宜忌

✔ 鲫鱼+豆腐

鲫鱼益气健脾，利尿消肿，并具有降低胆固醇的作用；豆腐富含氨基酸，两者同食可降低血脂，预防心脑血管疾病。

✘ 鲫鱼+芥菜

鲫鱼消水肿，解热毒；芥菜属辛辣，气窜，若两者同食，反而会引发水肿。

调理食谱 金樱子鲫鱼汤

降低血糖，利水消肿

●原料：鲫鱼400克，金樱子20克，姜片、葱花各少许

●调料：料酒10毫升，盐3克，鸡粉3克，胡椒粉1克

●制作：

①用油起锅，放入宰杀处理干净的鲫鱼，煎约3分钟至其呈焦黄色；放入姜片，淋入料酒，加入适量开水，放入金樱子、盐、鸡粉，拌匀调味。

②盖上盖，用小火焖煮约10分钟至食材熟透。

③关火后盛出煮好的汤料，撒上葱花即可。

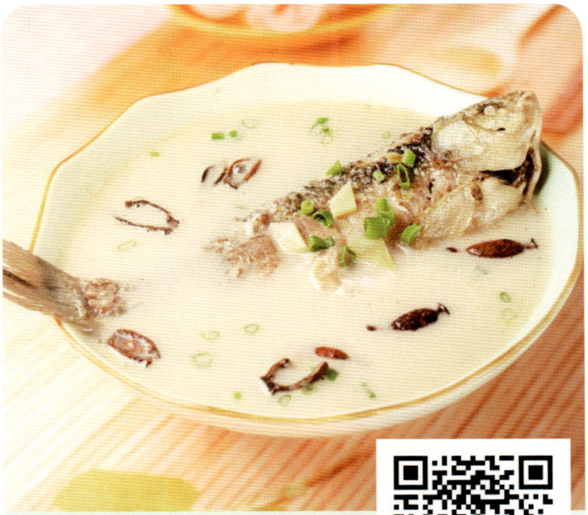

营养成分

热量	432千卡
碳水化合物	15.2克
蛋白质	68.4克
脂肪	10.8克

调理食谱 鲫鱼苦瓜汤

提高免疫力，维持血糖平衡

●原料：净鲫鱼200克，苦瓜150克，姜片少许

●调料：盐2克，鸡粉少许，料酒3毫升，食用油适量

●制作：

①将洗净的苦瓜切成片，待用。

②用油起锅，放入姜片，用大火爆香；再放入鲫鱼，用小火煎一会儿，转动炒锅，煎出焦香味后翻转鱼身，至两面断生后淋上少许料酒，再注入适量清水，加入鸡粉、盐，放入苦瓜片。

③盖上锅盖，用大火煮约4分钟，至食材熟透后取下锅盖，搅动几下，然后盛出煮好的苦瓜汤，放入碗中即可。

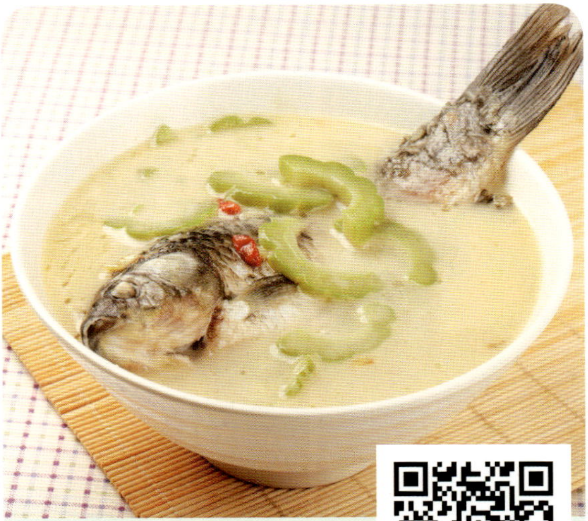

营养成分

热量	244.5千卡
碳水化合物	15克
蛋白质	35.7克
脂肪	5.6克

鲤鱼

增强抵抗力

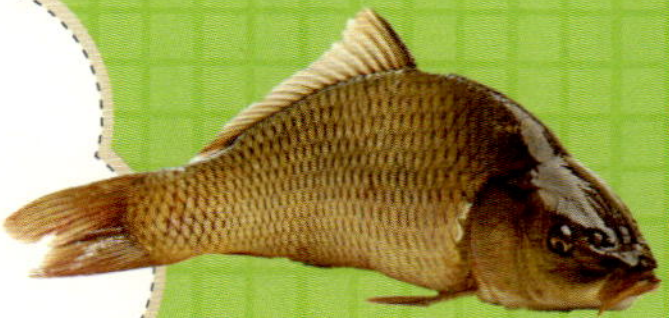

热量	109千卡
蛋白质	17.6克
脂肪	4.1克
碳水化合物	0.5克
钾	334微克
交换份	80克/份

【降糖关键营养素】不饱和脂肪酸、卵磷脂

【血糖生成指数】＜55 低　　【最佳食用季节】四季均可

降糖原理

促进脂肪代谢，调节血糖、血脂。鲤鱼中所含的不饱和脂肪酸及卵磷脂等可促进糖尿病患者的脂肪代谢，调节血糖，降低血脂，对于不依赖胰岛素治疗的糖尿病患者的各种症状有良好的改善作用。

对并发症的益处

鲤鱼的脂肪大部分是由不饱和脂肪酸组成，具有良好的降低胆固醇的作用，长期食用，不仅能增加多种营养，维护健康，还能防治动脉粥样硬化、高脂血症，预防糖尿病性心脑血管疾病。

食用建议

鲤鱼中蛋白质含量高，易被人体吸收，同时具有利水消肿的功效，适宜肾炎水肿、心脏病性水肿、营养不良性水肿、妊娠水肿之人食用。凡患有恶性肿瘤、淋巴结核、红斑性狼疮、支气管哮喘、荨麻疹、皮肤湿疹等人忌食。

搭配宜忌

✔ 鲤鱼+白菜

鲤鱼中含有丰富的蛋白质，白菜中富含碳水化合物、维生素C，两者同食可防治妊娠水肿。

✘ 鲤鱼+咸菜

咸菜在腌制过程中，其含氮物质部分转变为亚硝酸盐，鱼肉蛋白质中的胺与亚硝酸盐化合为亚硝胺，该致癌物质可引起消化道癌肿，因此两者不宜同食。

调理食谱 紫苏烧鲤鱼

促进脂肪代谢，降低血糖和血脂

●**原料：** 鲤鱼1条，紫苏叶30克，姜片、蒜末、葱段各少许

●**调料：** 盐、鸡粉适量，生粉20克，生抽5毫升，水淀粉10毫升，食用油适量

●**制作：**

①鲤鱼上撒上盐、鸡粉、生粉，腌渍一会儿；热锅注油，烧至六成热，放入鲤鱼，炸2分钟至金黄色，装入盘中备用。

②锅底留油，放入姜片、蒜末、葱段、清水、生抽、盐、鸡粉，拌匀后放入鲤鱼，煮2分钟至入味，然后倒入紫苏叶，续煮片刻。

③把煮好的鲤鱼捞出，装入盘中，再把锅中的汤汁加热，淋入适量的水淀粉勾芡，将芡汁浇在鱼身上即可。

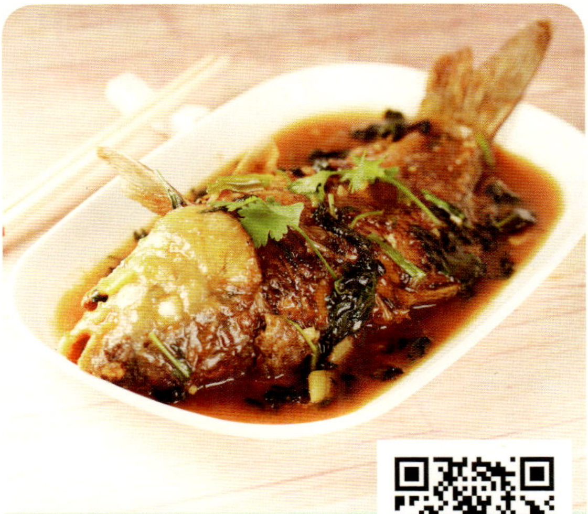

营养成分

- 热量……560.3千卡
- 碳水化合物……5.47克
- 蛋白质……89.1克
- 脂肪……20.9克

调理食谱 黄芪鲤鱼汤

降低胆固醇，预防动脉粥样硬化

●**原料：** 鲤鱼500克，水发红豆90克，黄芪20克，莲子40克，砂仁20克，芡实30克，姜片、葱段各少许

●**调料：** 料酒10毫升，盐2克，鸡粉2克，食用油适量

●**制作：**

①用油起锅，倒入姜片、鲤鱼，煎出香味，翻面，煎至焦黄色，盛出备用。

②锅中注入清水烧开，放入红豆、莲子、黄芪、砂仁、芡实，小火煮20分钟，至药材析出有效成分后放入鲤鱼，加入料酒、盐、鸡粉，小火续煮15分钟，至食材熟透。

③关火后盛出煮好的汤料，装入碗中，放入葱段即可。

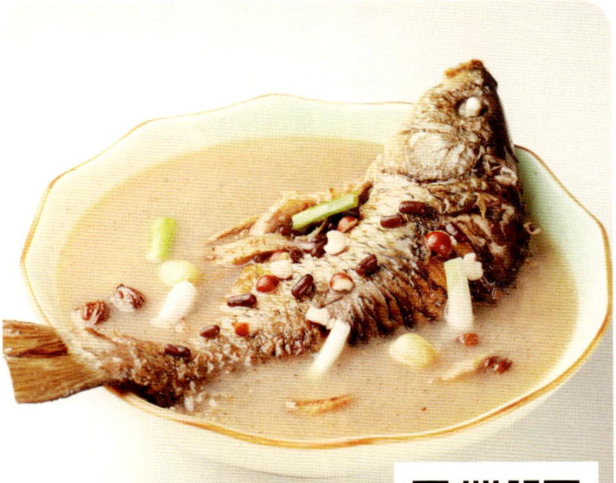

营养成分

- 热量……1396.5千卡
- 碳水化合物……131.7克
- 蛋白质……151.4克
- 脂肪……27.6克

鸭肉

稳定血糖

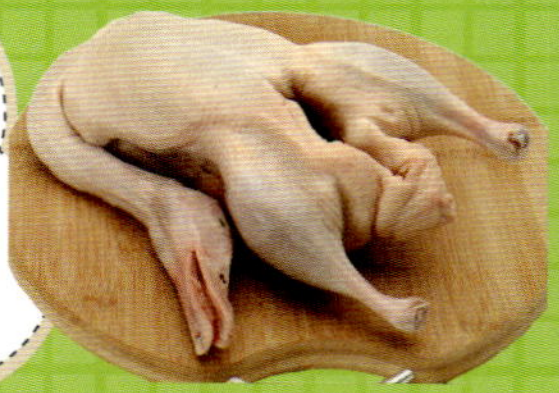

热量	204千卡
蛋白质	15.5克
脂肪	19.7克
碳水化合物	0.2克
维生素A	52微克
交换份	50克/份

【降糖关键营养素】B族维生素、烟酸

【血糖生成指数】56~75 中　　【最佳食用季节】夏秋季

降糖原理

补充B族维生素，调节血糖值。鸭肉富含不饱和脂肪酸，常食有助于降低胆固醇，对糖尿病患者有保健作用，还能预防由糖尿病引发的心血管疾病。

对并发症的益处

降低胆固醇，调节血脂。从而鸭肉中含有大量的烟酸，可以降低血胆固醇、扩张血管，从而有效调节血脂，对于糖尿病并发的高脂血症有一定防治作用。

食用建议

购买时应注意鉴别是否注水鸭：注水鸭的肉富有弹性，用手一拍，便会听到“啵啵”的声音；仔细观察，如果皮上有红色针点，周围呈乌黑色，表明注过水。鸭肉性凉，感冒、阳虚脾弱、经常腹泻者不宜食用。

搭配宜忌

✔ 鸭肉+山药

鸭肉营养丰富，但是脂肪含量偏高，而山药可以消除其油腻感。两者同食可降低胆固醇，有滋阴补肺功效。

✘ 鸭肉+甲鱼

甲鱼肉中含有多种生物活性物质，鸭肉富含蛋白质和脂肪，两者同食可导致腹痛、腹泻和营养不良。

调理食谱 白芍鸭肉烧冬瓜

预防动脉粥样硬化

●原料：冬瓜300克，鸭肉400克，白芍8克，姜片、葱花各少许

●调料：料酒18毫升，生抽5毫升，蚝油8克，盐、鸡粉、水淀粉、食用油适量

●制作：

①将冬瓜切块。砂锅中注入清水烧开，放入白芍，烧开后小火煮15分钟，至其析出有效成分，盛出待用。

②锅中注入清水烧开，倒入鸭块、料酒，煮至沸，汆去血水，捞出待用。

③用油起锅，放入姜片、鸭块、料酒、生抽、蚝油、清水、药汁、冬瓜，烧开后用小火焖15分钟，至食材熟透。大火收汁，放入盐、鸡粉，炒匀调味。淋入水淀粉，翻炒均匀后盛出即可。

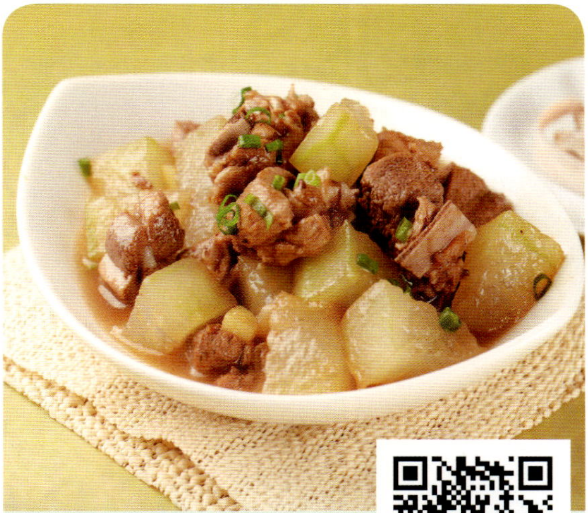

营养成分

热量	257千卡
碳水化合物	47.6克
蛋白质	8克
脂肪	2克

调理食谱 黄豆马蹄鸭肉汤

扩张血管，调节血脂

●原料：鸭肉500克，马蹄110克，水发黄豆120克，姜片20克

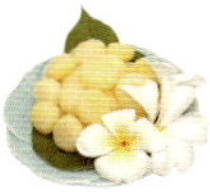

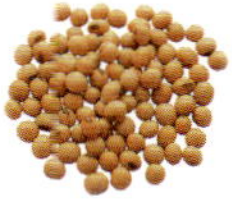

●调料：料酒20毫升，盐2克，鸡粉2克

●制作：

①将马蹄切块，锅中注入清水烧开，放入鸭块、料酒，煮至沸汆去血水，捞出待用。

②砂锅中注入清水烧开，倒入黄豆、马蹄、鸭块、姜片、料酒。

③烧开后小火炖40分钟，至食材熟透，然后加入盐、鸡粉，拌匀调味，盛出装入汤碗中即可。

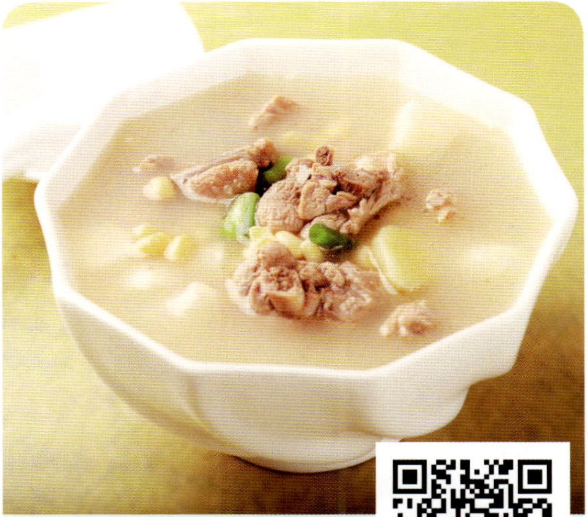

营养成分

热量	257千卡
碳水化合物	47.6克
蛋白质	8克
脂肪	2克

牛肉

控制血糖

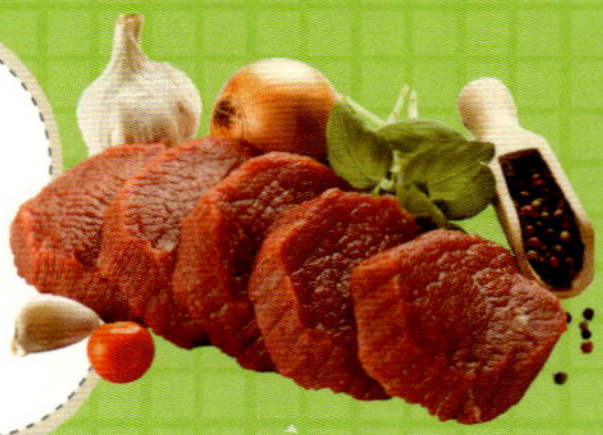

热量	106千卡
蛋白质	20.2克
脂肪	2.3克
碳水化合物	1.2克
锌	3.71毫克
交换份	50克/份

【降糖关键营养素】维生素B_6、锌、镁

【血糖生成指数】46 低　【最佳食用季节】四季均可

降糖原理

维持孕妇胰岛素水平，防治妊娠糖尿病。牛肉中富含维生素B_6，能够有效缓解孕妇易缺乏维生素B_6而引起色氨酸代谢异常，抑制产生黄尿酸-胰岛素复合物，维持正常的胰岛素水平，对防治妊娠糖尿病有一定功效。其所含镁和锌有助于胰岛素的分泌和合成，提高体内胰岛素含量，增强降糖功效。

对并发症的益处

预防动脉硬化，提高人体免疫力。维生素B_6具有保护血管内皮细胞的作用，可预防动脉硬化，减缓由于使用胰岛素治疗糖尿病而并发的血管疾病。同时，牛肉中富含蛋白质和氨基酸，可提高人体抗病能力。

食用建议

牛肉不易熟烂，烹饪时放一个山楂、一块橘皮或一点茶叶可以使其易烂。感染性疾病、肝病、肾病患者慎食；高胆固醇、高脂肪、消化能力弱者、老人及儿童不宜多食。

搭配宜忌

✔ 牛肉+菜花

牛肉和菜花同食，可以有效帮助人体吸收维生素B_{12}。

✘ 牛肉+白酒

牛肉性味甘温，可补气助火，而白酒亦属大温之品，两者同食容易上火，引起牙齿发炎。

调理食谱 西蓝花炒牛肉

调高胰岛素合成率

●**原料：** 牛肉200克，西蓝花300克，彩椒40克，胡萝卜45克，姜片、蒜末、葱段各少许

●**调料：** 盐、鸡粉、食粉、食用油、水淀粉适量，生抽10毫升，料酒10毫升，蚝油10克

●**制作：**

①将以上各食材切好备用。

②将牛肉片装入碗中，加食粉、生抽、盐、鸡粉、水淀粉、食月油，腌渍10分钟。锅中清水烧开，放入盐、食用油、胡萝卜、西蓝花，煮至断生，捞出。

③用油起锅，放入姜片、蒜末、葱段、牛肉片、料酒，倒入焯过水的食材，放入蚝油、生抽、鸡粉、盐，炒匀调味。盛出装盘即可。

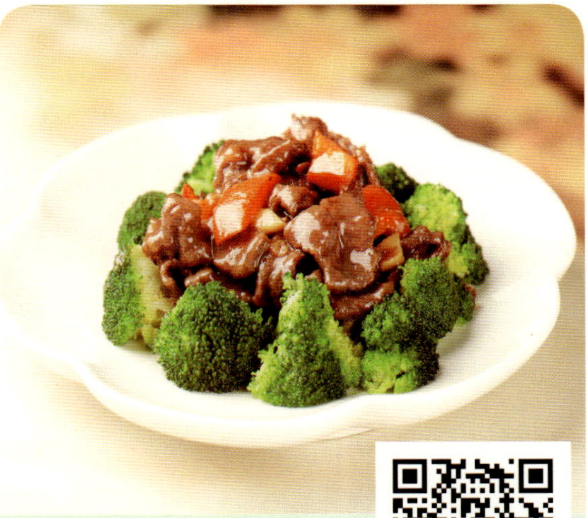

营养成分
热量……257千卡
碳水化合物……47.6克
蛋白质……8克
脂肪……2克

调理食谱 西红柿烧牛肉

提高机体抗病能力

●**原料：** 西红柿90克，牛肉100克，姜片、蒜片、葱花各少许

●**调料：** 盐3克，鸡粉2克，食粉少许，白糖2克，西红柿汁15克，料酒3毫升，水淀粉2毫升，食用油适量

●**制作：**

①将西红柿切小块；牛肉切片装入碗中，加食粉、盐、鸡粉、水淀粉，拌匀。淋入食用油，腌渍10分钟。

②用油起锅，下入姜片、蒜片、牛肉片、料酒、西红柿，翻炒均匀。

③倒入适量清水，加入盐、白糖，拌匀，中火焖3分钟至熟，放入西红柿汁，翻炒至食材入味。关火将菜盛出，装入碗中，放入葱花即可。

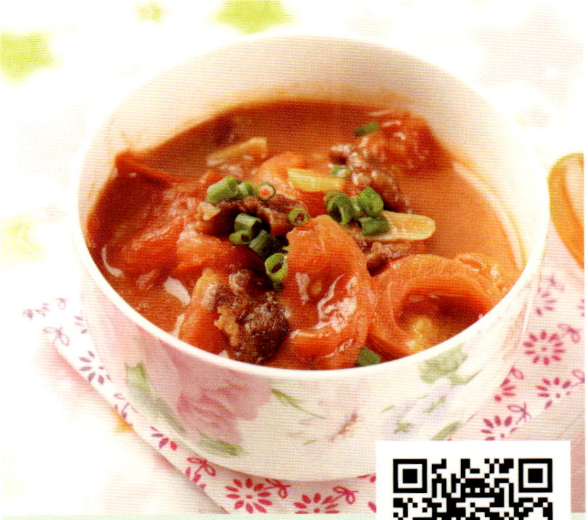

营养成分
热量……257千卡
碳水化合物……47.6克
蛋白质……8克
脂肪……2克

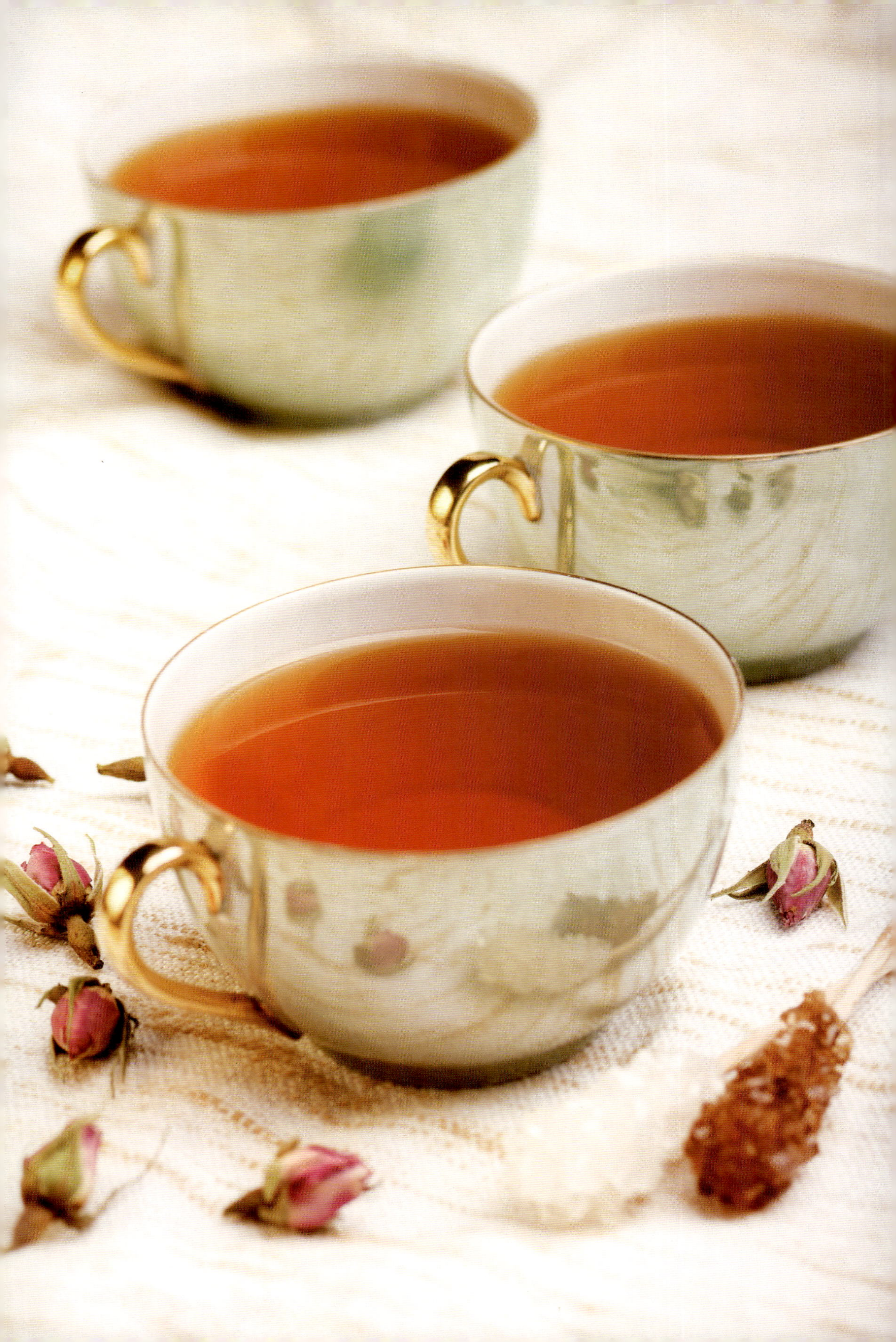

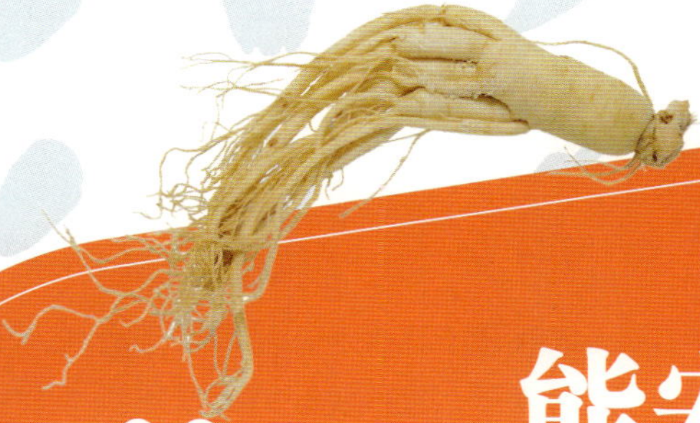

Part 3

能安全降血糖的药茶、药膳汤

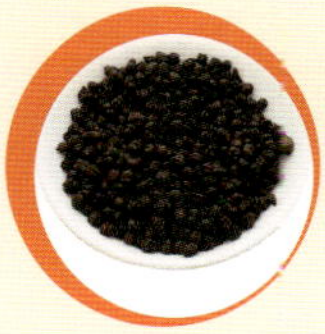

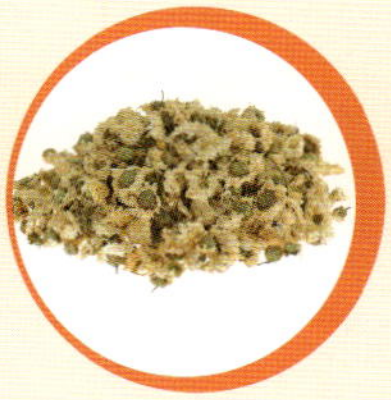

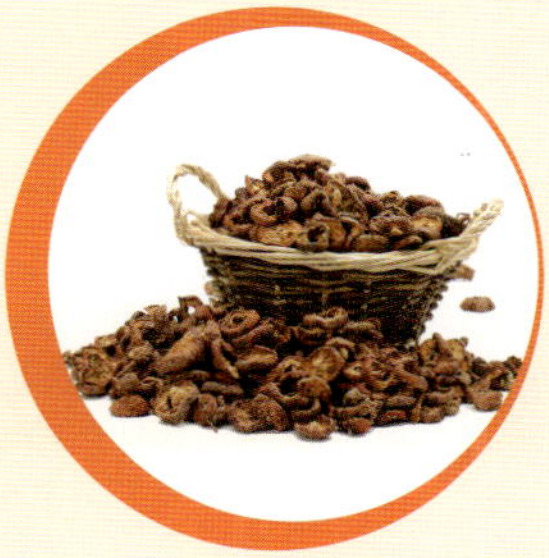

作为我国食疗文化的精髓，药茶和药膳汤能安全、有效地降低体内血糖水平，有利于缓解患者病情。与西药相比，其具有两方面的优势。一是中药注重内调，属于整体、系统性的治疗和保健。且在降低血糖水平的同时还能预防糖尿病并发症的发生和发展。书中所列为主要降糖中药，如有玉米须、荷叶、黄连、葛根、人参、茯苓、麦冬、党参、黄芪、地黄、五味子、决明子、地骨皮、葛根丹参等，并详细介绍了食用方法，供读者参考食用。二是运用中药调养后，还能减少西药用量过多带来的不良反应。但需注意的是，中药的用法用量与饮食和西药的服药剂量必须进行合理搭配，才能够达到理想的效果。

调理食谱 玉米须茶

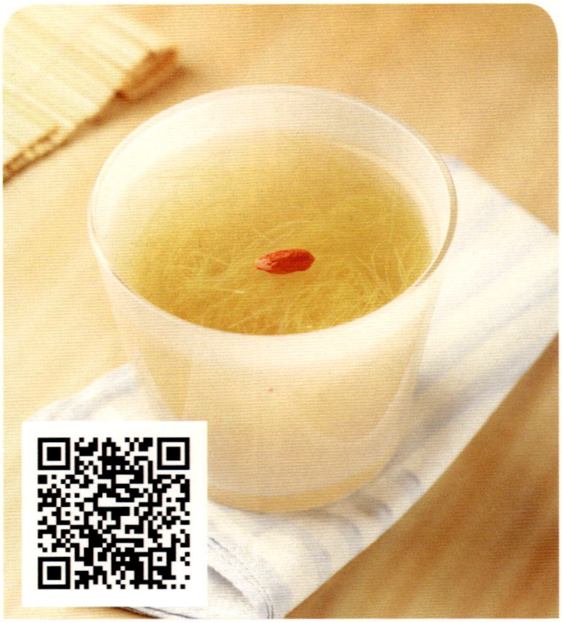

●原料：玉米须30克

●制作：

①砂锅置于旺火上，注入适量清水，用大火烧开，放入洗好的玉米须。

②盖上锅盖，用小火煮15分钟，至茶水呈微黄色。

③揭开盖，把煮好的玉米须茶盛出，装入玻璃杯中，可适当点缀枸杞。

●功效：玉米须茶能平肝清热、利尿消肿、凉血、去除体内湿气，改善糖尿病合并高血压患者的不适症状。

✔适宜人群：

糖尿病、高血压病、高脂血症、胆石症、胆囊炎、泌尿系统感染等患者。

调理食谱 荷叶茶

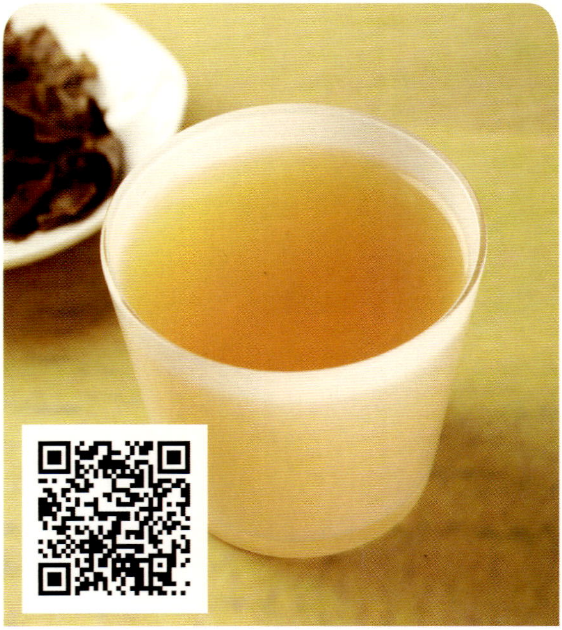

●原料：干荷叶5克，冰糖20克

●制作：

①砂锅中注入清水烧开，倒入干荷叶，煮沸后用小火煮约15分钟，至其析出有效成分。

②揭盖，放入冰糖，大火略煮片刻，至冰糖完全溶化。

③再盛出煮好的荷叶茶，滤取茶汁，装入茶杯中即成。

●功效：荷叶茶有保护心脏、促进血液循环及稳定血压的作用，尤其适合糖尿病合并高血压患者饮用。

✔适宜人群：糖尿病、高血压病及心脑血管疾病患者。

调理食谱 菊花普洱山楂饮

●原料：山楂20克，普洱茶叶8克，菊花6克

●制作：

①将山楂对半切开，去果核，切块备用。

②砂锅中注入清水烧开，倒入山楂，放入洗净的普洱茶叶、菊花，搅拌均匀。

③盖上盖，煮沸后用小火煮约5分钟，至茶水散出香味，拌匀，关火后盛出煮好的茶水，趁热饮用即可。

●功效：山楂具有扩张血管、降低血压的作用，搭配菊花、普洱茶，增加其降血压、降血脂的功效，对于糖尿病合并高血脂的患者有很好的缓解作用。

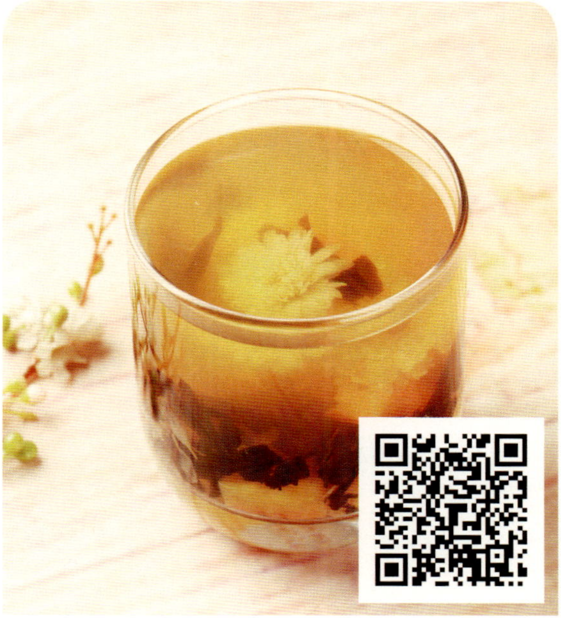

适宜人群：

糖尿病、高血压、高血脂等患者。

调理食谱 陈皮桑葚枸杞茶

●原料：陈皮5克，桑葚6克，枸杞8克

●制作：

①砂锅中注入适量清水烧开，倒入洗净的陈皮、桑葚、枸杞，搅拌片刻。

②盖上盖，用小火煮15分钟，至药材析出有效成分。

③关火后盛出煮好的茶，装入杯中，待稍微放凉后即可饮用。

●功效：此饮可补血明目、清热润燥、健胃清肠，建议糖尿病合并便秘的患者经常饮用。

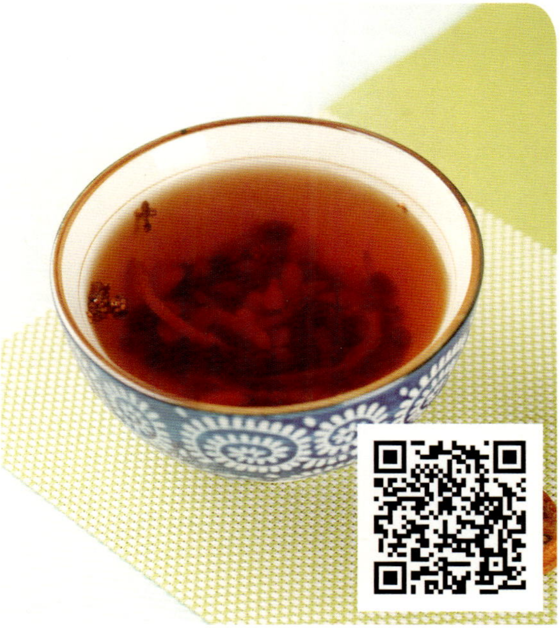

适宜人群：

糖尿病、便秘、眼部疾病患者。

调理食谱 人参茯苓麦冬茶

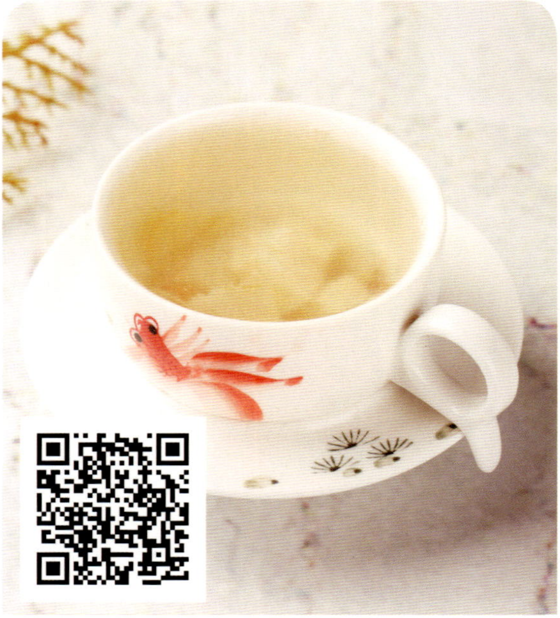

●原料：麦冬20克，茯苓15克，人参片8克

●制作：

①砂锅中注入清水烧开，放入麦冬、茯苓，煮沸后再用小火煮15分钟，至其析出有效成分。

②揭盖，撒上人参片，快速搅拌匀，中火煮约2分钟，至人参析出有效成分。

③关火后盛出煮好的药茶，装入茶杯中即成。

●功效：人参具有抑制血小板聚集的作用，可有效预防血栓的形成，具有降血脂和抗动脉粥样硬化的作用。

适宜人群：糖尿病合并高血压、高血脂等症的患者。

调理食谱 核桃枸杞五味子饮

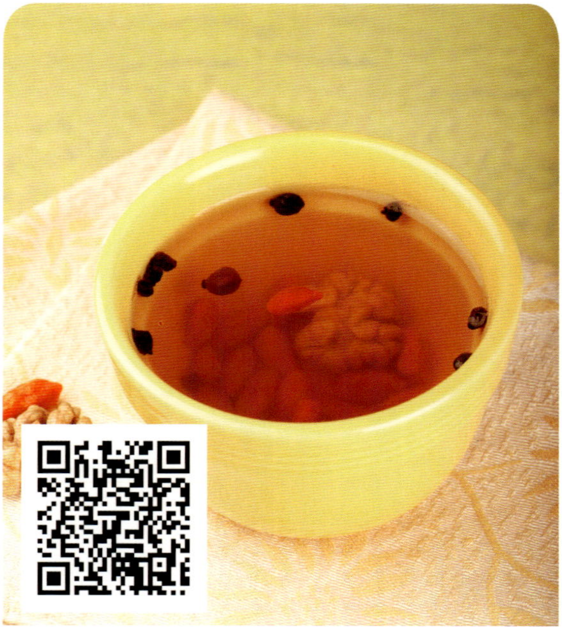

●原料：核桃仁20克，枸杞8克，五味子4克

●制作：

①砂锅中注入清水烧开，倒入核桃仁、枸杞、五味子，用勺搅拌均匀。

②盖上盖，小火煮15分钟，至药材析出有效成分，揭开盖子，持续搅拌片刻。

③把煮好的药汁盛出，装入碗中即可。

●功效：五味子可提高人体免疫力，具有抗菌作用，非常适合糖尿病合并皮肤病的人群饮用。

适宜人群：

糖尿病、心脑血管疾病、皮肤病等患者及免疫力低下的人群。

调理食谱 荷叶丹参山楂茶

●原料：荷叶10克，丹参15克，三七10克，干山楂20克

●制作：

①砂锅中注入适量清水烧开，倒入药材，搅拌均匀。

②盖上盖，用小火煮20分钟，至药材析出有效成分，搅拌片刻。

③将煮好的药茶盛出，滤入杯中，待稍微放凉即可饮用。

●功效：本品具有改善心肌缺血状况、降低血压、安神静心、降血糖和抗菌等功效，可有效缓解糖尿病引起的并发症。

适宜人群：

糖尿病、冠心病、皮肤感染等患者。

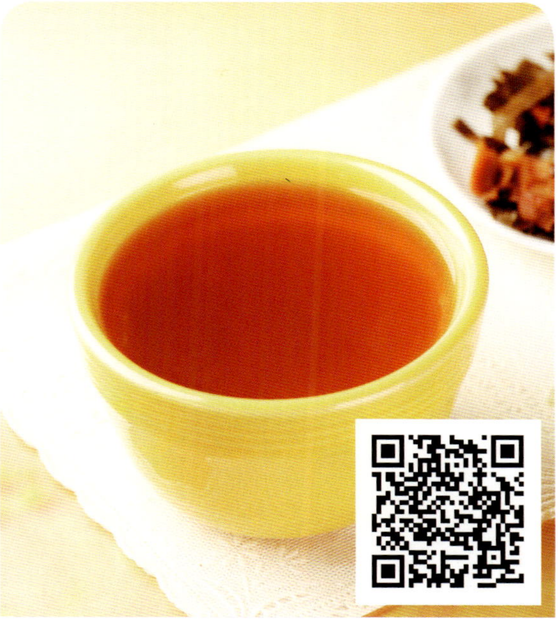

调理食谱 黄芪茯苓薏米汤

●原料：黄芪10克，茯苓12克，水发薏米60克

●调料：白糖15克

●制作：

①砂锅中注入清水烧开，倒入黄芪、茯苓、薏米，烧开后用小火炖20分钟，至其析出有效成分。

②放入白糖，略煮片刻，至白糖溶化。

③盛出装碗，可适当点缀枸杞。

●功效：黄芪收敛生肌，尤其适合糖尿病合并皮肤病的患者饮用，可促进皮肤愈合。

适宜人群：

糖尿病、高血压、银屑病、骨质疏松等患者。

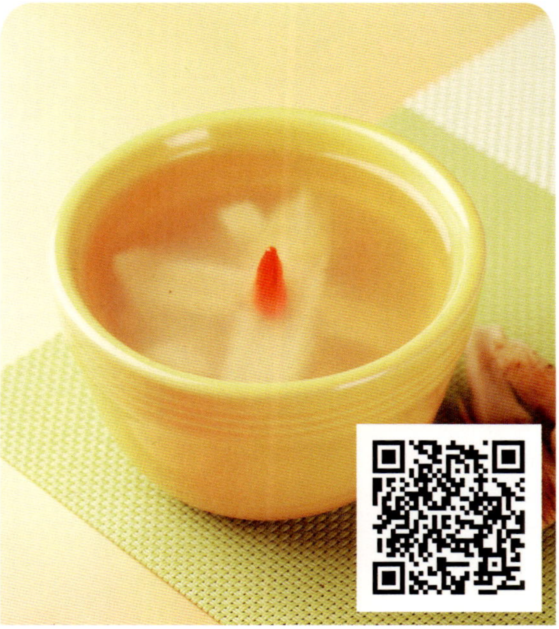

调理食谱 鸡内金茅根汤

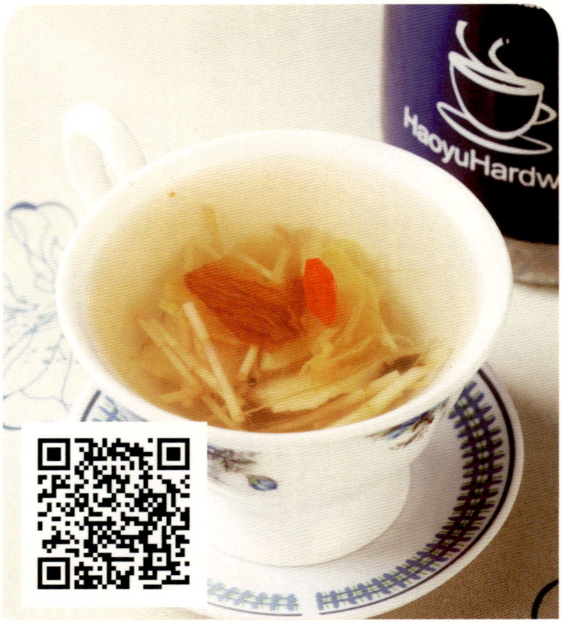

●原料：鸡内金10克，白术8克，白茅根15克，姜片少许

●制作：

①砂锅中注入适量清水烧开。

②倒入备好的鸡内金、白术、茅根、姜片；盖上盖，烧开后用小火煮20分钟至药材析出有效成分。

③关火后揭开盖，盛出煮好的汤料，装入杯中，可适当点缀枸杞。

●功效：本品健脾开胃，清热解毒，凉血止血，对于糖尿病合并消化不良的患者有很好的缓解作用。

✔适宜人群：

糖尿病、炎症感染、消化不良等患者。

调理食谱 山楂决明子荷叶汤

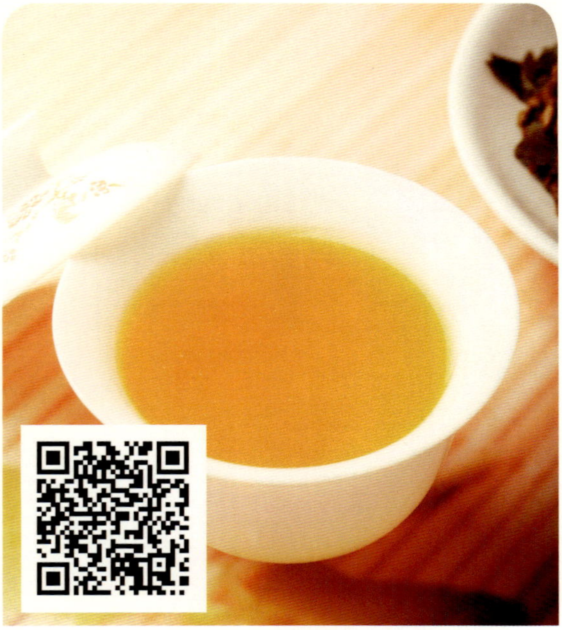

●原料：新鲜山楂60克，决明子7克，荷叶5克

●制作：

①将山楂切开，去核。砂锅中注入清水烧开，放入洗净的决明子、荷叶。

②倒入山楂，小火煮15分钟，至药材析出有效成分。

③搅拌片刻，将茶水滤入杯中即可。

●功效：本品中山楂、荷叶都具有降解脂肪，提高人体新陈代谢的作用，对高血压、高血脂有食疗作用。

✔适宜人群：

糖尿病、高血压、高血脂、消化不良、食欲不振患者。

调理食谱 茵陈山楂麦芽茶

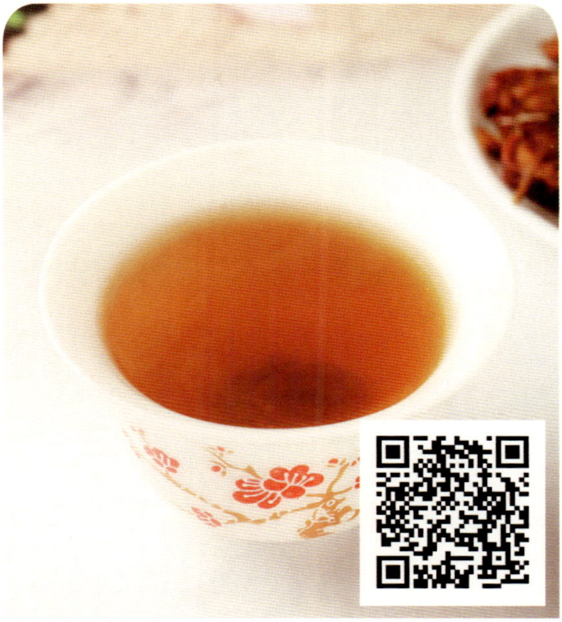

●原料：生麦芽10克，干山楂20克，茵陈4克

●制作：

①砂锅中注入清水烧开，倒入生麦芽、干山楂、茵陈，搅拌片刻。

②小火煮20分钟，至药材析出有效成分，揭开盖，搅拌片刻。

③关火后盛出药茶，滤入杯中即可。

●功效：本品可保护肝功能，具有抗炎、降血脂、扩张冠状动脉等作用，适合糖尿病合并心脑血管疾病的患者饮用。

适宜人群：

糖尿病、高血压、高血脂、炎症感染等患者。

调理食谱 栀子莲心甘草茶

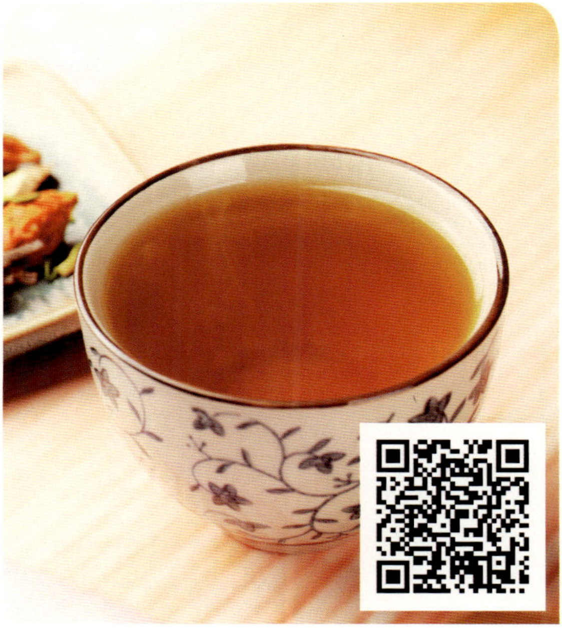

●原料：栀子8克，甘草15克，莲子心2克

●制作：

①砂锅中注入清水烧开，倒入栀子、甘草、莲子心。

②小火煮15分钟，至其析出有效成分。

③揭开盖子，把煮好的药茶盛出，滤入茶杯中，即可饮用。

●功效：本品清热泻火凉血，同时对多种皮肤真菌也有不同程度的抑制作用，推荐糖尿病合并皮肤病的患者饮用。

适宜人群：

糖尿病、高血压、高血脂、皮肤病、肝硬化等患者。

调理食谱 枳实茶

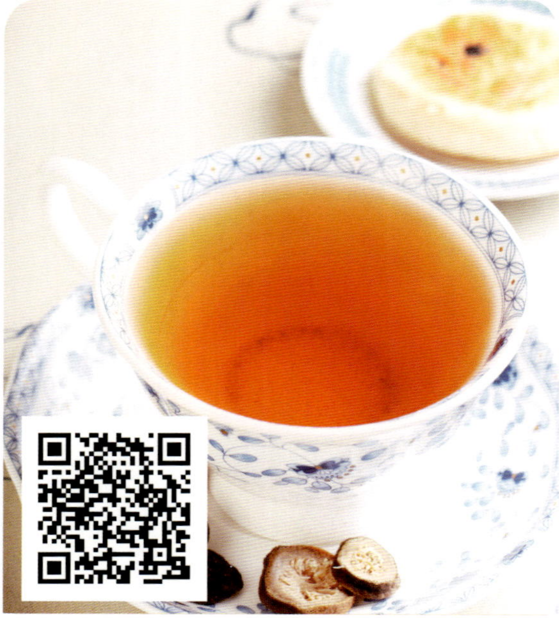

●原料：水发枳实25克

●制作：

①砂锅中注入适量清水烧开。

②倒入洗好的枳实，盖上盖，烧开后用小火煮20分钟，至其析出有效成分；关火后揭开盖，盛出煮好的枳实茶，滤入杯中。

③待其稍微放凉后即可饮用。

●功效：本品对于积滞内停、痞满胀痛、大便秘结者有很好的缓解作用，建议糖尿病合并便秘患者饮用。

适宜人群：

糖尿病、高血压、免疫力低下等患者。

调理食谱 人参茶

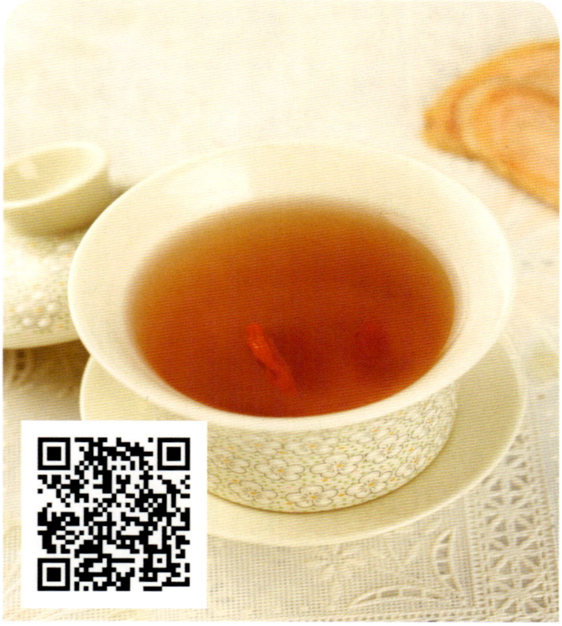

●原料：人参5克，枸杞3克

●制作：

①砂锅中注入适量清水烧开,放入人参、枸杞,用小火煮15分钟，至其析出有效成分。

②揭盖，略微搅动片刻。

③把煮好的人参茶盛出，装入杯中即可。

●功效：人参含有人参皂苷，能刺激胰腺释放胰岛素，可显著降低血糖值，对糖尿病患者有很好的补养效果。

适宜人群：

糖尿病、食少、倦怠、反胃吐食、大便滑泄等患者。

调理食谱 葛根丹参首乌茶

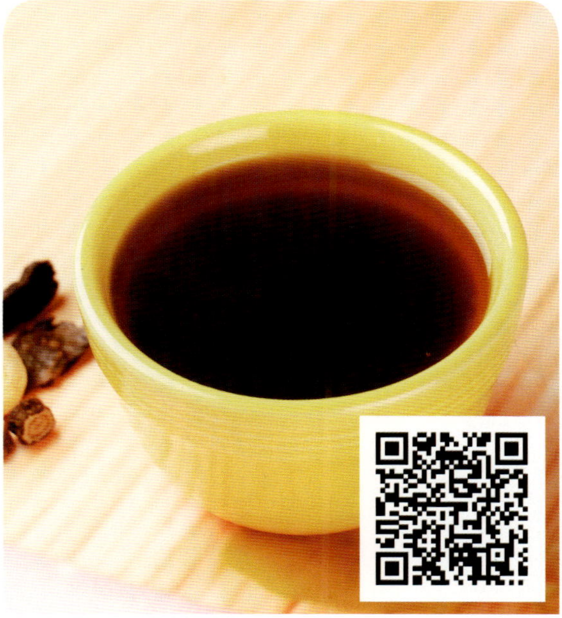

●原料：葛根15克，丹参10克，黄精10克，制首乌10克，桑寄生10克

●制作：

①砂锅中注入清水烧开，放入葛根、丹参、黄精、制首乌、桑寄生，拌匀。

②小火煮20分钟，至药材析出有效成分，揭开盖，将药材及杂质捞干净。

③把煮好的药茶盛出，装入杯中，即可。

●功效：本品具有明显的抗血栓形成作用，对血小板聚集有显著的抑制作用，推荐糖尿病合并高血脂的患者饮用。

适宜人群：

糖尿病、高血压、免疫力低下等患者。

调理食谱 生地莲子心饮

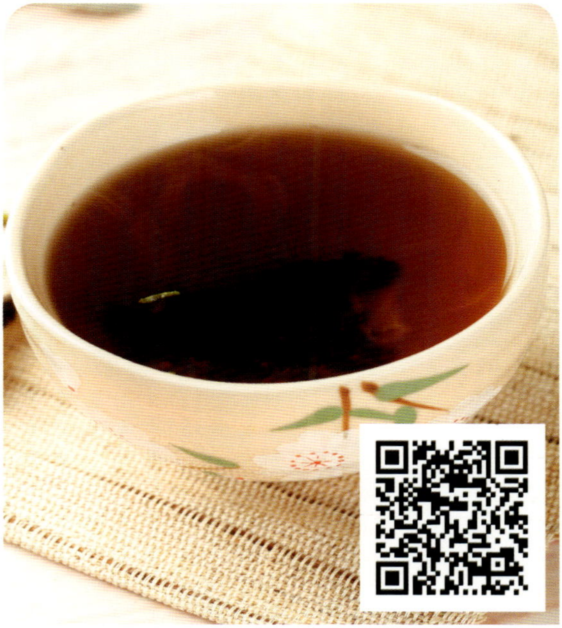

●原料：生地5克，莲子心3克

●制作：

①砂锅中注入清水，大火烧开，倒入生地、莲子心，煮沸后小火煮约10分钟，至其析出有效成分，搅拌片刻。

②大火续煮片刻，盛出煮好的汤料。

③装入汤碗中，稍微冷却后饮用即可。

●功效：本品具有凉血清热、滋阴补肾、生津止渴的功效，可有效缓解糖尿病患者口渴的症状。

适宜人群：

糖尿病、高血压、高脂血症、心脏病、失眠等患者。

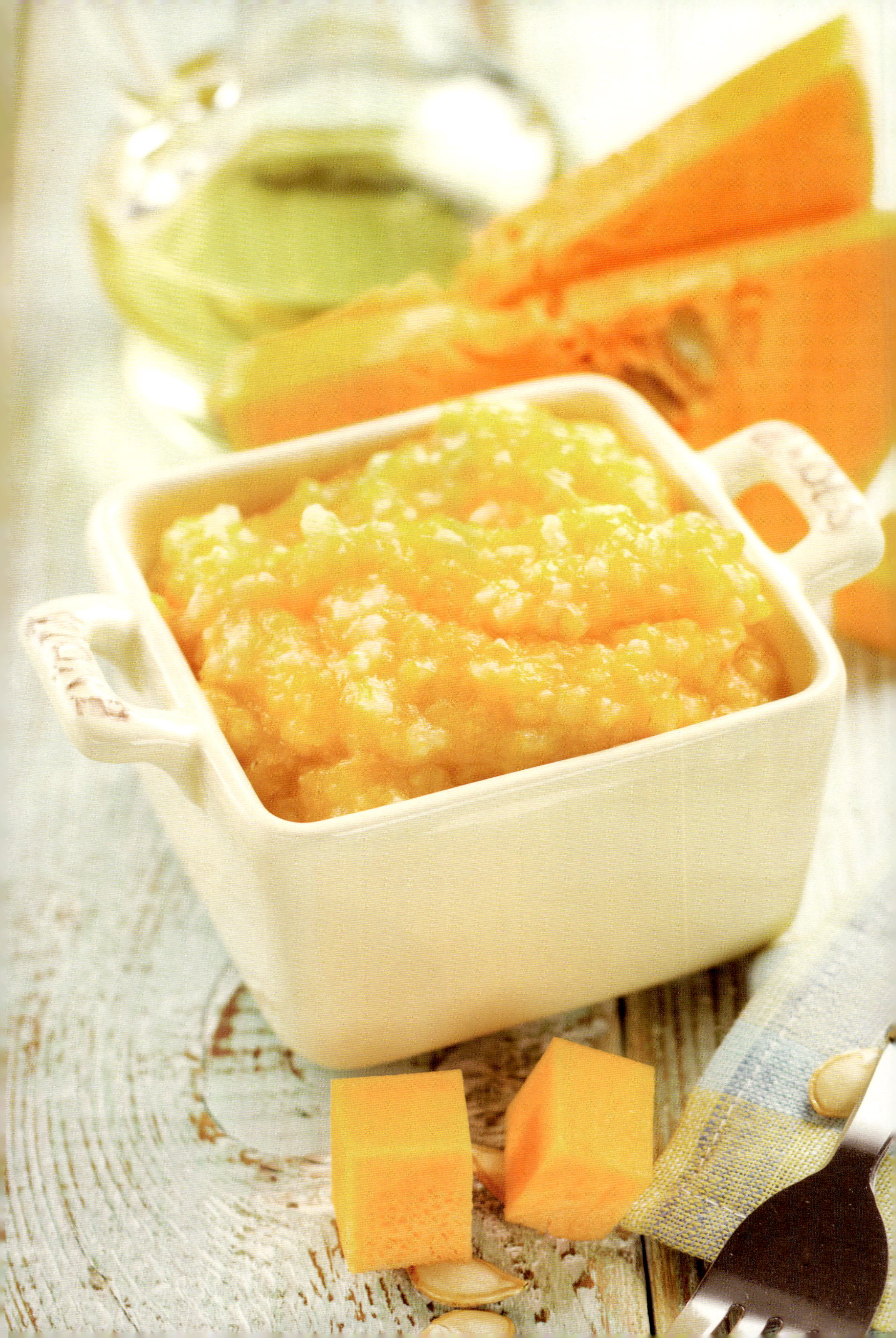

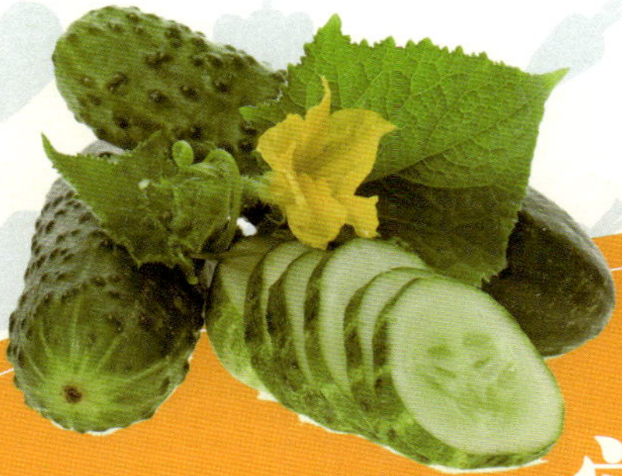

Part 4 常见糖尿病并发症的饮食推荐

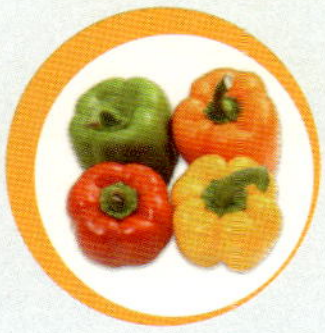

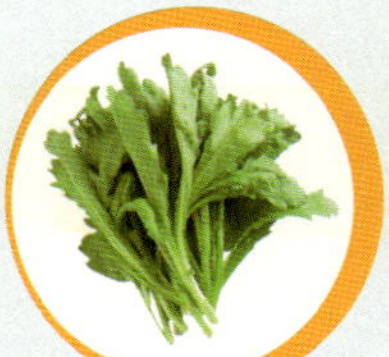

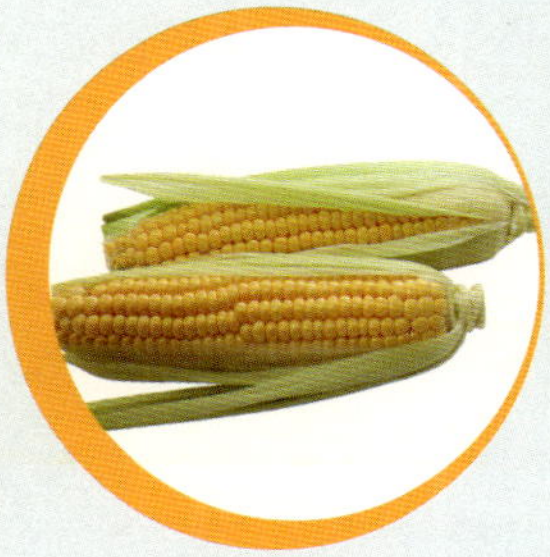

怎样预防糖尿病并发症？每个糖尿病患者都知道，糖尿病本身并不可怕，可怕的是糖尿病引起的并发症，这也是导致糖尿病患者死亡的主要原因。糖尿病的各种慢性并发症发生的早晚和患病程度与血糖控制的好坏、血脂、血压等有直接关系。所以控制好血糖值是预防糖尿病并发症的重中之重。俗话说“三分治，七分养”，饮食调养是糖尿病最基本的治疗方法之一，培养合理的饮食习惯，坚持规律生活，既能稳定患者的血糖水平，也有助于防治并发症的发生和发展。本章介绍了12种常见糖尿病并发症，如有糖尿病并发冠心病、脑血管病、肾病、高血脂、高血压、皮肤瘙痒等，并详细介绍了其病症说明，给出了合理的饮食建议，列举该病症宜、忌食物及患者日常保健事项等，供读者参考。

糖尿病并发冠心病

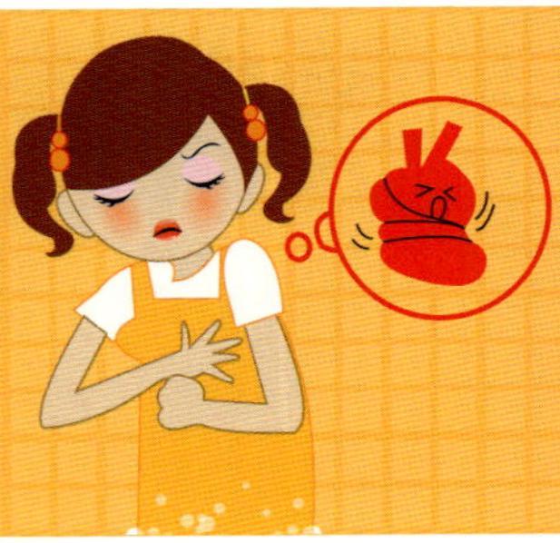

病症说明

糖尿病合并冠心病时往往病情较重，预后较差，死亡率较高。因为糖尿病合并冠心病者常有多支冠状动脉粥样硬化，且狭窄程度也较重。而且，由于糖尿病性神经病变，患者的神经末梢受损时，痛阈升高，造成即使发生了严重的心肌缺血，疼痛也较轻微而不典型，甚至没有心绞痛症状，引起无痛性心肌梗死的高发生率。

饮食建议

①注意饮食，控制体重，不要超量饮食，控制胆固醇、脂肪和糖分的摄取量。多高蛋白质、高维生素、高纤维素的食物。

②宜定时、定量，少食多餐；忌甜食、饱食、烟、酒及刺激性食物。

③进餐时间要与胰岛素注射时间相配合。

食物选择

①宜吃高纤维素类食物，如燕麦片、香菇、银耳、苹果、南瓜等。

②宜吃高维生素类食物，如黄豆等豆类食物，坚果类核桃等。

③少食糖分较高的食物，如香蕉、葡萄、荔枝等。

④慎食辛辣刺激性食物、油炸食品、辣椒、芥末、咖喱、油条等。

日常保健

①注意饮食，控制体重：不要超食，控制胆固醇、脂肪和糖分的摄取量。多吃水果和蔬菜，使饮食均衡。

②适当活动：可以减轻体重，改善心功能。但运动量一定要适中，过量反而会增加心脏负荷。

③控制高血压、高胆固醇和糖尿病：定时检查身体并遵照医生的指示去做。

④戒烟：不吸烟者，千万别开始吸烟；吸烟者，现在就开始戒烟。

调理食谱 西红柿炒冬瓜 防治血管硬化

●**原料**：西红柿100克，冬瓜260克，蒜末、葱花各少许

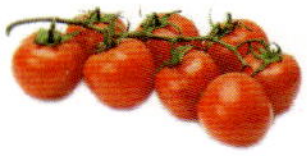
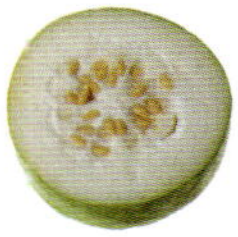

●**调料**：盐2克，鸡粉2克，食用油适量

●**制作**：

①将冬瓜切片，西红柿切块。

②锅中注入清水烧开，倒入冬瓜，煮半分钟，至其断生，捞出备用。

③用油起锅，放入蒜末、西红柿、冬瓜、盐、鸡粉、水淀粉，快速翻炒均匀后盛出食材，装入盘中，撒上葱花即可。

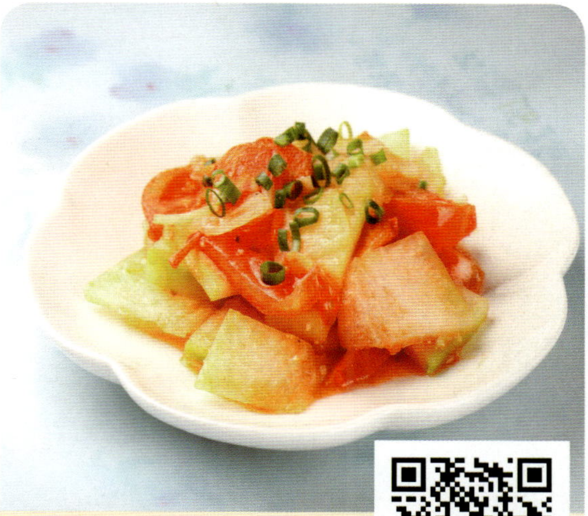

营养成分

- 热量……47.6千卡
- 碳水化合物……10.8克
- 蛋白质……1.9克
- 脂肪……0.7克

调理食谱 彩椒木耳烧花菜 降低心血管疾病发病率

●**原料**：花菜130克，彩椒70克，水发木耳40克，姜片、葱段各少许

●**调料**：盐、鸡粉各3克，蚝油5克，料酒4毫升，水淀粉、食用油各适量

●**制作**：

①将木耳、彩椒切小块，花菜切小朵。

②锅中注入清水烧开，加入盐、鸡粉、木耳块，略煮片刻；放入花菜，拌匀，煮1分30秒，再放入彩椒块，煮约半分钟，至食材断生后捞出待用。

③用油起锅，放入姜片、葱段，倒入焯过水的食材，淋入料酒、鸡粉、盐、蚝油、水淀粉，炒至食材熟透。关火后盛出炒好的食材，装入盘中即成。

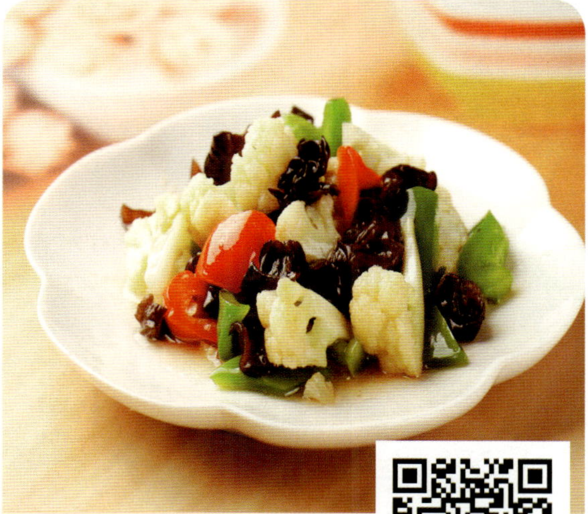

营养成分

- 热量……126.5千卡
- 碳水化合物……36.7克
- 蛋白质……8.5克
- 脂肪……1克

糖尿病并发脑血管病

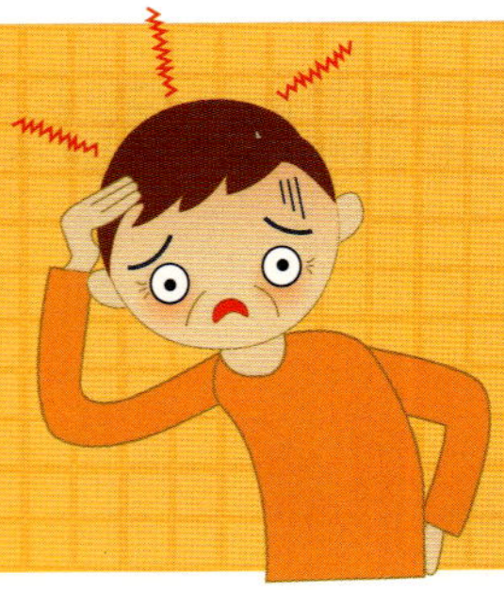

病症说明

流行病学调查表明，糖尿病患者并发脑血管病的概率为正常人的4倍，脑血管疾病也是糖尿病患者的最大杀手。糖尿病患者所出现的血管病变非常广泛，无论大中小动脉、毛细血管和静脉均可以累及，其临床表现主要以脑血栓形成为主，脑出血相对较少，还可反复出现脑卒中先兆，或者表现为偏瘫、痴呆等。

饮食建议

①在饮食上提倡减少总热量的摄入，少吃油脂，多食用粗粮以及富含膳食纤维的食品，同时要戒烟、酒，少食辛辣刺激性食物。

②改变暴饮暴食等不良饮食习惯，保持心情愉悦，避免情绪波动、过度疲劳、用力过猛等。

食物选择

①适当摄入富含膳食纤维的食物，如山楂、香菇、紫菜、玉米等。

②选择低胆固醇、低脂肪食物，如西红柿、芹菜、黄瓜、苹果等。

③忌食高胆固醇类食物，如动物内脏、鸭蛋黄、鸡蛋黄等。

④忌食高脂肪、高钠类食物，如巧克力、冰淇淋、糖类、各种腌制食品等。

日常保健

①进食宜缓慢，坚持“早餐吃好、中午吃饱、晚餐吃少”的原则。

②严格控制高血压、高胆固醇和糖尿病。定期检查身体并遵照医生的指示去做，尽量防患于未然。

③要注意减轻精神压力。适当参加文体活动，可以培养爱好或通过运动来解除日常生活中的紧张情绪。

④适当运动，减轻体重，促进新陈代谢，改善心脑功能。

⑤戒烟酒，少食辛辣刺激性食物，以保护血管弹性。

调理食谱 决明子海带汤 软化血管

●原料：决明子16克，海带150克

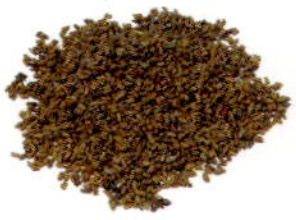
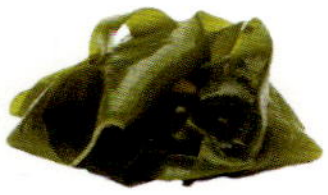

●调料：盐2克，鸡粉2克

●制作：

①将海带切块，卷成长条状打成海带结备用。

②砂锅中注入清水烧开，倒入决明子，放入海带结，烧开后用小火煮20分钟，至食材熟透。

③揭盖，放入少许盐、鸡粉，搅匀调味，关火后将煮好的汤料盛出，装入碗中即可。

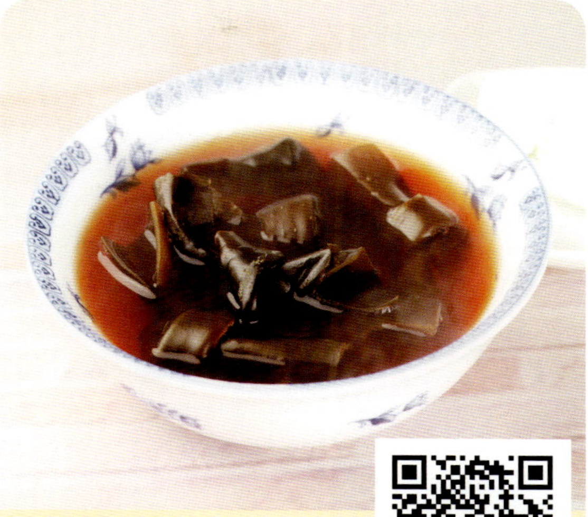

营养成分

- 热量……18千卡
- 碳水化合物……3.2克
- 蛋白质……1.8克
- 脂肪……0.2克

调理食谱 淡菜萝卜豆腐汤 促进胆固醇排泄

●原料：豆腐200克，白萝卜180克，水发淡菜100克，香菜、枸杞、姜丝各少许

●调料：盐、鸡粉各2克，料酒4毫升，食用油少许

●制作：

①将白萝卜、豆腐改切成小方块，香菜切小段，备用。

②砂锅中注入清水烧开，放入淡菜、萝卜块、姜丝、料酒，煮沸后小火煮约20分钟，至萝卜块熟软。

③放入枸杞、豆腐块、少许盐、鸡粉，搅匀调味，再煮约5分钟，至食材熟透，淋入少许食用油，续煮片刻。关火后盛出煮好的汤料，装入汤碗中，撒上香菜即成。

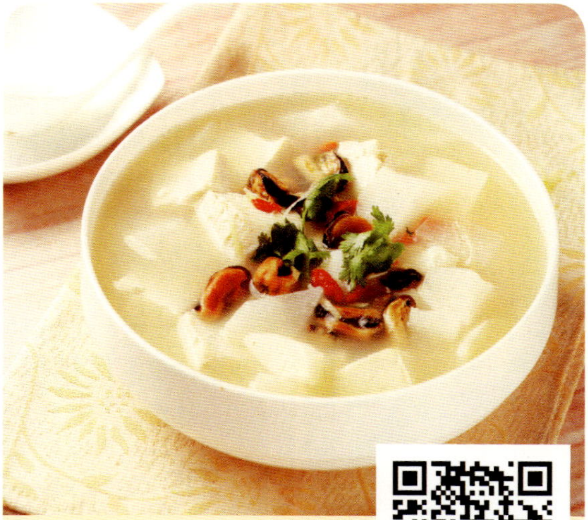

营养成分

- 热量……279.8千卡
- 碳水化合物……22.1克
- 蛋白质……29.2克
- 脂肪……9.3克

糖尿病并发肾病

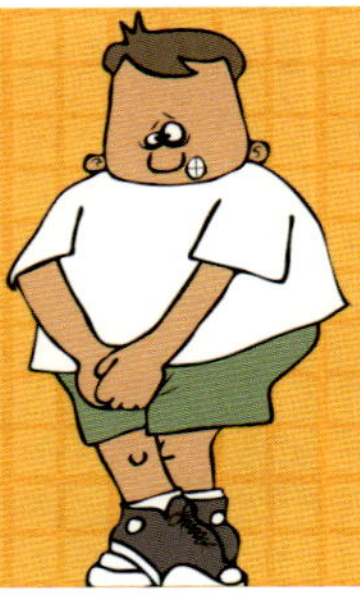

病症说明

糖尿病并发肾病是糖尿病常见的并发症，多见于1型糖尿病患者，且病程时间长。本病早期并无明显临床症状，随着病情的加重，临床特征表现为出现蛋白尿，并伴有高血压，渐进性出现浮肿和肾功能损害，到晚期出现严重的肾衰竭，伴有尿毒症的各种表现，是糖尿病患者的主要死亡原因之一。

饮食建议

①控制食物总热量，限制植物蛋白质的摄取量。

②对已出现水肿和肾功能不全的患者，要限制钠的摄入。

③对于有蛋白尿但肾功能正常者，每日蛋白质摄入量以80～100克为宜。

④多饮水，有助于代谢废物的排出。

食物选择

①多选择富含优质动物蛋白质的食物，如瘦肉、鱼肉、鸡肉等。

②尽量选择低热量、含糖量少的食物，如大白菜、冬瓜、南瓜、豆芽、莴笋、黄瓜等。

③忌食含糖量高的食物，如糖果、饼干、炼奶、可乐要等。

④忌食高嘌呤的食物，如芹菜、菠菜、花生、各种肉汤、动物内脏等。

日常保健

①注意饮食，控制血糖。少食多油、多糖的食物。

②糖尿病患者应在控制好血糖的基础上定期体检复查尿常规，若尿中出现蛋白应尽早治疗，以免贻误病情。

③配合医生，科学治疗。预防其他并发症的发生，不要相信偏方或者自行配药。

④忌烟忌酒。烟草含有致癌物质，容易造成血管阻塞；酒类可使血糖波动，对患者不利。

调理食谱 酿冬瓜

利尿消肿，促进排钠

●原料：冬瓜350克，肉末100克，枸杞少许

●调料：盐2克，鸡粉、水淀粉、食用油各适量

●制作：

①将冬瓜切片，用模具压出花型，再把冬瓜片中间挖空，装入盘中，在挖空部分塞入肉末，再放上洗净的枸杞。

②酿好的冬瓜片放入烧开的蒸锅中，盖上盖，用大火蒸3分钟至熟。

③蒸熟的酿冬瓜取出。用油起锅，注入少许清水，放入盐、鸡粉拌匀煮沸，再用水淀粉调成稠汁，浇在酿冬瓜片上即可。

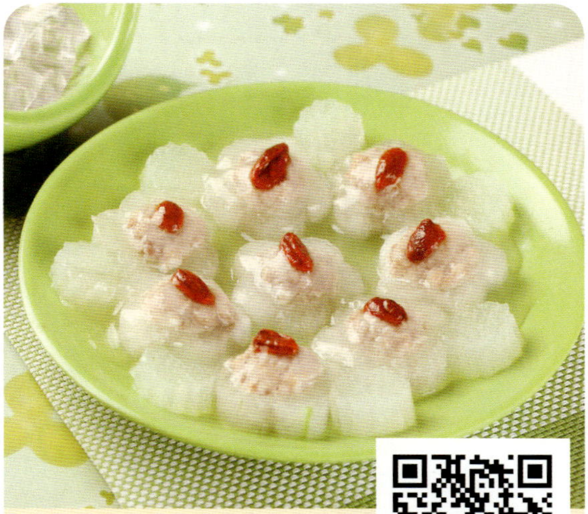

营养成分

热量……181.5千卡

碳水化合物……10.6克

蛋白质……6.9克

脂肪……21.9克

调理食谱 茼蒿鱼头汤

调节水液代谢

●原料：鱼头400克，茼蒿80克，姜片少许

●调料：盐、鸡粉各2克，料酒4毫升，食用油适量

●制作：

①用油起锅，放入姜片，用大火爆香，倒入鱼头，中火略煎片刻。翻转鱼头，至两面熟软，淋入少许料酒提味。

②注入开水，待汤汁沸腾后撇去浮沫，加入盐、鸡粉调味，中火煮约3分钟，至鱼头熟软。

③倒入茼蒿，续煮片刻，至全部食材熟透。关火后盛出煮好的鱼头汤，装入汤碗中即成。

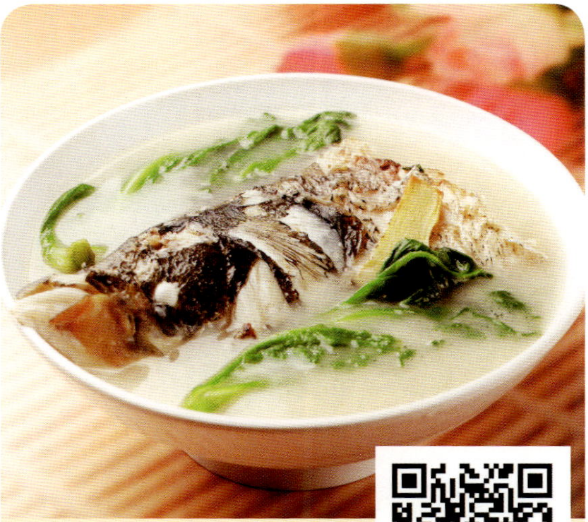

营养成分

热量……416.8千卡

碳水化合物……21.9克

蛋白质……62.7克

脂肪……9克

糖尿病并发高脂血症

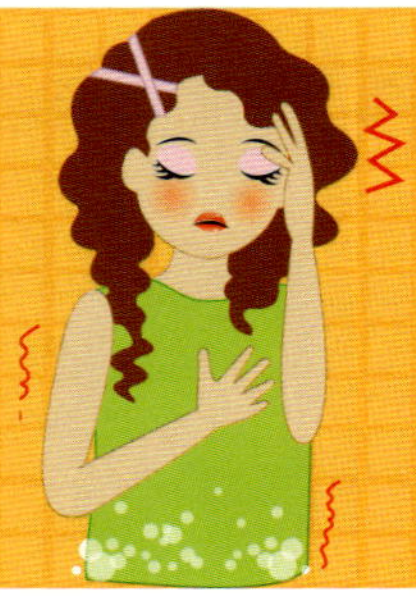

病症说明

糖尿病合并高脂血症是常见的糖尿病并发症，是由于胰岛素分泌不足，引起代谢功能紊乱，导致血脂含量升高，进一步造成血管损伤和动脉粥样硬化，严重时会出现心肌梗死、脑梗死、脑出血等严重疾病。据有关资料统计，有高脂血症的糖尿病患者，其冠心病发病率比无高脂血症的糖尿病患者高3倍。

饮食建议

①饮食要有规律性，定时定量，禁止暴饮暴食。
②限制脂肪的摄入，少吃高脂肪、高胆固醇的食物。
③饮食主要以清淡为主，同时补充膳食纤维。
④少吃甜食，尽量少吃含糖分高的糕点、饮料等。

食物选择

①宜吃高纤维素类食物，如萝卜、海带、全麦面包、荞麦等。
②宜吃高维生素类食物，如草莓、猕猴桃、苹果等。
③少食高脂肪、高胆固醇类食物，如肥肉、动物内脏、动物油脂等。
④少食高糖分类食物，如糖果、香蕉、红枣、果汁等。

日常保健

①合理饮食：坚持糖尿病饮食，减少高脂肪和高胆固醇类食品摄入。
②适当运动：选择有氧运动形式，如步行、慢跑、太极拳等。
③忌烟限酒：一定要戒烟，尽量不要喝酒，如果要饮酒需少量。
④保持乐观愉悦的心态：减轻精神紧张，避免给自己太大的压力。
⑤坚持正确服用降糖药物：每天同一时间服药，当有效控制血糖之后，由糖尿病造成的高血脂一般可降至正常范围，在需要时不要忌讳使用胰岛素。

调理食谱 胡萝卜炒香菇片

预防血管硬化

●**原料：** 胡萝卜180克，鲜香菇50克，蒜末、葱段各少许

●**调料：** 盐3克，鸡粉2克，生抽4毫升，水淀粉5毫升，食用油适量

●**制作：**

①将胡萝卜、香菇切片。锅中注入清水烧开，加入盐、食用油和胡萝卜片，煮半分钟。

再放入切好的香菇，煮约1分钟，至其八成熟，捞出待用。

②用油起锅，放入蒜末、胡萝卜片和香菇，快速炒匀。淋入生抽、盐、鸡粉、水淀粉勾芡。撒上葱段，翻炒几下，至食材熟透、入味。

③关火后盛出炒好的食材，装盘即成。

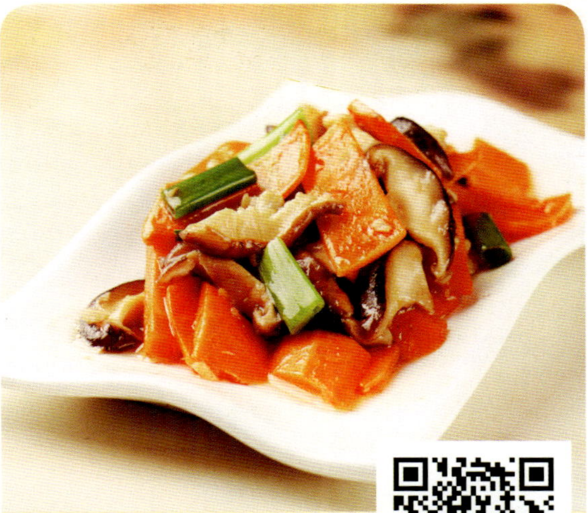

营养成分

- 热量……76.1千卡
- 碳水化合物……18.4克
- 蛋白质……2.9克
- 脂肪……0.5克

调理食谱 蒜蓉佛手瓜

扩张血管，降低血压

●**原料：** 佛手瓜230克，彩椒70克，蒜末少许

●**调料：** 盐4克，鸡粉2克，水淀粉5毫升，食用油适量

●**制作：**

①将佛手瓜对半切开，去表皮，去核切成片；彩椒去籽切块。

②锅中注入清水烧开，加入3克盐，倒入食用油、佛手瓜、彩椒，煮半分钟，捞出备用。

③用油起锅，放入蒜末，爆香。倒入佛手瓜、彩椒、盐、鸡粉、水淀粉，快速翻炒均匀。关火后盛出炒好的食材，装入盘中即可。

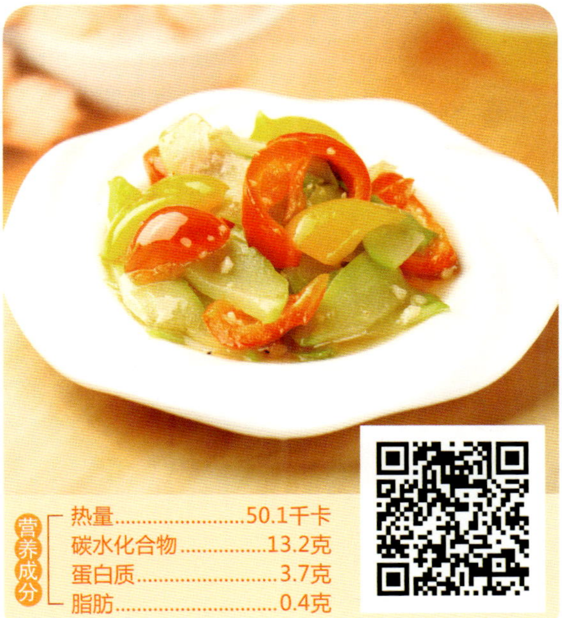

营养成分

- 热量……50.1千卡
- 碳水化合物……13.2克
- 蛋白质……3.7克
- 脂肪……0.4克

糖尿病并发高血压

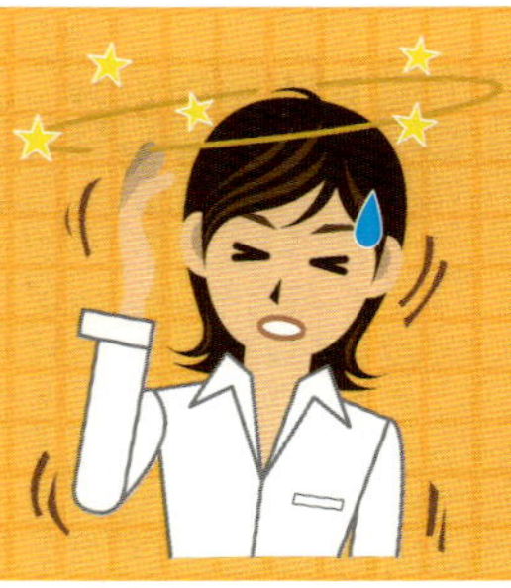

病症说明

临床上约60%的糖尿病患者合并高血压，糖尿病患者高血压的患病率是非糖尿病患者的两倍以上。另外，糖尿病患者血糖高，血黏度高，血管壁受损、血管阻力变大都是易引起高血压的因素。糖尿病并发高血压对心、脑、肾血管的损害程度都远大于单纯性高血压或单纯性糖尿病患者，糖尿病患者一旦合并高血压后死亡率成倍增高。

饮食建议

①合理调节饮食，少量多餐，避免过饱。

②减少动物脂肪的摄入，晚餐适宜少而清淡，过量油腻会诱发脑卒中，睡觉前3小时不宜进食。

③多吃高纤维素、谷类、粗粮等食物，不吃或少吃甜食。

④限制食盐摄入，每日控制在2~5克，腌制品及咸菜应少吃或不吃。

食物选择

①宜吃富含膳食纤维的食物，如燕麦、胡萝卜、豆类等食物。

②宜吃富含优质蛋白质的食物，如瘦肉、牛奶、鱼类等。

③少食含盐量高的食物，如咸菜、咸鱼、酱油、熏肉等。

④少食高热量、高胆固醇类食物，如方便面、汉堡、炸鸡、蛋黄、动物内脏等。

日常保健

①坚持合理饮食习惯，不能因生活习惯和作息时间而改变。

②坚持运动，控制体重，可以选择中速行走、慢跑等非剧烈性运动。

③多饮水，多呼吸新鲜空气，避免去拥挤的场所。

④保持情绪稳定，少动怒。高血压患者保持心理平衡非常重要，因为人在紧张、激动、恐惧或者愤怒时，可出现心悸、气急及血压升高，甚至会引起脑血管痉挛或脑血管破裂致死。

调理食谱 西红柿洋葱汤

保护血管

●**原料：** 西红柿150克，洋葱100克

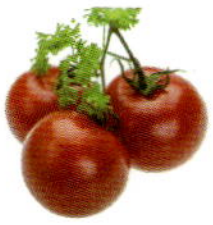

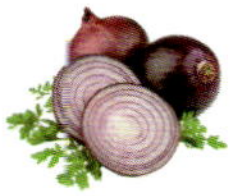

●**调料：** 盐2克，西红柿酱15克，鸡粉、食用油各适量

●**制作：**

①将洋葱切成丝，西红柿切成小块，备用。

②锅中倒入食用油烧热，放入洋葱丝、西红柿，翻炒片刻，注入清水。烧开后煮2分钟至食材熟透。

③再加入鸡粉、盐、西红柿酱，用勺搅匀调味，关火后盛出煮好的汤料，装入碗中即可。

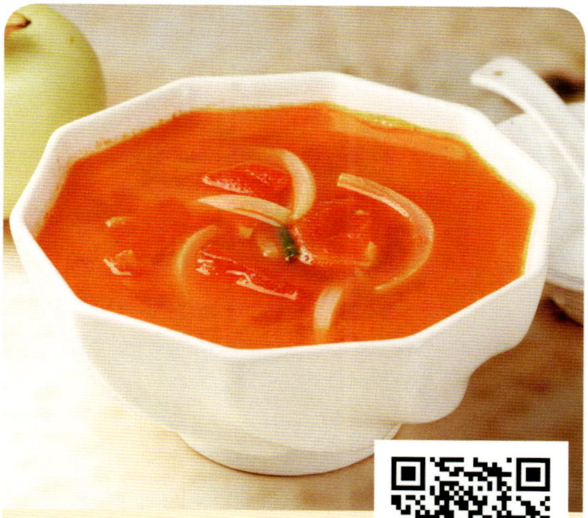

营养成分
- 热量……67.5千卡
- 碳水化合物……15克
- 蛋白质……2.5克
- 脂肪…….5克

调理食谱 素炒香菇芹菜

抑制胆固醇吸收

●**原料：** 西芹95克，彩椒45克，鲜香菇30克，胡萝卜片、蒜末、葱段各少许

●**调料：** 盐3克，鸡粉、水淀粉、食用油各适量

●**制作：**

①将彩椒切成小块，香菇切粗丝，西芹改切成小段。

②锅中注入清水烧开，加入盐、食用油、胡萝卜片、香菇丝、西芹段、彩椒，搅拌匀，煮约1分钟，至全部食材断生后捞出待用。

③用油起锅，放入蒜末、葱段、焯过水的食材，加入盐、鸡粉、水淀粉。快速翻炒至食材熟软、入味。关火后盛出炒好的食材，装入盘中即成。

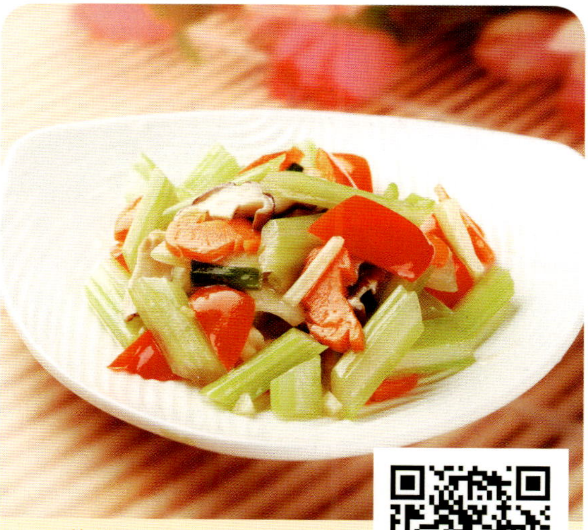

营养成分
- 热量……25.7千卡
- 碳水化合物……9克
- 蛋白质……1.8克
- 脂肪……0.3克

糖尿病并发脂肪肝

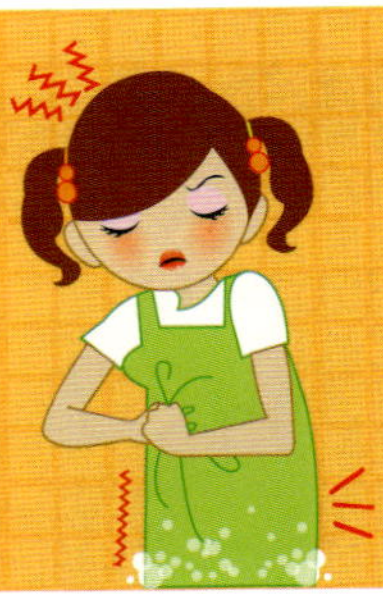

病症说明

糖尿病患者体内由于胰岛素分泌不足或相对缺乏容易引发肝脏的脂代谢紊乱。另外，糖尿病患者的肝脏对糖的利用减少，释放增加，也是引发脂肪肝的原因。临床研究显示，21%~78%的糖尿病患者有脂肪肝，并且2型糖尿病患者是脂肪肝的高发人群。

饮食建议

①根据患者具体情况限制热量摄入，合理安排饮食，忌暴饮暴食。

②多吃新鲜蔬菜和水果，补充维生素，脂肪肝患者常伴有维生素缺乏症，因此需要及时补充。

③提高蛋白质占比，以优质蛋白质、易消化吸收为宜。

④控制高脂肪、高胆固醇食物的摄入，以植物油代替动物油脂。

食物选择

①宜吃富含维生素及微量元素硒的食物，如瘦肉、蛋类、海产品等。

②适当摄入高膳食纤维的食物，如香菇、银耳、苹果、南瓜等。

③忌食油炸煎烤、脂肪含量高的食物，如猪排、牛排、羊肉串、炸花生米等。

④忌食高胆固醇食物，如鸡皮、鱼子、蟹黄、动物内脏等。

日常保健

①控制糖分、脂肪和胆固醇的摄入，积极摄取含优质蛋白质的食物。

②适当运动。运动对于糖尿病、高脂血症等所致的营养过剩性脂肪肝的消退尤其重要，应坚持慢跑、游泳、太极拳等运动。

③控制体重。过度肥胖者应当减肥，因为减轻体重有助于纠正脂肪肝。同时至少每年做一次检查，排查脂肪肝。

④保持情绪稳定，心情愉悦。抑郁、暴怒最易伤肝，从而导致肝气郁结或肝火旺盛的病理变化。

调理食谱 韭菜炒蛤蜊肉 减少人体对胆固醇的吸收

●原料：韭菜100克，彩椒40克，蛤蜊肉80克

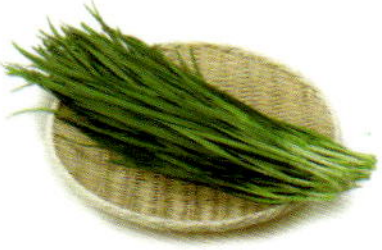

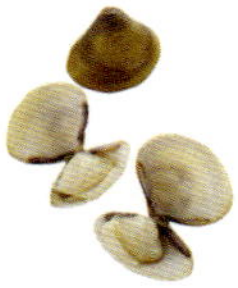

●调料：盐2克，鸡粉2克，生抽3毫升，食用油适量

●制作：

①将韭菜切成段，彩椒切条，备用。

②锅中注入适量食用油烧热，倒入彩椒、韭菜，放入蛤蜊肉、适量盐、鸡粉，淋入少许生抽。

③快速翻炒一会儿，至食材入味。将炒好的食材盛出，装入盘中即可。

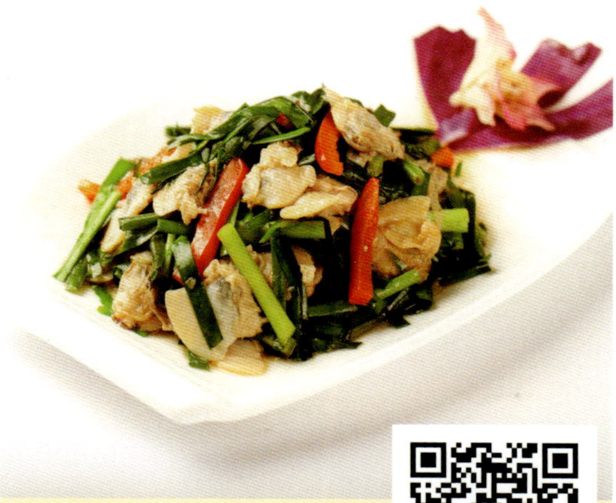

营养成分

热量	83.2千卡
碳水化合物	9.4克
蛋白质	11克
脂肪	1.4克

调理食谱 菠菜拌胡萝卜 促进脂肪代谢

●原料：胡萝卜85克，菠菜200克，蒜末、葱花各少许

●调料：盐3克，鸡粉2克，生抽6毫升，芝麻油2克，食用油少许

●制作：

①将胡萝卜切成丝；菠菜切成段。

②锅中注入清水烧开，加入食用油、盐，再倒入胡萝卜丝，大火煮约1分钟，然后倒入菠菜，煮约半分钟，至食材熟软，捞出待用。

③将焯好的胡萝卜丝和菠菜装入碗中，撒上蒜末、葱花，然后加入盐、鸡粉、生抽、芝麻油，搅拌至食材入味；取一个干净的盘子，盛入拌好的食材，摆好即成。

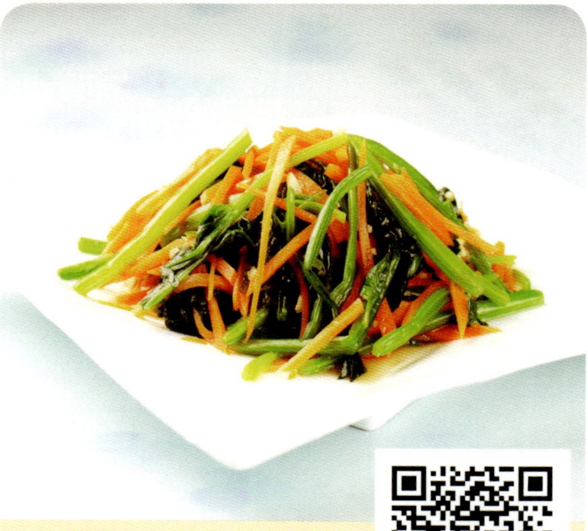

营养成分

热量	79.5千卡
碳水化合物	16.5克
蛋白质	6.1克
脂肪	0.8克

糖尿病并发 痛风

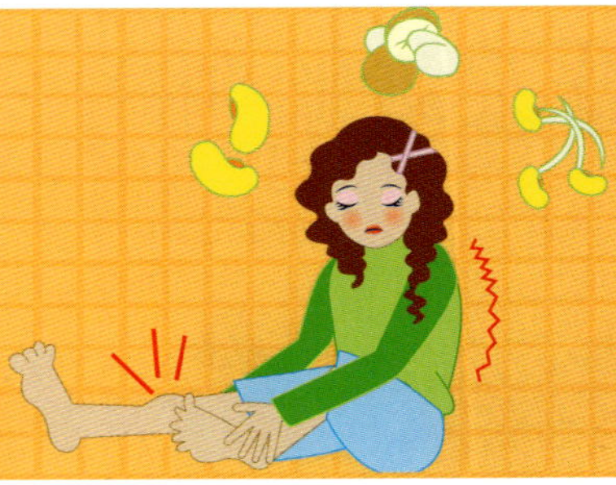

病症说明

糖尿病与痛风都是体内代谢异常所引起的疾病，两者有共同的发病基础——胰岛素抵抗。因为糖尿病患者调节血糖的胰岛素缺乏，导致体内持续处于高血糖状态，影响其他物质的代谢，致使脂肪、蛋白质、水和电解质代谢发生紊乱，所以，血糖值高者，尿酸值也会比较高。

饮食建议

①尽量多饮水。每日饮水2000~3000毫升，尽量均匀饮水，每小时一杯，以增加尿量，使尿酸水平降低。但应避免饮用含糖饮料，并忌食一切含糖食品。

②忌烟、酒及刺激性食物，饮食要清淡，少吃含盐量高的食物。

食物选择

①选择低糖食物，如南瓜、藻类、芹菜、萝卜、包菜、豆芽等。

②适当摄入高碳水化合物食物，如馒头，面条，玉米等。

③忌食高胆固醇和高嘌呤的食物，如蛋黄、海鲜、动物内脏等。

④忌食辛辣刺激性食物，如茶、咖啡、海鲜等。

日常保健

①适当控制饮食，避免暴饮暴食，控制体重。不宜吃太多高糖、高脂肪的食物，以防止血尿酸及血糖过高。

②定期检查。经常检测血液，定期复查肾功能，检测肾脏代谢情况。

③戒烟戒酒。烟草可以造成组织缺血、缺氧，诱发糖尿病及痛风的发作。喝酒者会造成血液中有机酸，尤其是乳酸浓度升高，而有机酸在肾脏阻碍尿酸排泄，所以糖尿病并发痛风患者必须戒酒。

调理食谱 黑木耳腐竹拌黄瓜 促进尿酸排出

●原料：水发黑木耳40克，水发腐竹80克，黄瓜100克，彩椒50克，蒜末少许

●调料：盐3克，鸡粉少许，生抽4毫升，陈醋4毫升，芝麻油2毫升，食用油适量

●制作：

①将泡发好的腐竹切成段，彩椒、木耳切块，黄瓜切片。

②锅中注入清水烧开，放入盐、食用油、木耳、腐竹，沸后再煮1分钟，倒入彩椒、黄瓜，略煮片刻后捞出待用。

③将焯过水的食材装入碗中，放入蒜末、盐、鸡粉、生抽、陈醋、芝麻油，用筷子拌匀至入味后取出装盘。

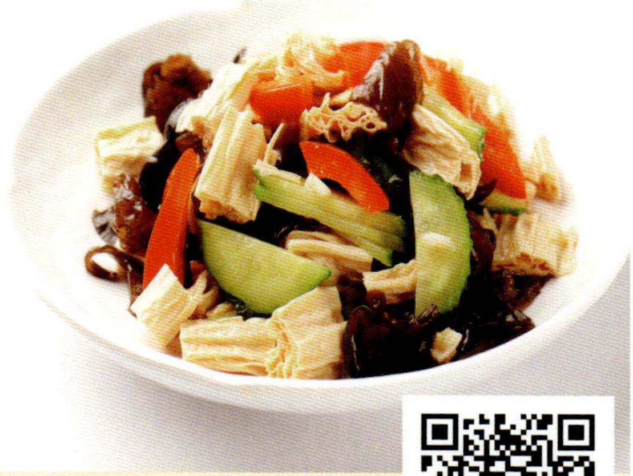

营养成分
- 热量……473.7千卡
- 碳水化合物……50.2克
- 蛋白质……42克
- 脂肪……18.3克

调理食谱 西蓝花炒什蔬 提高机体免疫力

●原料：西蓝花120克，水发黄花菜90克，水发木耳40克，莲藕90克，胡萝卜90克，姜片、蒜末、葱段各少许

●调料：盐4克，鸡粉2克，料酒10毫升，蚝油10克，水淀粉4毫升，食用油适量

●制作：

①将胡萝卜切片，莲藕、西蓝花切成小块，泡发好的黄花菜去蒂。

②锅中注入清水烧开，放入盐、食用油、胡萝卜、木耳、莲藕，煮1分钟，再放入黄花菜、西蓝花，续煮半分钟，捞出备用。

③用油起锅，放入姜片、蒜末、葱段，倒入焯过水的食材，加料酒、鸡粉、盐、蚝油、水淀粉，快速翻炒均匀后盛出装盘。

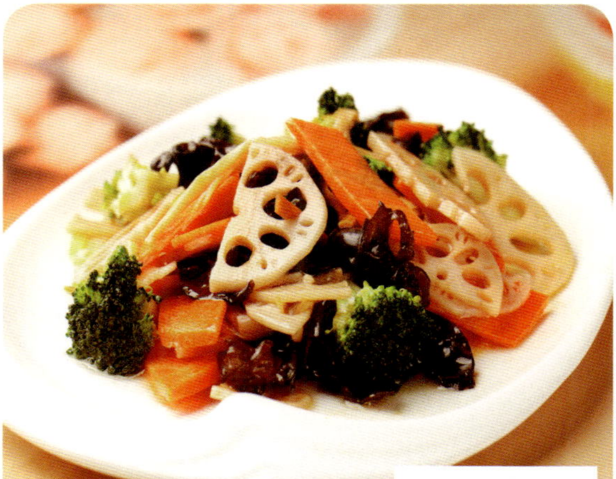

营养成分
- 热量……479.7千卡
- 碳水化合物……95克
- 蛋白质……24克
- 脂肪……3.8克

糖尿病并发眼病

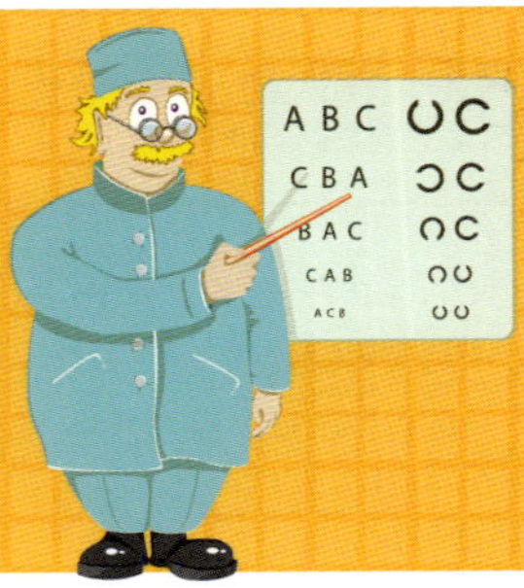

病症说明

眼部病变是糖尿病最为常见的慢性并发症之一，主要是由于血糖长期控制不佳，日积月累对血管和视神经造成损害，当血液中糖的浓度增高时，眼晶体中葡萄糖的含量也增加，过多的糖可以转化成一些小分子物质，使晶体内渗透压增高，晶体吸收水分增加，形成纤维肿胀，混浊，从而引起各种各样的眼部疾病。

饮食建议

①少吃多餐，忌食糖类等甜食食品。

②多食茎叶类蔬菜 ，多食粗纤维类食物 ，低脂肪膳食。

③少吃食用油脂、动物脂肪及胆固醇较多的食品。

食物选择

①宜吃高蛋白质类食物，如牛奶、瘦肉、鳝鱼等。

②宜吃富含维生素A的食物，如胡萝卜、菠菜等。

③少食糖分较高的食物，如桂圆、黑枣、甜瓜等。

④忌食辛辣、油炸食品，如油条、大蒜、干辣椒、芥末等。

日常保健

①控制热量摄入，补充充足维生素：多食富含维生素的新鲜蔬菜，特别是富含维生素A的胡萝卜、菠菜等。

②注意眼部清洁：不用手乱揉眼睛，不过度用眼，也不宜做剧烈运动及潜水等活动，以免受到剧烈碰撞。

③每年至少检查一次眼底，以便及早发现病变和治疗。

④戒烟戒酒：吸烟会引起血液循环不良，饮酒可导致血管扩张，容易引起眼底出血，因此烟、酒一定要禁。

调理食谱 鸡蓉玉米糊

缓解眼部疲劳

●原料：鲜玉米粒120克，鸡胸肉60克，鸡汤100毫升

●调料：盐少许

●制作：

①取榨汁机，放入洗净的鸡肉，选择"绞肉"功能，搅约1分钟至鸡肉成泥状，放在碗中。倒入鸡汤，拌匀待用。

②再取搅拌刀座及其配套组合，倒入玉米粒，榨成玉米汁，倒入碗中待用。

③将汤锅中倒入余下鸡汤烧热，放入玉米汁，用大火煮至沸，下入鸡肉泥，续煮至鸡肉熟透然后调入少许盐，煮至鸡肉入味。关火后盛出煮好的玉米糊，放在小碗中即成。

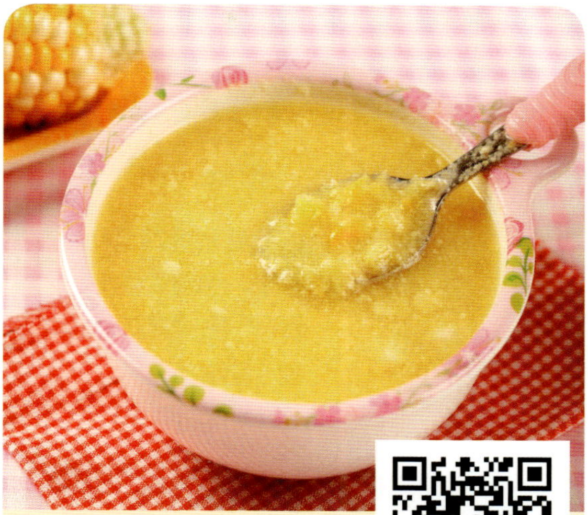

营养成分

- 热量……268.1千卡
- 碳水化合物……30.3克
- 蛋白质……23.2克
- 脂肪……7.6克

调理食谱 胡萝卜炒菠菜

养肝明目

●原料：菠菜180克，胡萝卜90克，蒜末少许

●调料：盐3克，鸡粉2克，食用油适量

●制作：

①将洗净去皮的胡萝卜切成细丝；洗好的菠菜切去根部，再切成段。

②锅中注入适量清水烧开，放入胡萝卜丝，撒上少许盐，搅匀。煮约半分钟，至食材断生后捞出，沥干水分，待用。

③用油起锅，放入蒜末，爆香。倒入切好的菠菜，快速炒匀，至其变软。放入焯煮过的胡萝卜丝，翻炒匀，加入盐、鸡粉，炒匀调味后关火盛出。

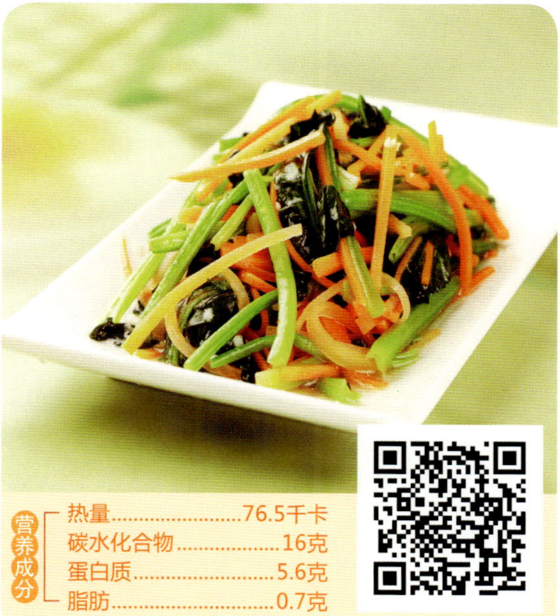

营养成分

- 热量……76.5千卡
- 碳水化合物……16克
- 蛋白质……5.6克
- 脂肪……0.7克

糖尿病并发便秘

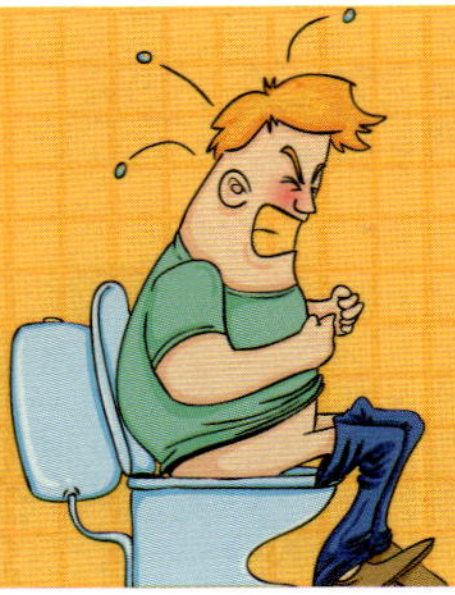

病症说明

糖尿病并发便秘，主要原因是高血糖使体内缺水，大肠水分减少，引起大便干结、排便困难；糖尿病引起内脏自主神经功能障碍，导致胃肠功能紊乱，使大肠排空减慢而致便秘。糖尿病尤其是老年糖尿病患者，活动量小，害怕多尿而不敢喝水，食用蔬菜尤其含纤维素的蔬菜较少，也会引起便秘。

饮食建议

①多饮水，多食富含纤维素的蔬菜。

②适当吃一些瓜果及“产气”食物，如豆腐、笋、萝卜等，都可以促进肠蠕动，利于通便。

③主食不要过于精细，要适当吃些粗粮。

食物选择

①宜吃高纤维素类食物，如燕麦片、苦荞麦、玉米、芹菜、丝瓜、大白菜、冬瓜等。

②宜吃高B族维生素类食物，如腐竹、豆腐干、豆腐脑、大豆粉等。

③忌食高脂肪食物，如蜜饯、奶糖、巧克力、蛋糕、肥肉等。

④忌食刺激性食物、油腻食物，如煎炒食物、酒、辣椒、芥末等。

日常保健

①多吃富含纤维素的水果和蔬菜，使饮食均衡。适当饮茶，清热解毒，缓解便秘。

②适当锻炼。除一般全身运动如散步、慢跑外，便秘者应重点加强腹肌力量的锻炼，如收腹抬腿、仰卧起坐等。平时还可多做下蹲与屈髋压腹动作，以促进肠蠕动。

③按摩。腹部按摩，尤其对有关穴位的按摩，有助于胃肠道蠕动、消化与排泄。可以揉腹、每日做收腹提肛运动，提高排便能力。

调理食谱 彩椒炒芦笋

促进胃肠蠕动

●**原料：**芦笋110克，彩椒50克，鲜百合45克，姜片、葱段各少许

●**调料：**盐3克，鸡粉2克，料酒4毫升，水淀粉、食用油各适量

●**制作：**

①洗净食材，将芦笋切段，彩椒切成小块。

②锅中注水烧开，放入少许食用油、盐，倒入芦笋段、彩椒块、百合，煮约1分钟，至全部食材断生后捞出沥干水分。

③用油起锅，放入姜片、葱段，用大火爆香，倒入焯煮好的食材，用大火翻炒，再淋入料酒，加入鸡粉、盐，炒匀调味，倒入少许水淀粉，翻炒至全部食材入味即成。

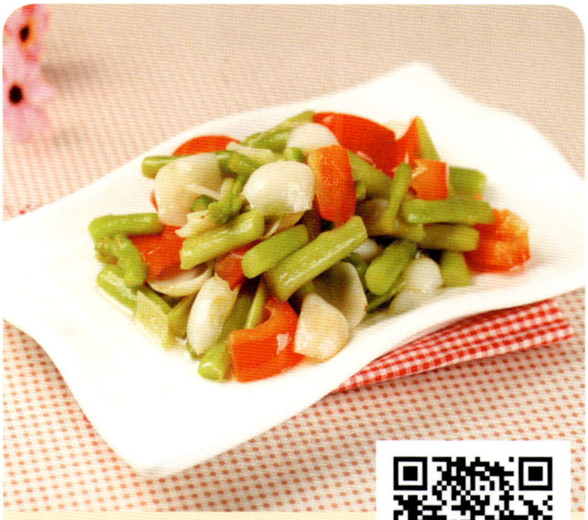

营养成分

- 热量……171千卡
- 碳水化合物……20.1克
- 蛋白质……4.4克
- 脂肪……10克

调理食谱 甜椒紫甘蓝拌木耳

清胃涤肠

●**原料：**紫甘蓝120克，彩椒90克，水发木耳40克，蒜末少许

●**调料：**盐3克，鸡粉2克，白糖3克，陈醋10毫升，芝麻油、食用油各适量

●**制作：**

①洗净食材，将彩椒、紫甘蓝切成丝。

②锅中注水烧开，加入少许盐、食用油，略煮片刻倒入木耳、彩椒丝、紫甘蓝，搅拌均匀，至全部食材熟软后捞出沥干。

③将焯煮好的食材装入碗中，撒上蒜末，淋入适量陈醋，再加入少许盐、鸡粉、白糖、芝麻油，搅拌食材入味即成。

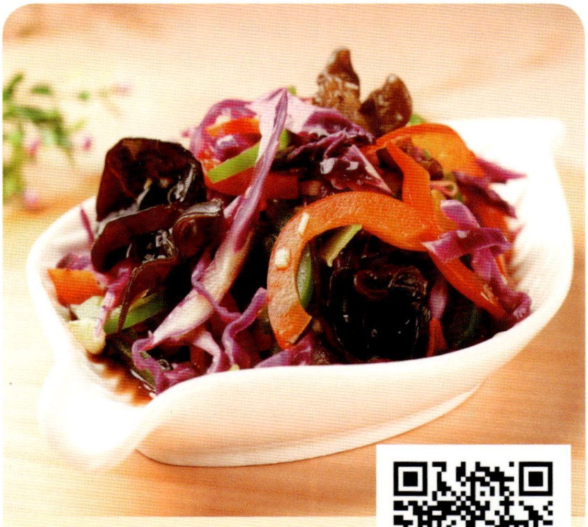

营养成分

- 热量……48.3千卡
- 碳水化合物……15.6克
- 蛋白质……3.2克
- 脂肪……0.5克

糖尿病并发骨质疏松

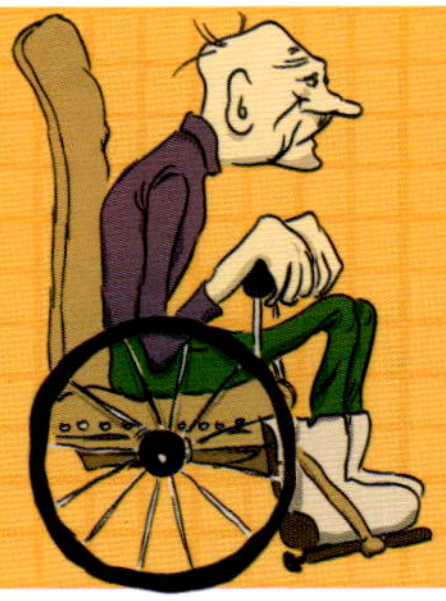

病症说明

糖尿病引起的骨质疏松症为继发性骨质疏松症，目前其发病机制尚不明确，但大多数糖尿病患者骨密度都显著降低，且发病率较高。临床表现为腰背、髋部疼痛或持续性肌肉钝痛，严重者极易发生骨折，给患者日常生活造成不便，不利于糖尿病的治疗和康复。目前其治疗原则是药物控制血糖的同时，辅助饮食治疗和运动治疗。

饮食建议

①注意饮食。限制糖分和脂肪的摄入量，减少油腻食物的摄入，多食蔬菜和水果。

②多食用含钙丰富的食物，条件允许的情况下，适当补充维生素D和钙剂。同时配合适当的户外活动，补钙效果会更好。

③尽量少食菠菜等草酸含量高的食物，以免影响人体对钙的吸收。

食物选择

①宜吃高纤维素类食物，如燕麦片、薏米、菠菜、南瓜、白菜等。

②宜吃高钙类食物，如低脂牛奶、豆腐、豆汁、鲫鱼等。

③少食糖分较高的食物，如土豆、葡萄、荔枝等。

④忌食高脂、高钠的食物，如猪肉、核桃、腌制品和巧克力等。

日常保健

①注意饮食，控制体重：不要超食，控制胆固醇、脂肪和糖分的摄取量。多吃水果和蔬菜，补充膳食纤维和维生素。

②饮酒要适度，以免加重钙质的流失。

③适当运动：运动不仅能减少骨量的丢失，还可增加肌肉的力量，增强体格，防治骨质疏松。

④减轻精神压力：保持心情舒畅，避免精神刺激，适当放松。

调理食谱 虾米白菜豆腐汤

补充钙质

●**原料：** 虾米20克，豆腐90克，白菜200克，枸杞15克，葱花少许

●**调料：** 盐2克，鸡粉2克，料酒10毫升，食用油适量

●**制作：**

①洗净食材，将豆腐切成小方块，白菜切成丝。

②用油起锅，倒入虾米、白菜，淋入料酒，炒匀提鲜，倒入适量清水，加入枸杞后煮至沸腾。

③开盖，放入豆腐块，煮沸，加入适量盐、鸡粉，搅拌均匀，使食材入味，盛入碗中撒上葱花即可。

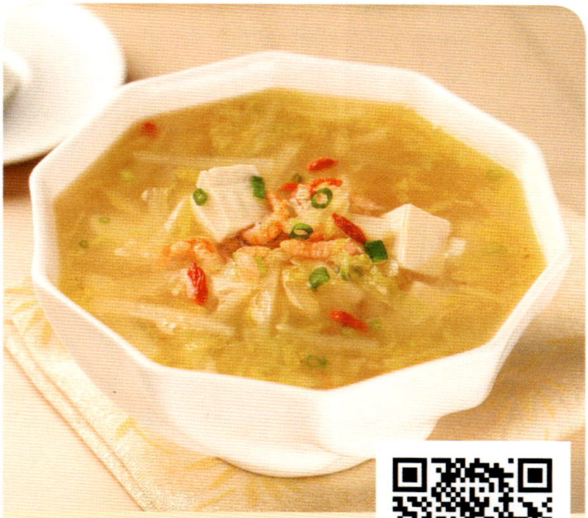

营养成分

- 热量……181.2千卡
- 碳水化合物……18.8克
- 蛋白质……21.1克
- 脂肪……4.7克

调理食谱 酸奶草莓

促进钙吸收

●**原料：** 草莓90克，酸奶100克

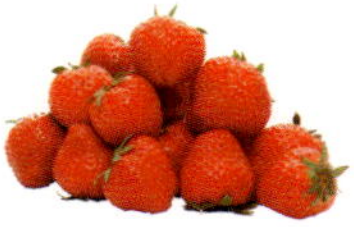

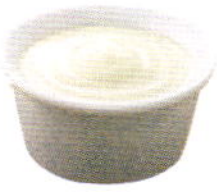

●**调料：** 蜂蜜适量

●**制作：**

①将草莓洗净，摘去果蒂切成小块。

②取一个干净的碗，倒入草莓块，放入备好的酸奶，搅拌均匀。

③淋上适量蜂蜜，快速搅拌至食材入味即成。

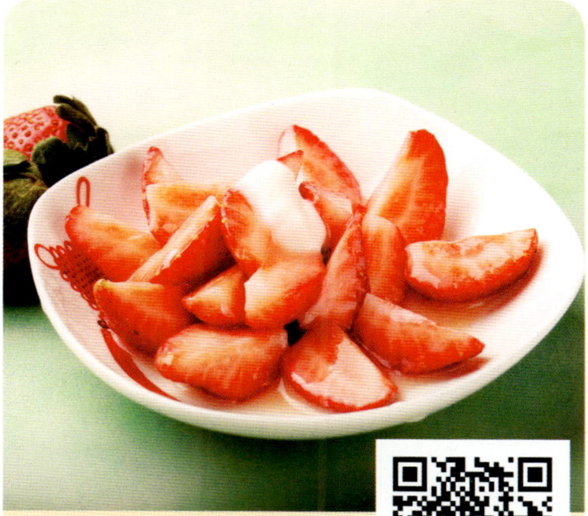

营养成分

- 热量……99千卡
- 碳水化合物……15.7克
- 蛋白质……3.4克
- 脂肪……2.9克

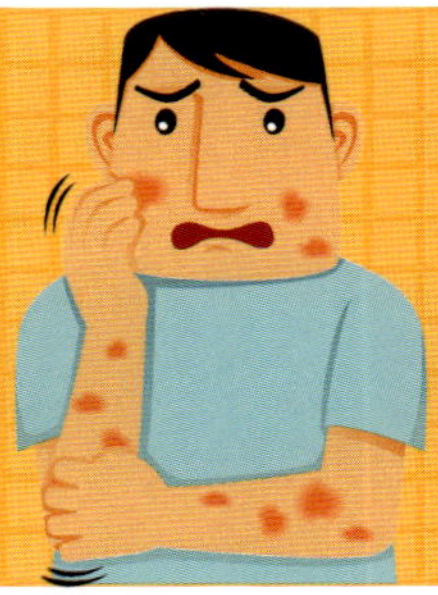

糖尿病并发皮肤瘙痒

病症说明

皮肤瘙痒是糖尿病初发时的病症，也是糖尿病的一个并发症。常见的原因为患者体内过高的糖分及其他成分排泄出来刺激皮肤，或是皮肤的含糖量和乳酸增高，使皮肤长期处于慢性脱水的状态，从而使皮肤过度干燥而发生瘙痒。另外，糖尿病患者自身的抵抗力下降，皮肤容易受细菌、真菌的感染，这也是皮肤瘙痒的原因之一。

饮食建议

①提倡清淡饮食，宜少油、少盐。多食些新鲜蔬菜、水果及高纤维素食物，忌食辣椒、酒、大蒜、芥末、胡椒等辛辣刺激性食物，腌制品、巧克力等也应少食。

②三餐饮食要合理，改变不良饮食习惯。注意药物与饮食摄入时间，合理运动，使皮肤自由呼吸。

食物选择

①宜吃低糖、低脂食物，如粳米、红小豆、苋菜、苹果等。

②宜吃高膳食纤维食物，如全麦面包、紫菜、银耳、柑橘等。

③忌食高胆固醇食物，如奶油、瓜子仁和花生油等。

④忌食高脂肪、高钠食物，如白芝麻、油豆腐、松子仁和腌制品等。

日常保健

①注意饮食，控制血糖水平：少食或尽量不食高胆固醇食物。定期检查血糖水平，对症调养。

②忌食辛辣及易致过敏的食物：辣椒、鱼、虾蟹属于刺激性发物，食用后会导致病情加重。

③切忌搔抓，避免热水烫洗和肥皂水刺激，控制洗澡次数，避免用碱性沐浴液，或摩擦过多。

④贴身内衣应选用纯棉织品，避免化纤、皮毛的刺激。

调理食谱 椒油小白菜 —— 抑制细菌生成

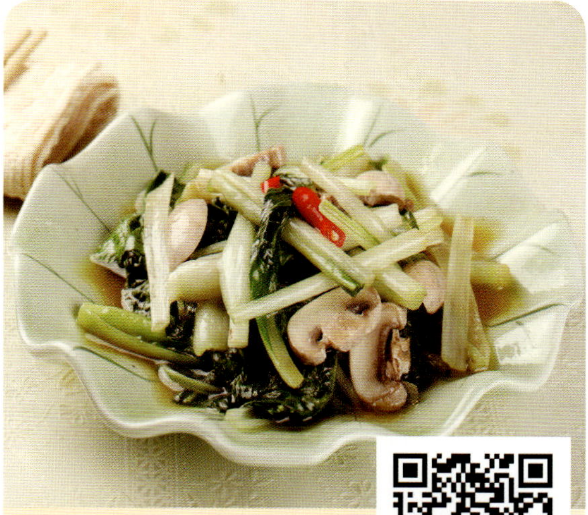

●**原料：** 小白菜250克，口蘑50克，朝天椒末少许

●**调料：** 盐、鸡粉各2克，生抽4毫升，花椒油5毫升，水淀粉、食用油各适量

●**制作：**

①将小白菜切成段，口蘑切成片。

②锅中注水烧开，放入少许盐、食用油，倒入口蘑，煮约半分钟至其八成熟后捞出沥干。

③用油起锅，倒入小白菜，翻炒至其变软，放入生抽、清水、鸡粉、盐，炒匀调味。倒入口蘑，翻炒片刻，撒上朝天椒末，搅动几下，用大火煮片刻至全部食材熟透，待汤汁将沸时淋入花椒油；再倒入少许水淀粉，搅拌均匀即成。

营养成分
- 热量……158.5千卡
- 碳水化合物……22.6克
- 蛋白质……23.1克
- 脂肪……2.4克

调理食谱 凉拌马齿苋 —— 提高免疫力

●**原料：** 马齿苋300克，蒜末15克

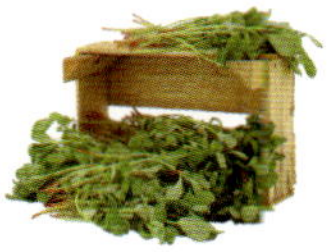

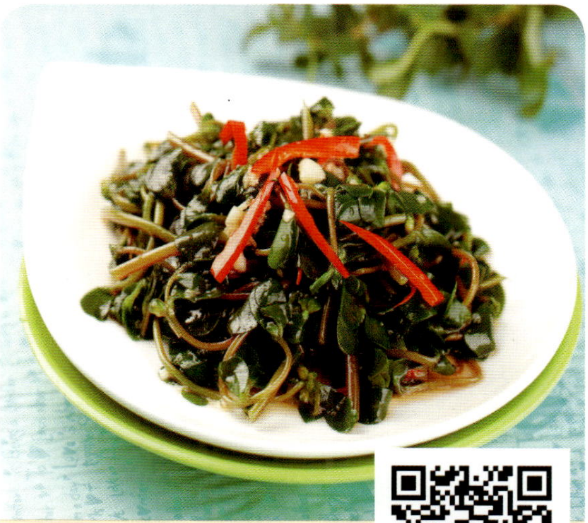

●**调料：** 盐3克，鸡粉2克，生抽3毫升，芝麻油、食用油各适量

●**制作：**

①锅中注入清水，大火烧开，加入食用油、盐，放入洗净的马齿苋，煮熟捞出，备用。

②将马齿苋倒入碗中，加入蒜末、盐、鸡粉，用筷子拌匀调味。

③将拌好的马齿苋盛出装盘即可。

营养成分
- 热量……66.9千卡
- 碳水化合物……13克
- 蛋白质……5.2克
- 脂肪……2.5克

糖尿病并发失眠

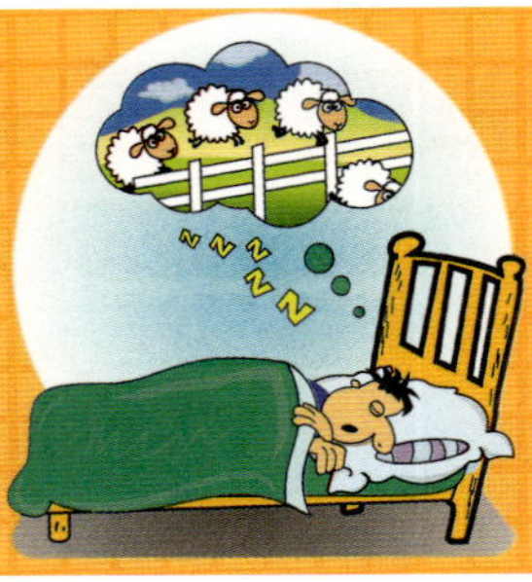

病症说明

糖尿病并发失眠患者常表现为疲倦、无力、失眠、烦闷、注意力不集中、记忆力下降等症。糖尿病合并失眠后，可导致体内激素分泌发生微妙变化，拮抗胰岛素的激素分泌增多，造成血糖明显升高，波动明显加大，更加不易控制。所以改善睡眠状态、保证睡眠质量对于糖尿病患者至关重要。

饮食建议

①科学搭配，降低餐后血糖：选择升糖指数较低的食物，均衡饮食，合理分配三餐。

②控制脂肪的摄入量：应减少动物性脂肪酸的摄入，增加植物性脂肪酸的摄入，且应避免含氢化油的食物。

③适当食用有助于改善睡眠的食物，如小米、豆浆、百合等。

食物选择

①宜选择低脂肪、低胆固醇食物，如西红柿、冬瓜、苹果等。

②宜吃高纤维素食物，如燕麦、芹菜、黄瓜和山楂等。

③忌食油炸烧烤和辛辣食物，如炸鸡、牛排、炸花生米、芥末、咖喱等。

④忌食含钠高的食物，如咸菜、腌菜、咸蛋和味精等。

日常保健

①控制食物摄入量，避免暴饮暴食：糖尿病患者要避免到饥饿时才进食，以免摄入量控制不佳。每餐尽量保持吃七分饱的习惯。

②营造安静、舒适的睡眠环境，有助于尽快入睡，不要过于依赖安眠药物。

③适当进行体育锻炼，保持乐观的心态，避免过于焦虑，尽量放松。增强对不良情绪的控制力，保持情绪畅达。

④养成良好的起居习惯：规律起居，午睡时间不宜过长。

调理食谱 土茯苓核桃瘦肉汤 镇静安神

●原料：土茯苓25克，核桃仁20克，猪瘦肉100克，姜片少许

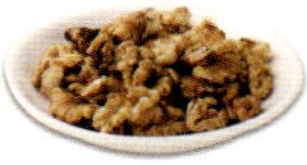

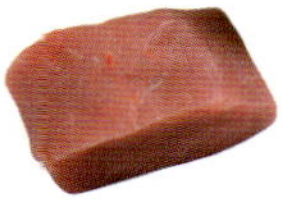

●调料：盐、鸡粉各2克，料酒4毫升

●制作：

①将猪瘦肉洗净切成丁，待用。

②砂锅中注水烧开，放入土茯苓、核桃仁，再倒入瘦肉丁，放入姜片，淋入少许料酒，搅匀。

③烧开后用小火炖约40分钟，至食材熟透后加入鸡粉、盐，续煮片刻至食材入味即成。

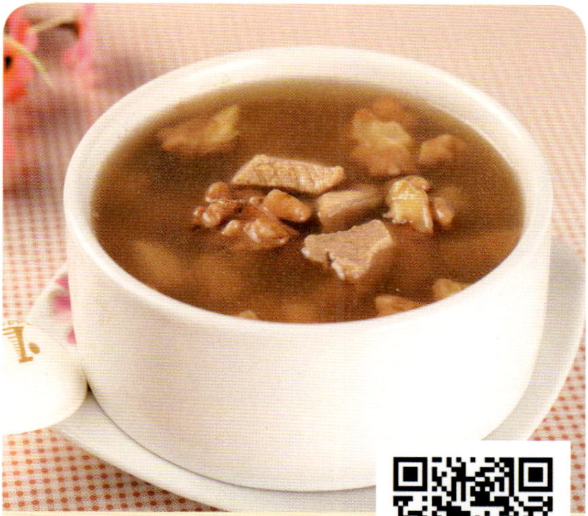

营养成分
- 热量……175.6千卡
- 碳水化合物……22.5克
- 蛋白质……24.7克
- 脂肪……20.2克

调理食谱 莲子五味子鲫鱼汤 舒缓神经紧张

●原料：净鲫鱼400克，水发莲子70克，五味子4克，姜片、葱花各少许

●调料：盐3克，鸡粉2克，料酒4毫升，食用油适量

●制作：

①用油起锅，放入姜片，爆香，放入鲫鱼，用中小火煎一会儿，至散出香味，翻转鱼身，再煎片刻，至两面断生，关火后盛出煎好的鲫鱼，待用。

②锅中注水烧开，倒入莲子、五味子，煮沸后用小火煮约15分钟，至散出药味。

③煎好的鲫鱼倒入锅中，加入少许盐、鸡粉，再淋上料酒，用小火续煮约10分钟，至食材熟透，去除浮沫，鲫鱼汤装入汤碗中，撒上葱花即成。

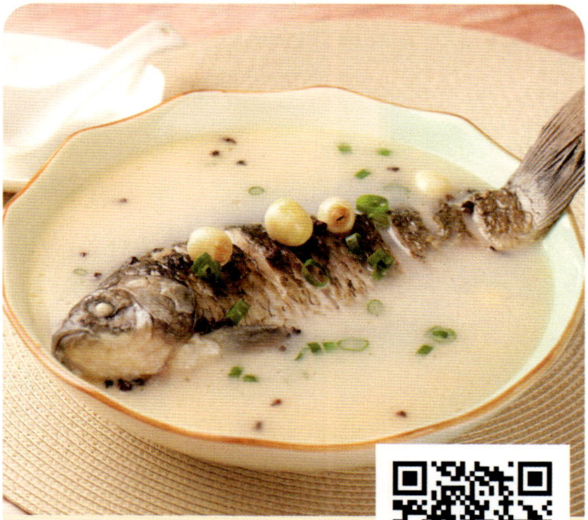

营养成分
- 热量……675.6千卡
- 碳水化合物……62.9克
- 蛋白质……80.6克
- 脂肪……12.2克

附录1 自我检测血糖

糖尿病患者除了要掌握饮食疗法的原则和食谱管理工具的运用外，日常生活中，还要学会自我检测血糖、血压、血脂等。学会使用这些检测工具，尽量把高血糖各种急性和慢性并发症发病率降到最低，提高生活质量。下面我们就来为大家介绍自我检测血糖的相关知识。

怎样选择血糖仪

对于糖尿病患者来说，使用血糖仪监测血糖是必不可少的，而选择一款合适的血糖仪，对控制病情起着重要作用。在选择血糖仪时，最关键的是做到“五看”，认真做好“五看”，就会选中高品质的血糖仪。

一看测试原理。首先，血糖仪的原理主要分两种：光化学法和电化学法。光化学法的血糖仪类似CD机，有一个光电头。采用光化学的血糖仪，测试速度比较慢，采血量大，电化学法的血糖仪测试速度快，误差范围在±0.2毫摩尔/升。正常使用的情况下，不需要校准。其次，血糖测试时所用的血糖试纸，与各品牌血糖仪是配套的，品牌之间不能通用。目前市场上的血糖试纸有两种采血方式：滴血式和虹吸式。滴血式的血糖试纸，测试时需要血样多，需要将血样滴加到试纸上，血滴太多、太少或者位置不准确都会影响测试值。而采用虹吸自动吸血方式的血糖试纸，需要血样少，加样量可以自动控制，试纸有能显示血液是否适量的确认点，操作简单，也可避免加血样误差，进而保证测试结果的准确性。另外，血糖仪的测试模式是非常重要的，测试过程全自动是指在插入血糖试纸能自动开机，加入血样后进入测试程序显示测试结果，拔出试纸自动关机并将测试结果自动存储，这种血糖仪使用简单，有助于提供更准确的测试结果。有时需要对血糖仪进行必要的校正码调整、存储结果查询以及存储结果删除等操作，因而，血糖仪具有适当数量与大小的、功能区分清晰的按钮是很有必要的。

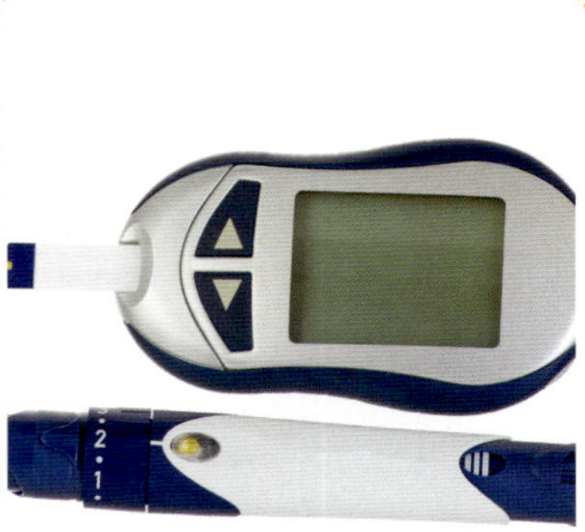

二看仪器运行情况。比如采血针使用是否便利，以及查看需要血量的多少、仪器读数的时间、显示屏的大小与清晰度、电池的更换方便与否、外表是否美观、大小如何等。

三看服务。应了解血糖仪的保修期、保修项目及其他售后服务，以及试纸的供货情况。好的品牌血糖仪，售后非常完善，更有保修、包换的服务。

四看功能。选择血糖仪时要注意其记忆容量大小以及是否附带时间和日期等功能，因为没有时间和日期的储存结果会导致无法分辨餐后血糖和空腹血糖值。另外，测试后，进行测试结果的记忆存贮有助于了解一段时间内的血糖变化，因而适当的存贮容量是非常必要的。

总之，糖尿病患者要根据自己血糖的监测需求，在详细了解不同血糖仪的特点后，合理选择，避免误差。

自己测血糖的方法

第一步，取出血糖仪、采血笔、采血针、试纸桶，放在干净的桌面上，按下主开关，调整血糖仪的代码，使其与你现在使用的试纸代码相同。

第二步，用温水洗手或酒精消毒后一定要要晾干手指，保证测量的准确性。按摩手指以增加血液循环，手臂下垂30秒，以便使血液充分流到指尖。

第三步，将采血针装入采血笔中，根据手指皮肤厚度选择穿刺深度。用拇指顶紧要采血的指间关节，再用采血笔在指尖一侧刺破皮肤取适量指血。刺破后勿加力挤压，以免组织液混入血样，造成检测结果偏差。

第四步，打开试纸桶取出试纸，注意取出后马上盖好桶盖，不得长时间暴露空气。把试纸插入血糖仪内，在取插试纸过程中手指不能捏拿吸血口和插头部位，以免手指温度影响结果。

在自测过程中需要特别注意以下因素：

自测血糖尽量在室温下进行，附近不要有手机、微波炉等电子设备，防止干扰。

血量不能过多或过少，特别是光化学法的血糖仪。

①试纸只能用一次，不能重复使用，手指不能碰到采血区，试纸获取血样后要放在桌面上，不能晃动；待结果出来后拔出试纸自动关机，不拔试纸会耗电；一次吸不满血的试纸不能再补血，补血的结果不准确。

②注意血液采集的时间。如空腹血糖是指睡眠状态下不进食、不服药超过8小时所测量的血糖，而且要在早上9点前，如果当晚熬夜但未进食也不能称为空腹血糖。餐后两小时血糖是指从吃第一口饭时算起的2小时，检测时间应该在这个时间点的前后15分钟，太早或者太晚对结果都有影响。

③对于血糖不稳定的老年人，要特别注意夜间两点的血糖，因为人的血糖在这个时候是最低的，对于用药的患者来说最容易在此时发生低血糖，一旦发现夜间低血糖要及时与医生沟通，必要时需要住院治疗。

④同一个人同时两次采血结果也可能不一致，第一次患者由于疼痛产生紧张心理使得肾上腺素及去甲肾上腺素分泌增加，从而使第二次血糖瞬间升高产生差异。

糖尿病患者宜学会自己注射胰岛素

胰岛素作为治疗糖尿病的重要药物之一，在糖尿病病情控制方面的作用已被越来越多的患者所认识和接受，实际上注射胰岛素的方法并不难，只要患者视力尚可，又有一定的文化水平，就完全可以学会。

注射前准备

患者根据自己所用胰岛素剂型的作用特点选择作用时间，注射前先洗净双手，并检查笔芯剂型、药液质量以及笔芯有无破损，预混胰岛素或中长效胰岛素将笔上下颠倒将药液摇匀后取下针帽，转动计量调节纽，调节至所需的剂量备用。

最佳注射部位

胰岛素需皮下注射，选择皮肤松软的部位如上臂、大腿、臀部、腹部等。特别应注意胰岛素在不同部位注射起效时间不同，腹部吸收最快，其次分别为上臂、大腿、臀部，更换注射部位时要相应调整胰岛素注射量并密切监测血糖变化情况。所以应根据不同规格胰岛素起效时间的快慢选择部位，如注射短效胰岛素推荐在腹部；而注射中效胰岛素推荐在大腿外侧。

合适的注射时间

①餐前血糖在7~10毫摩尔/升的患者在餐前15分钟注射，可适量多进食；餐前血糖在10~15毫摩尔/升的患者在餐前30分钟注射，按常规进食；餐前血糖高于15毫摩尔/升者，在餐前45分钟注射，减少进食。

②单用中效胰岛素者需在餐前30~60分钟注射。

③胰岛素强化治疗中的1型糖尿病患者，当餐前血糖较低时，可改在餐后注射胰岛素，同时适当多进食；使用速效胰岛素者，也可在餐后进食。

注射方法

选择好注射部位，用75%的酒精消毒皮肤，1~2分钟待挥发后用手捏起或按平皮肤以固定注射部位，将注射针头与皮肤呈45℃角快速刺入皮肤，试着抽吸一下针芯，在确定没有回血后，将胰岛素注入皮下，注射时逐渐拔出针头，注射完毕用消毒棉签球轻压针刺口，以防止少量胰岛素溢出。如果注射器与皮肤成角太小，胰岛素注射太浅，不但会加重疼痛感，而且可能吸收。

如何储存胰岛素

①胰岛素应避免高温和阳光直晒，不使用的胰岛素应在2～8摄氏度的冰箱中保存，不要放在冰箱的冷冻室内，已冰冻过的胰岛素不能再使用。注射前，将胰岛素从冰箱中取出使其温度升至室温时再使用，并且要注意在有效期之前使用。

②已开启使用的胰岛素，一般在冰箱中的保质期为3个月。

③冻结的胰岛素有颜色改变，出现不均匀的悬浮颗粒均表明胰岛素已经变质。

测血糖的最佳时间

血糖检测根据时间的不同，可分为空腹血糖、餐前血糖、餐后2小时血糖、睡前血糖、随机血糖等。不同时间检测到的血糖，具有不同的临床意义。

空腹血糖：是指隔夜空腹8小时以上，早餐前采血测定的血糖值。主要反映在基础状态下没有饮食负荷时的血糖水平，是糖尿病的重要诊断依据。

餐前血糖：是指早餐前、午餐前、晚餐前测定的血糖值，可指导患者调整要摄入食物的量和餐前注射胰岛素的量。

餐后2小时血糖：是指早餐后、午餐后、晚餐后2小时测定的血糖值，测餐后2小时的血糖能发现可能存在的餐后高血糖，较好地反映进食与使用降糖药物是否合适，这是空腹所不能反映的。

睡前血糖：是指晚餐后、睡觉前测量的血糖值，反映胰岛B细胞对进食晚餐后高血糖的控制能力，是指导夜间用药或注射胰岛素剂量的重要依据。

随机血糖：是指一天中其他任意时间测定的血糖值，可以了解机体在特殊情况下对血糖的影响。

血糖的测量时间，还应注意以下几点：

①当近期血糖较高时，应该检测空腹及餐后2小时血糖，因为空腹及餐后2小时血糖能较准确地反映出患者血糖升高的程度；而当近期经常出现低血糖时，则最好检测餐前血糖和夜间血糖，因为低血糖更常发生于餐前和夜间。

②隔一段时间在某一天的不同时段测血糖，效果好于在每天的同一时间检测血糖。因为前者更容易反映出一天24小时之中血糖的变化规律，而如果在每天同一时间测血糖，则不能了解一天之中其他时间的血糖水平。

③血糖控制较稳定的患者，血糖检测的时间间隔可延长2~3周，甚至更长时间。但对于近期血糖波动较大的糖尿病患者，则需根据病情增加检测频率。

④对于使用胰岛素治疗糖尿病的患者、新诊断的糖尿病患者、经常发生低血糖的患者、需要更换药物或调整药物剂量的糖尿病患者、怀孕的糖尿病患者，均应增加血糖检测频率。

⑤糖尿病患者生病、手术、外出时，生活规律被打破，容易引起血糖波动，也应该增加血糖检测的次数。

⑥糖尿病患者在运动和饮酒后，容易发生严重的低血糖，这些时候有必要进行血糖检测。

⑦培养开车前检测血糖的好习惯，可以避免驾驶时发生低血糖。

⑧对于没有条件在家中检测血糖的糖尿病患者，则应按照医生的建议定期到医院或门诊检测血糖。

附录2 常见食物热量表

通过了解各食材的热量，糖尿病患者在饮食中可以控制碳水化合物、脂肪、蛋白质三大营养物质的摄入，也即控制摄入的总热量。

五谷类、豆类的热量表

食物名称	热量(千卡)/可食部分(克)	蛋白质（克）	脂肪（克）	碳水化合物（克）
白薯干	340/100	4.70	0.80	80.50
黑芝麻	531/100	19.10	46.10	24.00
土豆粉	337/100	7.20	0.50	77.40
白芝麻	517/100	18.40	39.60	31.50
方便面	472/100	9.50	21.10	61.60
玉米(白)	336/100	8.80	3.80	74.70
玉米(黄)	335/100	8.70	3.80	73.00
油条	386/100	6.90	17.60	51.00
莜麦面	336/100	12.20	7.20	67.80
黑米	333/100	9.40	2.50	72.20
燕麦片	367/100	15.00	6.70	66.90
小米	358/100	9.00	3.10	75.10
大麦	307/100	10.20	1.40	73.30
薏米	357/100	12.80	3.30	71.10
荞麦粉	304/100	9.70	2.70	66.00
通心粉	350/100	12.00	1.50	72.20
馒头	221/100	7.00	1.10	47.00
花卷	217/100	6.40	1.00	45.60
米饭(蒸，粳米)	117/100	2.60	0.30	26.20
米饭(蒸，籼米)	114/100	2.50	0.20	26.00
鲜玉米	106/46	4.00	1.20	22.80
白薯(白心)	104/86	1.40	0.20	25.20

续表

食物名称	热量(千卡)/可食部分(克)	蛋白质(克)	脂肪(克)	碳水化合物(克)
白薯(红心)	99/90	1.10	0.20	24.70
粉皮	61/100	0.20	0.30	15.00
小米粥	46/100	1.40	0.70	8.40
米粥(粳米)	46/100	1.10	0.30	9.90
豆沙	243/100	5.50	1.90	52.70
红豆馅	240/100	4.80	3.60	55.10
腐竹	459/100	44.60	21.70	22.30
黑豆	381/100	36.00	15.90	33.60
黄豆	359/100	35.00	16.00	34.20
豆腐干	140/100	16.20	3.60	11.50
菜干	136/100	13.40	7.10	5.00
腐乳(白)	133/100	10.90	8.20	4.80
绿豆	316/100	21.60	0.80	62.00
臭豆腐	130/100	11.60	7.90	3.90
北豆腐	98/100	12.20	4.80	2.00
豌豆(干)	313/100	20.30	1.10	65.80
南豆腐	57/100	6.20	2.50	2.60
红小豆	309/100	20.20	0.60	63.40
豆奶	30/100	2.40	1.50	1.80
豆浆	14/100	1.80	0.70	1.10
白芸豆	296/100	23.40	1.40	57.20
油豆腐	244/100	17.00	17.60	4.90

蔬菜类的热量表

食物名称	热量(千卡)/可食部分(克)	蛋白质(克)	脂肪(克)	碳水化合物(克)
蕨菜(脱水)	251/100	6.60	0.90	79.70
苋菜(青)	25/74	2.80	0.30	5.00
干红尖椒	212/98	15.00	12.00	52.70
黄花菜	199/98	19.40	1.40	34.90

续表

食物名称	热量(千卡)/可食部分(克)	蛋白质（克）	脂肪（克）	碳水化合物（克）
菠菜	24/89	2.60	0.30	4.50
花菜	24/82	2.10	0.20	4.60
大蒜	126/85	4.50	0.20	27.60
小叶芥菜	24/88	2.50	0.40	3.60
茭白	23/74	1.20	0.20	5.90
豌豆	105/42	7.40	0.30	21.20
油菜	23/87	1.80	0.50	3.80
蚕豆（鲜）	104/31	8.80	0.40	19.50
青尖椒	23/84	1.40	0.30	5.80
南瓜	22/85	0.70	0.10	5.30
柿子椒	22/82	1.00	0.20	5.40
芋头	79/84	2.20	0.20	18.10
包菜	22/86	1.50	0.20	4.60
土豆	76/94	2.00	0.20	17.20
韭黄	22/88	2.30	0.20	3.90
莲藕	70/88	1.90	0.20	16.40
马蹄	59/78	1.20	0.20	14.20
蒜黄	21/97	2.50	0.20	3.80
山药	56/83	1.90	0.20	12.40
茼蒿	21/82	1.90	0.30	3.90
香椿	47/76	1.70	0.40	10.90
茄子	21/93	1.10	0.20	4.90
黄豆芽	44/100	4.50	1.60	4.50
丝瓜	20/83	1.00	0.20	4.20
胡萝卜（黄）	43/97	1.40	0.20	10.20
空心菜	20/76	2.20	0.30	3.60
木耳菜	20/76	1.60	0.30	4.30
洋葱	39/90	1.10	0.20	9.00
白萝卜	21/95	0.90	0.10	5.00
胡萝卜(红)	37/96	1.00	0.20	8.80
扁豆	37/91	2.70	0.20	8.20
蒜苗	37/82	2.10	0.40	8.00
芹菜	20/67	1.20	0.20	4.50
苦菜	35/100	2.80	0.60	10.00

续表

食物名称	热量(千卡)/可食部分(克)	蛋白质（克）	脂肪（克）	碳水化合物（克）
竹笋	19/63	2.60	0.20	3.60
刀豆	36/92	3.10	0.30	7.00
西红柿	19/97	0.90	0.20	4.00
西蓝花	33/83	4.10	0.60	4.30
苦瓜	19/81	1.00	0.10	4.90
小红辣椒	32/80	4.1	0.40	17.70
香菜	31/81	1.80	0.40	6.20
西葫芦	18/73	0.80	0.20	3.80
芦笋	19/90	1.40	0.10	4.90
芹菜叶	31/100	2.60	0.60	5.90
莴笋叶	18/89	1.40	0.20	3.60
青萝卜	31/95	1.30	0.20	6.80
绿豆芽	18/100	2.10	0.10	2.90
西洋菜(豆瓣菜)	17/73	2.90	0.50	1.50
大葱(鲜)	30/82	1.70	0.30	6.50
黄瓜	15/92	0.80	0.20	2.90
豆角	30/96	2.50	0.20	6.70
大白菜(小白口)	14/85	1.30	0.10	2.80
大叶芥菜(盖菜)	14/71	1.80	0.40	2.00
豌豆苗	29/98	4.00	0.80	4.60
四季豆	28/96	2.00	0.40	5.70
莴笋	14/62	1.00	0.10	2.80
荷兰豆	27/88	2.50	0.30	4.90
水芹	11/60	1.40	0.20	1.80
生菜	13/94	1.30	0.30	2.00
韭菜	26/90	2.40	0.40	4.60
冬瓜	11/80	0.40	0.20	2.60
银耳（干）	200/100	10.00	1.40	67.30
黑木耳（水发）	21/100	1.50	0.20	6.00
黑木耳（干）	205/100	12.10	1.50	65.60
香菇（鲜）	19/100	2.20	0.30	5.20
香菇（干）	211/100	20.00	1.20	61.70
草菇	23/100	2.70	0.20	4.30
金针菇	26/100	2.40	0.40	6.00
猴头菇（罐装）	13/100	2.00	0.20	4.90

水果、果仁类的热量表

食物名称	热量(千卡)/可食部分(克)	蛋白质（克）	脂肪（克）	碳水化合物（克）
松子仁	698/100	13.40	70.60	12.20
猕猴桃	56/83	0.80	0.60	14.50
松子(生)	640/32	12.60	62.60	19.00
黄元帅苹果	55/80	0.20	0.30	14.70
核桃(干)	627/43	14.90	58.80	19.10
松子(炒)	619/31	14.10	58.50	21.40
葵花子(炒)	616/52	22.60	52.80	17.30
国光苹果	54/78	0.30	0.30	13.30
葵花子仁	606/100	19.10	53.40	16.70
榛子(炒)	594/21	30.50	50.30	13.10
花生(炒)	589/71	21.70	48.00	23.80
葡萄(巨峰)	50/84	0.40	0.20	12.00
花生仁(炒)	581/100	23.90	44.40	25.70
南瓜子(炒)	574/68	36.00	46.10	7.90
青香蕉苹果	49/80	0.30	0.10	13.10
南瓜子仁	566/100	33.20	48.10	4.90
红香蕉苹果	49/87	0.40	0.20	12.30
花生仁(生)	563/100	24.80	44.30	21.70
黄香蕉苹果	49/88	0.30	0.20	13.70
橄榄	49/80	0.80	0.20	15.10
榛子(干)	542/27	20.00	44.80	24.30
杏仁	562/100	22.50	45.40	23.90
白果	355/100	13.20	1.30	72.60
莲子(干)	344/100	17.20	2.00	67.20
橙子	47/74	0.80	0.20	11.10
葡萄干	341/100	2.50	0.40	83.40
桃(旱久保)	47/89	0.90	0.10	11.30
核桃(鲜)	328/43	12.80	29.90	6.10
樱桃	46/80	1.10	0.20	10.20
红富士苹果	45/85	0.70	0.40	11.70
桂圆肉	313/100	4.60	1.00	73.50
印度苹果	44/90	0.60	0.20	14.80
红玉苹果	43/84	0.20	0.20	14.70
红枣(干)	298/88	2.10	0.40	81.10
鸭梨	43/82	0.20	0.20	11.10
花生(生)	298/53	12.00	25.40	13.00

续表

食物名称	热量(千卡)/可食部分(克)	蛋白质（克）	脂肪（克）	碳水化合物（克）
葡萄(紫)	43/88	0.70	0.30	10.30
桃	48/93	0.90	0.10	12.20
木瓜	27/86	0.40	0.10	7.00
菠萝	41/68	0.50	0.10	10.80
番石榴	41/97	1.10	0.40	14.20
蜜桃	41/88	0.90	0.20	9.80
椰子	231/33	4.00	12.10	31.30
枇杷	39/62	0.80	0.20	9.30
栗子(鲜)	185/80	4.20	0.70	42.20
杏	36/91	0.90	0.10	9.10
柠檬	35/66	1.10	1.20	6.20
哈密瓜	34/71	0.50	0.10	7.70
香蕉	91/59	1.40	0.20	22.00
芒果	32/60	0.60	0.20	8.30
柿子	71/87	0.40	0.10	18.50
草莓	30/97	1.00	0.20	7.10
桂圆(鲜)	71/50	1.20	0.10	16.60
荔枝(鲜)	70/73	0.90	0.20	16.60
杨桃	29/88	0.60	0.20	7.40
杨梅	28/82	0.80	0.20	6.70
红星苹果	57/85	0.40	0.10	14.30
火龙果	51/69	1.10	0.20	13.30
橘子	43/78	0.80	0.10	10.20

肉类的热量表

食物名称	热量(千卡)/可食部分(克)	蛋白质（克）	脂肪（克）	碳水化合物（克）
猪肉(肥)	807/100	2.40	88.60	0.00
鸡翅	194/69	17.40	11.80	4.60
腊肠	584/100	22.00	48.30	15.30
猪大肠	191/100	6.90	18.70	0.00
猪肉	577/90	8.00	60.50	0.00
猪耳	176/100	19.10	11.10	0.00
猪肉(肋条肉)	568/96	9.30	59.00	0.00
猪肉(腿)	190/100	17.90	12.80	0.80
牛肉干	550/100	45.60	40.00	1.90
瓦罐鸡汤(肉)	190/100	20.90	9.50	5.20

续表

食物名称	热量(千卡)/可食部分(克)	蛋白质（克）	脂肪（克）	碳水化合物（克）
腊肉	181/100	22.30	9.00	2.60
鸡腿	181/69	16.00	13.00	0.00
牛肉松	445/100	8.20	15.70	67.70
鸡心	172/100	15.90	11.80	0.60
鸡肉松	440/100	7.20	16.40	65.80
猪肉(里脊)	155/100	20.20	7.90	0.70
牛蹄筋	151/100	34.10	0.50	2.60
猪肉(肥瘦相间)	395/100	13.20	37.00	2.40
鸭翅	146/67	16.50	6.10	6.30
鸭心	143/100	12.80	8.90	2.90
猪肉(软五花)	349/85	7.70	35.30	0.00
猪肉(硬五花)	339/79	13.60	30.60	2.20
猪肉(瘦)	143/100	20.30	6.20	1.50
牛肝	139/100	19.80	3.90	6.20
猪肉(后臀尖)	336/97	14.60	30.80	0.00
羊肝	134/100	17.90	3.60	7.40
鸡胸脯肉	133/100	19.40	5.00	2.50
金华火腿	318/100	16.40	28.00	0.10
猪脑	131/100	10.80	9.80	0.00
猪肝	129/99	19.30	3.50	5.00
鹅肝	129/100	15.20	3.40	9.30
土鸡	124/58	20.80	4.50	0.00
烧鹅	289/73	19.70	21.50	4.20
鸡肝(肉鸡)	121/100	16.70	4.50	3.50
鸡肝	121/100	16.60	4.80	2.80
猪心	119/97	16.60	5.30	1.10
叉烧肉	279/100	23.80	16.90	7.90
鸡胗	118/100	19.20	2.80	4.00
肯德基炸鸡	279/70	20.30	17.30	10.50
狗肉	116/80	16.80	4.60	1.80
猪排骨	278/72	16.70	23.10	0.70
羊心	113/100	13.80	5.50	2.00
乌骨鸡	111/48	22.30	2.30	0.30
鹌鹑	110/58	20.20	3.10	0.20
猪蹄	260/60	22.60	18.80	0.00
猪肚	110/96	15.20	5.10	0.70
猪大排	264/68	18.30	20.40	1.70
牛肉(瘦)	106/100	20.20	2.30	1.20
羊肉(后腿)	110/77	19.50	3.40	0.30
鸡爪	254/60	23.90	16.40	2.70
兔肉	102/100	19.70	2.20	0.90

续表

食物名称	热量(千卡)/可食部分(克)	蛋白质（克）	脂肪（克）	碳水化合物（克）
猪腰	96/93	15.40	3.20	1.40
鹅	251/63	17.90	19.90	0.00
鸭	240/68	15.50	19.70	0.20
猪肺	84/97	12.20	3.90	0.10
牛肚	72/100	14.50	1.60	0.00
鸽	201/42	16.5	14.2	1.7
猪肉(清蒸)	198/100	18.40	13.80	0.00
猪血	55/100	12.20	0.30	0.90

蛋、奶、饮品类的热量表

食物名称	热量(千卡)/可食部分(克)	蛋白质（克）	脂肪（克）	碳水化合物（克）
松花蛋(鸭)	171/90	14.20	10.70	4.50
鹌鹑蛋	160/86	12.80	11.10	2.10
鸭蛋黄	378/100	14.50	33.80	4.00
鸡蛋(红皮)	156/88	12.80	11.10	1.30
鸡蛋黄	328/100	15.20	28.20	3.4
鹅蛋黄	324/100	15.50	26.40	6.20
鸡蛋(白皮)	138/87	12.70	9.00	1.50
鹅蛋	196/87	1.10	15.60	2.80
鸡蛋白	60/100	11.60	0.10	3.10
鸭蛋	180/87	12.60	13.00	3.10
黄油	888/100	1.40	98.00	0.00
炼乳(罐头，甜)	332/100	8.00	8.70	55.40
奶油	879/100	0.70	97.00	0.90
奶酪	328/100	25.70	23.50	3.50
酸奶	72/100	2.50	2.70	9.30
羊奶粉(全脂)	498/100	18.80	25.20	49.00
牛奶粉(全脂)	478/100	20.10	21.20	51.70
奶片	472/100	13.30	20.20	59.30
牛奶	54/100	3.00	3.20	3.40
醋	31/100	2.10	0.30	4.90
芝麻油	898/100	–	99.70	0.20
植物油	819/100	0.00	91.00	0.00
橄榄油	899/100	–	99.90	0.00
绿茶（茶叶）	296/100	34.20	2.30	50.30
红茶（茶叶）	294/100	26.70	1.10	59.20

水产类的热量表

食物名称	热量(千卡)/可食部分(克)	蛋白质（克）	脂肪（克）	碳水化合物（克）
鲮鱼(罐头)	399/100	30.70	26.90	8.50
淡菜(干)	355/100	59.10	7.60	13.00
鲈鱼	105/58	18.60	3.40	0.00
鲍鱼(干)	322/100	54.10	5.60	13.70
鱿鱼(干)	313/98	60.00	4.60	7.80
墨鱼(干)	287/82	65.30	1.90	2.10
蛤蜊(毛蛤蜊)	97/25	15.00	1.00	7.10
海参	262/93	50.20	4.80	4.50
泥鳅	96/60	17.90	2.00	1.70
鲮鱼	95/57	18.40	2.10	0.70
虾米	198/100	43.70	2.60	0.00
对虾	93/61	18.60	0.80	2.80
龙虾	90/46	18.90	1.10	1.00
鳝鱼	89/67	18.00	1.40	1.20
沙丁鱼	89/67	19.80	1.10	0.00
虾皮	153/100	30.70	2.20	2.50
石斑鱼	92/57	19.38	1.02	0.00
明虾	85/57	13.40	1.80	3.80
河虾	87/86	16.40	2.40	0.00
乌贼	84/97	17.40	1.60	0.00
鲍鱼	84/65	12.60	0.80	6.60
章鱼	52/100	10.60	0.40	1.40
墨鱼	83/69	15.20	0.90	3.40
带鱼	127/76	17.70	4.90	3.10
海虾	79/51	16.80	0.60	1.50
鲜贝	77/100	15.70	0.50	2.50
鱿鱼(水浸)	75/98	17.00	0.80	0.00
基围虾	101/60	18.20	1.40	3.90
海鳗	122/67	18.80	5.00	0.50
牡蛎	73/100	5.30	2.10	8.20
鳜鱼	117/61	19.90	4.20	0.00
青鱼	118/63	20.10	4.20	0.00
蟹肉	62/100	11.60	1.20	1.10
草鱼	113/58	16.60	5.20	0.00
鲤鱼	109/54	17.60	4.10	0.50
鲜扇贝	60/35	11.10	0.60	2.60
鲫鱼	108/54	17.10	2.70	3.80
田螺	60/26	11.00	0.20	3.60
鲢鱼	104/61	17.80	3.60	0.00
海参(水浸)	25/100	6.00	0.10	0.00

附录3 常见食物血糖生成指数表

糖尿病患者可参照《中国居民膳食指南（2007）》或在营养医生指导下，制订出每日膳食的总热量标准，具体安排好日常食谱，在选择某种食物时，依据食物血糖生成指数（GI），多食用血糖生成指数低的食物。

谷类杂粮

食品种类	GI（%）	食品种类	GI（%）
大麦粒（煮）	25.0	线面条（通心面粉，实心，约1.5毫米）	35.0
大麦粉（煮）	66.0	通心面（管状、空心，约6.35毫米）（煮5分钟）	45.0
整粒黑麦（煮）	34.0		
整粒小麦（煮）荞麦	41.0	粗的硬质小麦扁面条	46.0
荞麦方便面	53.2	加鸡蛋的硬质小麦扁面条	49.0
荞麦（煮）	54.0	细的硬质小麦扁面条	55.0
荞麦面条	59.3	面条（一般的小麦面条）	81.6
荞麦面馒头	66.7	75%~80%大麦粒面包	34.0
甜玉米	55.0	50%大麦粒面包	46.0
（粗磨）玉米粉（煮）	68.0	80%~100%大麦粉面包	66.0
二合面窝头	64.9	混合谷物面包	45.0
黑米	42.3	含有水果干的小麦面包	47.0
即食大米（煮1分钟）	46.0	50%~80%碎小麦粒面包	52.0
即食大米（煮6分钟）	87.0	粗面粉面包	64.0
含支链淀粉低的半熟大米（煮，黏米类）	50.0	汉堡包（加拿大）	61.0
含支链淀粉高的白大米（煮，黏米类）	59.0	白高纤维小麦面包	68.0
含支链淀粉低的白大米	88.0	全麦粉面包	69.0
大米饭	88.0	白小麦面面包	70.0

续表

小米（煮）	71.0	去面筋的小麦面包	90.0
糙米（煮）	87.0	法国棍子面包	95.0
糯米饭	87.0	白小麦面包	105.8
强化蛋白质的意大利式细面条	27.0	45%~50%燕麦麸面包	47.0
意大利式全麦粉细面条	37.0	80%燕麦粒面包	45.0
白的意大利式细面条（煮15~20分钟）	41.0	黑麦粒面包	50.0
意大利式硬质小麦细面条（煮12~20分钟）	55.0	黑麦粉面包	65.0
		花生	14.0

糖类

食品种类	GI（%）	食品种类	GI（%）
果糖	23.0	葡萄糖	97.0
乳糖	46.0	麦芽糖	45.0
蔗糖	65.0	胶质软糖	46.0
蜂蜜	73.0	巧克力	49.0
白糖	81.8		

混合膳食

食品种类	GI（%）	食品种类	GI（%）
猪肉炖粉条	16.7	包子（芹菜猪肉）	39.1
饺子（三鲜）	28.0	馒头＋芹菜炒鸡蛋	48.6
米饭＋鱼	37.0	馒头＋酱牛肉	49.4
米饭＋芹菜＋猪肉	57.1	馒头＋黄油	68.0
米饭＋蒜苗	57.9	饼＋鸡蛋炒木耳	52.2
米饭＋蒜苗＋鸡蛋	67.1	玉米粉＋人造黄油	69.0
米饭＋猪肉	73.3	牛肉面	88.6
硬质小麦粉肉馅馄饨	39.0	西红柿汤	38.0

熟食食品

食品种类	GI（%）	食品种类	GI（%）
稻麸	19.0	小米粥	61.5
全麦维（家乐氏）	42.0	大米糯米粥	65.3
燕麦麸	55.0	大米粥	69.4
小麦片	69.0	即食羹	69.4
玉米片	73.0	桂格燕麦片	83.0
高纤维玉米片	74.0	爆玉米花	55.0
玉米片	84.0	酥皮糕点	59.0
玉米面粥	50.9	油条	74.9
玉米糁粥	51.8	烙饼	79.6
黑五类	57.9	白小麦面馒头	88.1

蔬菜类

食品种类	GI（%）	食品种类	GI（%）
山药	51.0	煮红薯	76.7
甜菜	64.0	南瓜	75.0
胡萝卜	71.0	鲜土豆	62.0

豆类及制品

食品种类	GI（%）	食品种类	GI（%）
大豆罐头	14.0	豌豆	45.0
大豆	18.0	毛豆	30.0
五香蚕豆	16.9	黑豆汤	64.0
蚕豆	79.0	黄豆挂面	66.6
扁豆	38.0	粉丝汤	31.6

续表

冻豆腐	22.3	干黄豌豆	32.0
豆腐干	23.7	豌豆汤	60.0
炖鲜豆腐	31.9	嫩豌豆汤罐头	66.0
红小扁豆	26.0	鹰嘴豆	33.0
绿小扁豆	30.0	咖喱鹰嘴豆罐头	41.0
小扁豆汤罐头	44.0	鹰嘴豆罐头	42.0
绿扁豆罐头	52.0	青刀豆	39.0
四季豆	27.0	青刀豆罐头	45.0
高压处理的四季豆	34.0	黑眼豆	42.0
四季豆罐头	52.0	绿豆挂面	31.0
绿豆	30.0		

薯类、淀粉类食品

食品种类	GI（%）	食品种类	GI（%）
土豆粉条	13.6	马铃薯（土豆）方便食品	83.0
甜土豆（白薯、甘薯、红薯）	54.0	无油脂烧烤土豆	85.0
煮的白土豆	56.0	雪魔芋	17.0
烤的白土豆	60.0	藕粉	32.6
蒸的白土豆	65.0	苕粉	34.5
白土豆泥	70.0	蒸芋头	47.9
油炸土豆片	60.3	煮土豆	66.4
用微波炉烤的白土豆	82.0	土豆泥	73.0
鲜土豆	62.0		

乳类及饼干食品

食品种类	GI（%）	食品种类	GI（%）
低脂奶粉	11.9	高纤维黑麦薄脆饼干	64.0
降糖奶粉	26.0	营养饼	65.7
老年奶粉	40.8	竹芋粉饼干	66.0
克糖奶粉	47.6	小麦饼干	70.0
低脂冰激凌	50.0	苏打饼干	72.0
冰激凌	61.0	华夫饼干	76.0
达能牛奶香脆	39.1	香草华夫饼干	77.0
达能闲趣饼干	39.1	格雷厄姆华夫饼干	74.0
燕麦粗粉饼干	47.1	膨化薄脆饼干（澳大利亚）	81.0
油酥脆饼（澳大利亚）	55.0	米饼	82.0

水果和水果产品

食品种类	GI（%）	食品种类	GI（%）
樱桃	22.0	（无核）葡萄干	64.0
李子	42.0	猕猴桃	52.0
柚子	25.0	芒果	55.0
鲜桃	28.0	巴婆果	58.0
苹果	36.0	麝香瓜	65.0
柑	43.0	菠萝	66.0
葡萄	43.0	西瓜	72.0
淡黄色无核小葡萄	56.0	水蜜桃汁	32.7
熟香蕉	52.0	苹果汁	41.0
干杏	31.0	淡味果汁杏罐头	64.0
梨	36.0	未加糖的柚子果汁	48.0

附录4 专家解答糖尿病患者最关心的问题

日常生活中，很多患者对糖尿病的认识有不少误区和疑惑，而患者掌握糖尿病知识的多少，直接决定着糖尿病的远期治疗效果。下面是糖尿病患者及其家属关心的一些问题，我们来共同了解一下。

糖尿病患者可以怀孕吗？

妊娠会加重糖尿病，使代谢紊乱恶化，而糖尿病又可加剧孕妇及胎儿、新生儿的并发症，导致孕妇及新生儿死亡率远远大于非糖尿病患者。对于想要小孩的女性，应先使用避孕工具避孕3个月，严格控制代谢紊乱，使血糖保持正常或接近正常，才能考虑妊娠。

糖尿病患者是不是要禁吃甜食？

血糖和尿糖里的“糖”指的是葡萄糖，而一般我们所说的糖是指食糖或白糖，即蔗糖。糖尿病患者适当控制糖分摄入量，有助于防止餐后血糖剧烈升高。糖尿病患者控制饮食，主要是限制摄入总热量以及饱和脂肪酸，而不是减少碳水化合物在总热量中的占比。所以患者吃少量的白糖不必担心，粮食更应该占一定比例，重点是控制饮食的总热量。

糖尿病可以根治吗？

糖尿病是一种慢性终身性疾病，在目前医学条件下，还没有任何药物和科学手段可以完全根治糖尿病。但是患者只要调整好心态，积极主动地配合治疗，坚持规律生活，合理安排饮食，就能控制病情，并能有效防止并发症的发生。

糖尿病患者要定期到医院检查哪些项目？

①每周检查一次血压、血糖，如空腹血糖、餐后2小时血糖等；②每个月检查一次尿常规；③每2~3个月检查一次糖化血红蛋白；④每半年检查一次肝功能、心电图、肾功能、血脂情况；⑤每半年至1年检查一次尿微量白蛋白和眼部情况(应包括眼底检查)。

糖尿病会遗传吗？

现代流行病学研究证明，糖尿病与遗传因素有关。遗传因素是指遗传糖尿病的易感性倾向，并不是遗传糖尿病。家族中有糖尿病患者的，后代糖尿病的发病率也相对较高。但是，遗传因素仅仅是糖尿病发生的一个影响因素而已，研究表明，父母均是糖尿病患者，其子女发病率也并非100%。糖尿病的发生还与后天的饮食、生活等因素密切相关。

糖尿病患者可以出差或旅游吗?

糖尿病患者只要血糖控制良好，都可以外出旅游或出差，但是糖尿病慢性并发症，尤其是心、脑、肾、神经病变及高血压者，不宜外出旅游，以免病情恶化，在旅途中发生意外。外出时要注意：①尽量不使作息时间有明显的改变，饮食要控制，定时定量；②凡是使用胰岛素治疗的患者，要携带胰岛素及注射用具、尿糖试纸或血糖测定仪，每日仍应注射胰岛素；③出差或旅游时，患者活动量一般都会加大，需要避免过度劳累，对饮食和药物治疗做出必要的调整；最好有人陪同，以防出现意外时及时予以帮助。

糖尿病患者能吃海鲜吗?

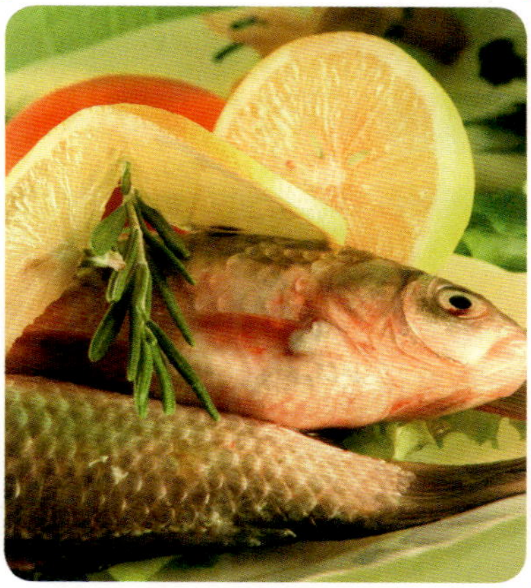

大部分海鲜的营养价值在于蛋白质含量高且易于消化，而脂肪和胆固醇含量较低，对于糖尿病患者来说，海鲜是十分理想的食物。因此，只要不存在过敏问题，无肝、肾功能障碍，无痛风的糖尿病患者是可以适当进食海鲜的。但是，虾头、鱿鱼、蟹黄等高胆固醇的食物要忌食。

长期注射胰岛素有不良反应吗?

注射胰岛素是不良反应最小的一种控制血糖的方式，而且不会产生依赖。胰岛素是一种人体必需的激素,并无肝、肾损害，在注射胰岛素的同时，也会减轻胰腺的分泌功能，对其功能恢复也有好处。低血糖是注射胰岛素可能出现的不良反应，一般都是由于胰岛素用量相对过大所致。

主食吃得越少，血糖就能控制得越好吗?

合理饮食是控制血糖的关键，但不是主食吃得越少，对病情就越好。如果吃进的主食过少，能量来源缺乏，身体必然要动用脂肪和蛋白质来提供能量。体内脂肪分解会产生酮体，容易导致酮症酸中毒；蛋白质分解，容易导致消瘦、乏力、抵抗力下降，继发各种感染等。所以，对于糖尿病患者来说，并不是主食吃得越少越好，而是要根据自身的情况及活动强度，适量进食主食。

妊娠期糖尿病怎么办?

妊娠期糖尿病是指怀孕前未患糖尿病，而在怀孕时才出现高血糖的现象。妊娠期糖尿病主要通过饮食来控制病情，营养需求与正常孕妇相同，只不过必须更注意热量的摄取、营养素的分配比例及餐次的分配。此外，应避免甜食及高油食物的摄取，并增加膳食纤维。对饮食不能控制的糖尿病胰岛素是最佳治疗药物，不宜口服降糖药物。孕妇运动提倡适量，强度不可过大。最好的方式是散步，建议每天散步2~4次，每次15分钟。

糖尿病患者如何选择奶类?

早餐奶及各种风味牛奶的营养价值要低于纯牛奶，且除含有牛奶外，还含有如谷物、糖类和果汁等原料，选购时应注意其糖量和碳水化合物含量。酸奶、低脂奶和脱脂奶更适合糖尿病患者，尤其适合伴有心脑血管并发症、高脂血症等的糖尿病患者。奶酪、炼乳和奶油则不适宜糖尿病患者食用。

无糖食品可以多吃吗?

按照国际标准，无糖食品含单糖、双糖总量应小于0.5%。而目前市场上大多数无糖食品，如精制面粉做原料的食品含糖量在73%以上。因此，糖尿病患者在选购时应尽量选择正规厂家的产品，并注意有无无糖食品的标识。即使是无糖食品，糖尿病患者也应控制好摄入量，并减少主食的摄入。

糖尿病患者可以自我监测血糖吗?

糖尿病患者可利用便携式血糖仪进行自我血糖监测，市面上种类繁多，应选择正规厂家的产品，且应严格按照说明书进行操作。首次监测时应接受医生或护士的指导，并详细记录监测结果。血糖监测宜选在早餐前后、午餐前后、晚餐前后和睡前7个时间点。

糖尿病患者每天需要摄入多少蛋白质?

糖尿病患者蛋白质代谢紊乱，出现负氮平衡，且动物蛋白质中含有丰富的必需氨基酸，能够保证人体营养中蛋白质代谢所需的原料，所以应合理摄入动物蛋白质。一般成人糖尿病蛋白质摄入量按每日每千克体重0 8～1.2克，孕妇、乳母、营养不良及伴有肺结核等消耗性疾病者，可增至每日每千克体重1.5克左右，儿童糖尿病蛋白质摄入量按每日每千克体重2～4克。并发糖尿病肾病时，根据病情饮食中蛋白质应减少。

糖尿病患者怎样吃豆类及豆制品?

豆类及豆制品中含有丰富的优质蛋白质，易于消化和吸收，适合糖尿病患者食用。但病情不一样，选择的种类和量也不一样，同时应注意与主食和肉类的合理搭配。当豆类食量过多时应减少主食的用量。豆类食谱中，黄豆、绿豆、豌豆、红小豆等都是不错的选择，可以将以上豆类加入大米做粥，或与小麦、荞麦混合在一起做面食。用豆制品为原料烹制多种菜肴，用黄豆芽、绿豆芽做凉菜和汤也不错。

木糖醇能治疗糖尿病吗？

木糖醇是五碳糖，常被作为糖尿病患者吃糖的替代品，但每天的进食量宜少于50克，过多食用可能导致腹泻。研究表明，木糖醇在代谢初始，可能不需要胰岛素参加，但在代谢后期，就需要胰岛素的促进，因此，木糖醇不能替代葡萄糖纠正代谢紊乱，也不能降低血糖、尿糖，改善临床症状。

糖尿病患者吃粗粮时应注意什么？

粗粮中含有丰富的膳食纤维，对于缓解糖尿病患者的病情大有益处。但食用时应注意水的用量，多吃粗粮则应多喝水，以促进其消化。不同饮食习惯的人粗粮的摄入量也不同，对于食肉较多的患者，则应增加粗粮的摄入量。总体而言，粗粮的摄入量以30~60克为好。

糖尿病患者控制饮食是饥饿怎么办？

一些糖尿病患者在开始控制饮食时会出现饥饿感，但经过一段时间治疗后，饥饿感会逐渐消失，因此，患者应具备控制饮食的决心。其次，建议患者多吃些低热量、高纤维素的食物，如燕麦、红豆、大白菜、冬瓜等。第三，在控制好热量的条件下，可适当减少正餐的食量，以便加餐。

糖尿病患者忌吃蜂蜜吗？

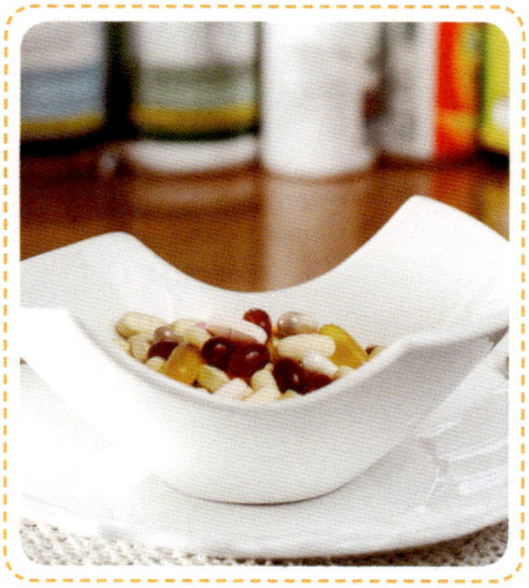

物质的成分决定其功能，宜忌与否看其成分分析。蜂蜜中的主要成分是碳水化合物，每百克中葡萄糖约为35克，果糖40克，蔗糖约为2克，糊精1克左右。葡萄糖和果糖属于单糖，可直接消化和吸收，导致血糖升高；蔗糖是双糖，糊精是多糖，两者需分解后才能吸收。所以，糖尿病患者在血糖未得到控制的条件下，应尽量忌食蜂蜜。

糖尿病患者应如何选择保健品？

糖尿病患者购买保健品时，首先应认准有保健食品标识的产品，即国家批准的有调节血糖作用的产品。其次，根据产品的不同功效，选择适合自己的保健品。目前的降糖类保健品大致分为三类：膳食纤维类、微量元素类和无糖食品，根据病情的程度按需购买。第三，保健品只能作为辅助治疗食物，不宜用于治疗。

附录5 糖尿病患者的运动调养法

现代医学认为在糖尿病的治疗中，运动疗法是一个非常重要的组成部分，尤其对于中老年患者、肥胖的糖尿病患者更为重要。糖尿病患者运动最为关键的是要本着量力而行、循序渐进的原则，并经常进行自我监测。选择一些全身性的、有节奏性的项目。

糖尿病患者的运动形式

胰岛素分泌不足而引起的糖、脂肪以及蛋白质代谢的紊乱是糖尿病的重要诱因。经常的耐力运动可增强肌细胞的胰岛素受体功能，改善组织与胰岛素的结合能力，以便能在胰岛素浓度较低时保持较正常的血糖代谢，即增强胰岛素的作用。因此，耐力运动是糖尿病患者首选的运动方式，常见的耐力运动有步行、慢跑、游泳等。患者可根据全身情况和条件，选择1～2项。如有出现微血管病变、大动脉硬化病变、血糖不稳定(波动太大)的患者以及身体较虚弱、并发症较重者，应在医生指导下做轻微的运动。

①步行：对于糖尿病患者来说，步行是国内外最常用的，应作为首选。步行可采取快慢结合的方式，先快步行走5分钟，然后慢速行走(相当于散步)5分钟，然后再快行，这样轮换进行。步行速度亦可因人而异。身体状况较好的轻度肥胖患者，可快速步行，每分钟120～150步；不太肥胖者可中速步行，每分钟110～115步；老年体弱者可慢速步行，每分钟90～100步。开始每天半小时即可，以后逐渐加大到每天1小时，可分早晚两次进行。

② 慢跑：慢跑是一种很好的锻炼，锻炼强度不高，可以自己调节，受伤的风险相对较小，而且通过慢跑，可以促进身体的新陈代谢。跑的脚步最好能配合自己的呼吸，可向前跑两三步吸气，再跑两三步后呼气。跑步时，两臂以前后并稍向外摆动比较舒适，上半身稍前倾，尽量放松全身肌肉，一般以脚尖着地为好。开始练习跑步的体弱者可以进行短距离慢跑，从50米开始，逐渐增至100米、150米、200米。速度一般为100米／30秒至100米／40秒。慢速长跑是一种典型的健身跑，距离从1000米开始，适应后，每周或每2周增加1000米，一般可增至3000~6000米，速度可掌握在6~8分钟跑1000米。

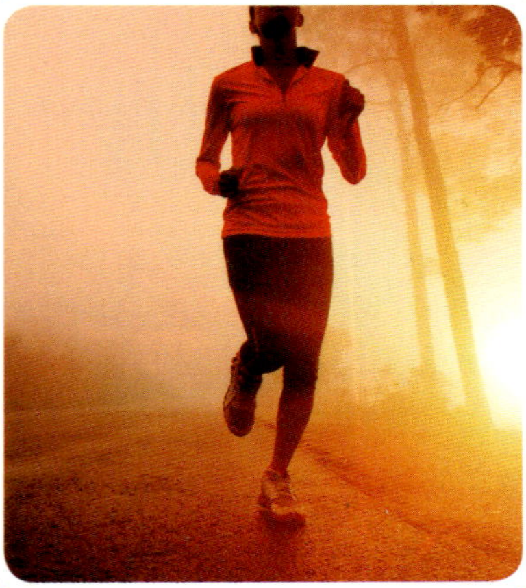

③ 游泳：游泳是一种全身性的锻炼，因而它对疾病的治疗也是一种综合性、全身性的治疗。通过游泳锻炼，可增强人体神经系统的功能，改善血液循环，提高对营养物质的消化和吸收，从而能增强体质，并获得良好的治疗效果。选择游泳锻炼的运动量时，要因人而异，量力而行。普通的游泳爱好者，即使是年轻力壮者，每周大运动量的锻炼，也不应超过

2次；而中年人则以中等的运动量为宜，不要或少进行运动量过大的游泳锻炼；老年人最适宜小运动量的游泳锻炼。

④ **爬山：**在爬山过程中，可以提高身体素质，进而提高免疫能力，减轻或避免并发症；消耗多余的热量，促进减脂，增加对胰岛素的敏感性，减少胰岛素和口服降糖药物的用量。爬山运动要注意适可而止，不要过度疲劳，最好在爬山前少吃一些食物或在饭后1小时开始爬山，以免低血糖。在诸多运动中，爬山既属于有氧运动，又能够呼吸新鲜空气，陶冶性情，不失为糖尿病患者运动的重要方式。所以，糖尿病患者可以根据自己的病情，尝试爬山运动。

糖尿病患者的运动强度

什么是运动强度

运动强度，指身体练习对人体生理刺激的程度，即运动时的用力程度、速度快慢、阻力大小等，它反应的是某项运动在单位时间内的能量消耗。运动时用力越小，速度越慢，阻力越小，则运动强度越小，反之则越大。当运动强度较小时，能量消耗太少，不利于血糖水平的降低。当运动强度较大时，可使体内升糖激素水平升高，血糖升高；且过量的运动可使脂肪分解产生酮体，在胰岛素不足的情况下会导致酮症酸中毒。因此，糖尿病患者宜进行中等强度的运动或体力活动。日常生活中中等强度的运动有很多，如快走、慢跑、打太极拳、骑车、打高尔夫球和园艺活动等。

如何确定运动强度

监测心率是衡量运动强度的简单方法，一般用脉搏进行测量。心率可以通过计算得到，首先计数脉搏10秒，再乘以6得出。中等强度的心率一般是“150–年龄”，且不超过“170–年龄”。现举例说明，某男性糖尿病患者50岁，则他运动时心率应在100~120次/分钟。通常情况下，如某患者休息状态时心率很大，就无法用心率来判断运动强度了。

除此之外，运动强度也可根据感觉进行判断。如运动后感觉心跳和呼吸加快，还能随着呼吸节奏连续说话，运动疲劳感在20~30分钟内消失，次日稍有疲劳感或没有，说明运动强度合适；如果运动后疲劳感持续较长时间，次日早晨仍觉四肢酸软沉重、乏力，说明运动强度较大，需适当降低。

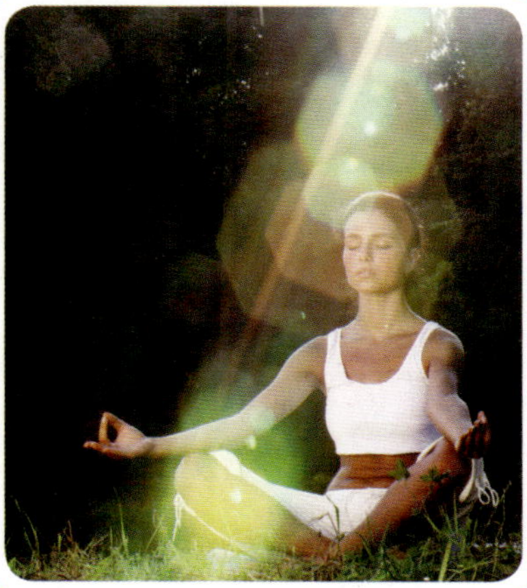

对于运动时间和频率，患者也应引起注意，指南推荐糖尿病患者运动时间是每周累计超过150分钟和两次肌肉力量训练。日常体力活动对糖尿病患者也是大有益处，根据《中国居民膳食指南（2007）》的建议，成年人每天要进行累计相当于

6000步以上的体力活动，其可供糖尿病患者参考。现市面上有很多种类的电子计步器，糖尿病患者可按需选购。

糖尿病患者运动的注意事项

①运动宜选择空气清新、视野开阔的室外场所进行。

这种场合可使患者神清气爽、心旷神怡，运动使体质增强和精神因素好转，两者相得益彰，对防治糖尿病十分有利。

②运动必须与饮食控制、药物治疗三者紧密结合，合理安排。

一般要求每个患者在实施饮食控制及必要的降糖药物治疗基础上，在血糖和尿糖适当控制后开始运动。避免空腹或降糖药物高峰时运动，以免引起低血糖反应。

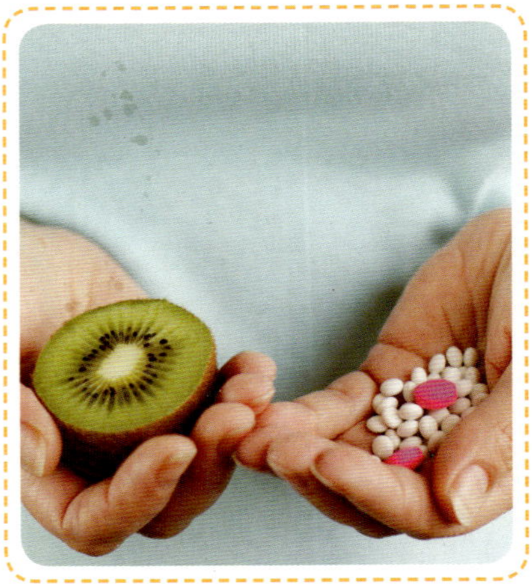

③ 运动前充分做好准备活动。

要求每次运动做好运动前的准备活动和运动后的整理活动，活动时间分别为5～10分钟，这不仅有助于提高锻炼效果，而且可避免身体损伤。

④ 外出要注意安全。

糖尿病患者外出运动时，应随身携带糖尿病保健卡，卡上应有本人的姓名、年龄、家庭住址和电话号码，以保证发生意外时别人能帮助处理。保健卡应放在明显的地方，外出活动时应告诉家人活动的时间和地点。

⑤运动装要宽松。特别是鞋袜，不要磨破脚，要做好足部的保健。

⑥胰岛素和运动联合使用。

由于胰岛素和运动都可增加葡萄糖的摄取，两者联合使用比单独使用时的降糖效果明显，因而应注意运动时使用的胰岛素的剂量和作用时间。一般来说，在运动前2～3小时内使用的短效胰岛素应降低剂量。胰岛素注射部位原则上以腹部脐下为好，避开运动肌群以免加快胰岛素吸收，诱发低血糖。

⑦运动宜适度。

运动时感觉周身发热、出汗，运动时以能说出完整的话为宜。如出现胸痛、胸闷，应立即停止运动，原地休息，必要时就近诊治。

⑧运动时宜合理加餐。

糖尿病患者应根据自己的病情、体质、平时活动量及运动中的反应来决定是否加餐。如：血糖轻、中度升高，体质消瘦或低于标准体重者，宜在运动前加餐；有低血糖倾向者宜在运动前加餐；运动中发生低血糖反应者应立即加餐。